国家卫生健康委员会"十四五"规划教材

全国高等职业教育专科教材

U0722785

供助产专业用

助产综合实训

第3版

主　编　朱桐梅　张海丽

副主编　高　珊　梁宇鸣

编　者（按姓氏笔画排序）

马晓耕（黑龙江护理高等专科学校）

朱桐梅（苏州卫生职业技术学院）

朱璟希（苏州卫生职业技术学院）

刘瑾钰（中南大学湘雅二医院）

张海丽（锡林郭勒职业学院）

陈　丽（湖南中医药高等专科学校）

周　蓉（海南医科大学）

高　珊（南阳医学高等专科学校）

梁宇鸣（安庆医药高等专科学校）

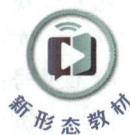

新形态教材

人民卫生出版社

·北京·

图书在版编目（CIP）数据

助产综合实训 / 朱桐梅，张海丽主编 . -- 3 版 . 北京 ： 人民卫生出版社，2024. 11（2025. 11重印）. （高等职业教育专科护理类专业教材）. -- ISBN 978 -7-117-36733-2

I. R717

中国国家版本馆 CIP 数据核字第 20244H343A 号

| 人卫智网 | www.ipmph.com | 医学教育、学术、考试、健康，购书智慧智能综合服务平台 |
| 人卫官网 | www.pmph.com | 人卫官方资讯发布平台 |

助产综合实训

Zhuchan Zonghe Shixun

第 3 版

主　　编：朱桐梅　张海丽
出版发行：人民卫生出版社（中继线 010-59780011）
地　　址：北京市朝阳区潘家园南里 19 号
邮　　编：100021
E - mail：pmph @ pmph.com
购书热线：010-59787592　010-59787584　010-65264830
印　　刷：北京顶佳世纪印刷有限公司
经　　销：新华书店
开　　本：787 × 1092　1/16　　印张：13
字　　数：349 千字
版　　次：2014 年 1 月第 1 版　2024 年 11 月第 3 版
印　　次：2025 年 11 月第 2 次印刷
标准书号：ISBN 978-7-117-36733-2
定　　价：49.00 元

打击盗版举报电话：010-59787491　E-mail：WQ @ pmph.com
质量问题联系电话：010-59787234　E-mail：zhiliang @ pmph.com
数字融合服务电话：4001118166　E-mail：zengzhi @ pmph.com

　　高等职业教育专科护理类专业教材是由原卫生部教材办公室依据原国家教育委员会"面向21世纪高等教育教学内容和课程体系改革"课题研究成果规划并组织全国高等医药院校专家编写的"面向21世纪课程教材"。本套教材是我国高等职业教育专科护理类专业的第一套规划教材，于1999年出版后，分别于2005年、2012年和2017年进行了修订。

　　随着《国家职业教育改革实施方案》《关于深化现代职业教育体系建设改革的意见》《关于加快医学教育创新发展的指导意见》等文件的实施，我国卫生健康职业教育迈入高质量发展的新阶段。为更好地发挥教材作为新时代护理类专业技术技能人才培养的重要支撑作用，在全国卫生健康职业教育教学指导委员会指导下，经广泛调研启动了第五轮修订工作。

　　第五轮修订以习近平新时代中国特色社会主义思想为指导，全面落实党的二十大精神，紧紧围绕立德树人根本任务，以打造"培根铸魂、启智增慧"的精品教材为目标，满足服务健康中国和积极应对人口老龄化国家战略对高素质护理类专业技术技能人才的培养需求。本轮修订重点：

　　1. 强化全流程管理。履行"尺寸教材、国之大者"职责，成立由行业、院校等参与的第五届教材建设评审委员会，在加强顶层设计的同时，积极协同和发挥多方面力量。严格执行人民卫生出版社关于医学教材修订编写的系列管理规定，加强编写人员资质审核，强化编写人员培训和编写全流程管理。

　　2. 秉承三基五性。本轮修订秉承医学教材编写的优良传统，以专业教学标准等为依据，基于护理类专业学生需要掌握的基本理论、基本知识和基本技能精选素材，体现思想性、科学性、先进性、启发性和适用性，注重理论与实践相结合，适应"三教"改革的需要。各教材传承白求恩精神、红医精神、伟大抗疫精神等，弘扬"敬佑生命、救死扶伤、甘于奉献、大爱无疆"的崇高精神，契合以人的健康为中心的优质护理服务理念，强调团队合作和个性化服务，注重人文关怀。

　　3. 顺应数字化转型。进入数字时代，国家大力推进教育数字化转型，探索智慧教育。近年来，医学技术飞速发展，包括电子病历、远程监护、智能医疗设备等的普及，护理在技术、理念、模式等方面发生了显著的变化。本轮修订整合优质数字资源，形成更多可听、可视、可练、可互动的数字资源，通过教学课件、思维导图、线上练习等引导学生主动学习和思考，提升护理类专业师生的数字化技能和数字素养。

　　第五轮教材全部为新形态教材，探索开发了活页式教材《助产综合实训》，供高等职业教育专科护理类专业选用。

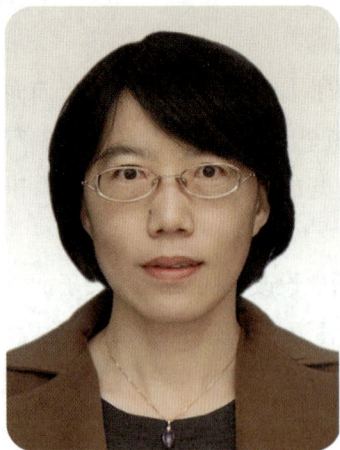

朱桐梅

教授

　　苏州卫生职业技术学院护理学院妇儿护理教研室主任,助产专业负责人。从事妇产科护理教育工作 28 年。主编及参编《助产学》《母婴护理》《妇产科护理》《妇科护理》《成人护理》5 部教材,其中主编的《母婴护理》教材被评为"十三五"江苏省高等学校重点教材、"十二五"职业教育国家规划教材。主持省、市、校各级教科研课题与项目 14 项;指导省级、校级大学生创新创业训练项目 9 项;发表论文 40 余篇。担任全国助产士规范化培训授课专家及现场操作考官。2022 年荣获国家级教学成果二等奖 1 项;荣获省、市、校各级教育教学成果奖 5 项;苏州市哲学社会科学成果奖 1 项;先后被评为苏州市优秀教育工作者、校优秀教师。

　　助产专业教育与国家、民族的兴旺息息相关。助产士担负着照护人类繁衍生息的重任。亲爱的同学们,今天的努力学习,必将助力你明天成为高素质、高技能、拥有现代助产理念、拥有全面的母婴护理技术的助产士、临床护理工作者!

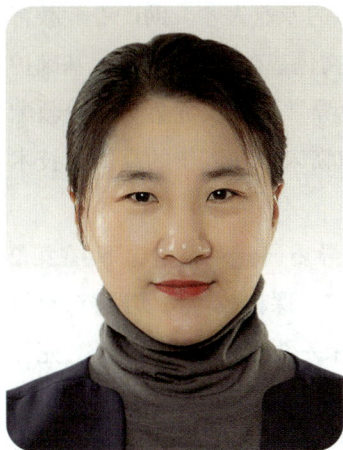

张海丽

教授

　　锡林郭勒职业学院教师，全国卫生健康职业教育教学指导委员会助产专业分委会委员，从事助产护理教育工作 16 年。主编及参编《妇产科护理》《母婴护理技术》《助产综合实训》(第 2 版)等教材 14 部。其中主编的《妇产科护理》《母婴护理技术》教材分别被评为内蒙古自治区和安徽省"十四五"职业教育规划教材，参编教材《母婴护理》获评"十四五"职业教育国家规划教材。主持省级课题 4 项，发表论文 9 篇。曾获内蒙古自治区教育厅教育教学成果一等奖、全国卫生职业教育教学指导委员会教学成果奖二等奖、全国卫生职业教育教学成果奖二等奖、2021 年全国职业院校技能大赛教学能力比赛一等奖。

　　促进分娩，守护母婴健康，是助产士的职责。希望同学们认真学习，打好基础，用扎实的助产专业知识、娴熟的助产专业技能和高尚的品行成为孕产妇及其家人可以信赖的伙伴，共同迎接新生命！

前 言

高等职业教育专科助产专业培养面向助产及临床护理等岗位(群)的专业人才。助产专业教育过程应注重培养学生德智体美劳全面发展,帮助学生掌握扎实的科学文化基础和基础医学、基础护理、助产及相关法律法规等知识,使其具备正常分娩接生、分娩期母儿异常识别及危急重症抢救配合等能力,具有敬佑生命、救死扶伤精神和信息素养,能够从事助产和临床护理工作的高素质技术技能人才。

本教材贯彻党的二十大的精神,在全国卫生健康职业教育教学指导委员会专家指导下,在第2版《助产综合实训》教材基础上,基于临床工作过程的助产专业综合实训课程改革与实践,对教材内容进行重新修订。本教材修订编写团队成员由资深专职教师与临床一线的助产专家组成,充分体现校企联合开发、产教融合、协同育人及彰显类型特色,更好地满足现代助产人才培养需求。

修订前编写组成员对助产专业毕业生工作岗位与临床所需胜任力做了大量调研,顺应助产专业所对应的工作岗位特点及发展趋势,对接助产专业标准体系关于工作任务与职业能力要求,拟定教材编写内容。本次修订对助产士不能开展的计划生育手术、内镜检查与治疗等内容进行了删减。根据临床一线助产、护理工作中成熟的操作技能发展情况,本教材增加了新的操作。根据高职高专学生学习特点,以及多年来学生对实训教材的编写意见与要求,本教材增加了操作视频与操作考核评价标准,便于学生课后练习与自我检测。

本教材以职业活动为导向,突出能力目标,通过结合真实情景案例,培养助产专业专科层次学生临床核心能力和操作技能,帮助学生顺利进入临床实习。

本次修订参考了大量助产专业文献,得到全国多所职业院校同仁的帮助以及各编委所在单位领导的大力支持,谨在此表示诚挚谢意!

限于编者水平,本教材内容难免有遗漏与不足之处,恳请广大读者批评指正!

教学大纲
(参考)

朱桐梅　张海丽

2024 年 10 月

目录

实训项目一 | 产前检查

ER 1-1

教学课件

学习目标：

1. 掌握：产前检查的目的、检查时间、检查内容、产科腹部检查操作、骨盆外测量操作、胎心监护技术。
2. 熟悉：产科腹部检查、骨盆外测量、胎心监护技术检查结果；孕妇孕期注意事项。
3. 了解：胎心监护设备及维护。
4. 具有关心关爱孕妇、敬重生命的职业情感与人文关怀精神。

产前检查的目的是及早防治妊娠并发症或合并症，及时发现胎儿异常，发现并纠正异常胎位，评估孕妇和胎儿健康状况，确定分娩时机和分娩方式，保障母婴安全。

产前检查从确诊早孕开始，2016 年，世界卫生组织建议发展中国家无妊娠合并症的孕妇，整个孕期至少进行 8 次产前检查。2022 年，我国《孕前和孕期保健指南》推荐的产前检查孕周和次数为妊娠 $6\sim13^{+6}$ 周、$14\sim19^{+6}$ 周、$20\sim23^{+6}$ 周、$24\sim28$ 周、$30\sim32$ 周、$33\sim36$ 周，各 1 次；37 周开始每周检查 1 次至分娩。高危妊娠者应酌情增加产前检查次数。

工作任务一 产科腹部检查

【典型案例仿真实训】

小芳，25 岁，初孕妇，停经 28 周，前来医院进行产前检查。末次月经 2022 年 12 月 1 日，停经 40 余天时自觉恶心、呕吐，食欲欠佳，未做任何处理，持续 1 个月余自然消失。停经 50 天，外院 B 超检查确诊为"早期妊娠"。停经 4 个月余自觉胎动。停经后无阴道出血、无腹痛，无二便异常。

孕妇既往体健。平时月经周期 28~30 天，量中等，无痛经。结婚 8 个月，婚后有正常性生活，未避孕。无药物过敏史及输血史，无手术外伤史，家族史无特殊。

子宫逐渐增大，小芳期盼着母子能平安渡过妊娠期。

【实训前思考问题】

1. 孕妇小芳为常规产前检查复诊，请简述腹部检查步骤。
2. 产科四步触诊时应注意哪些问题？通过触诊可以了解孕妇的哪些情况？
3. 怎样正确测量宫高、腹围？
4. 听胎心的位置应该怎样选择？有几个听诊区？正常胎心频率是多少？

【实训目的】

1. 通过实训能简述产科腹部四步触诊的目的，初步掌握腹部四步触诊的方法，并通过触诊对胎产式、胎先露、胎方位有比较清晰的感性认识。
2. 学会测量宫高、腹围的方法。
3. 能根据四步触诊时判断的胎方位正确选择听胎心的位置，能正确计数胎心频率。

【实训准备】

1. 助产士(护士)准备　着装规范、仪表端庄,洗手、戴口罩。

2. 环境准备　室内光线充足、温暖、安静、隐蔽。

3. 用物准备　检查床、血压计、听诊器、腹部四步触诊模型 6~8 台、软皮尺 6~8 根、胎心听筒(胎心听诊器)6~8 个、超声多普勒听诊仪、孕期保健卡、手表、纸、笔等。

【实训时间】

2 学时。

【实训方式】

1. 教师讲解示范后,学生 4~6 人为一组,利用模型、软皮尺、胎心听筒(听诊器)进行操作练习,要求每人都熟练掌握操作。

2. 教师巡回指导,实训结束前抽查,点评并小结。

3. 安排学生去医院孕期保健门诊见习。

【实训操作步骤】

(一) 问候、核对、评估及解说

1. 问候孕妇(表情微笑亲切)　您好! 我是助产士小张,今天由我来为您进行产前检查。

2. 核对　请问您叫什么名字? 怀孕多少周?

3. 评估

(1)**采集病史**:主要了解孕妇小芳的妊娠过程、月经史、婚育史、既往健康史及家族遗传病史。上一次检查至今天是否有异常情况。

(2)**核实预产期**:根据末次月经时间推算,小芳的预产期为 2023 年 9 月 8 日,实际的分娩日期与推算的预产期可能相差 1~2 周。

(3)**一般情况评估**:身高、体重、体温(T)、脉搏(P)、呼吸(R)、血压(BP)、饮食、休息等。小芳 T 36.5℃、P 82 次/min、R 18 次/min、BP 100/72mmHg。

4. 沟通谈话(对孕妇及家属)

(1)**产前检查的目的**:了解有无妊娠期并发症和合并症,胎儿的发育情况及胎产式、胎先露、胎方位,作为推荐分娩方式的依据之一。

(2)**孕妇的配合**:说明排空膀胱的目的,方便进行腹部检查;介绍检查中孕妇需配合的内容;协助孕妇先在检查床上左侧卧位休息 5 分钟,然后仰卧于检查床上。

(3)帮助孕妇将衣服向上拉至双侧乳房下方,裤子向下拉至耻骨联合下方,充分暴露腹部。

(二) 腹部视诊

1. 检查者站于孕妇右侧,观察腹部的形状、大小、有无水肿、妊娠纹和手术瘢痕。

2. 腹部过大应考虑孕周计算错误、双胎、羊水过多、巨大儿的可能;腹部过小应考虑胎儿生长受限、孕周计算错误的可能。

3. 孕妇小芳腹部无妊娠纹、水肿和手术瘢痕,大小与妊娠周数相符。

(三) 测量宫高、腹围

1. 手测量　检查者首先介绍测量方法,指导孕妇双腿伸直,温暖双手,用右手横指法测量宫底高度。小芳宫底高度为脐上 3 横指。

2. 尺测量

(1)**测宫高**:检查者左手将卷好的皮尺握于手中("0"刻度端露出),右手示指触及耻骨联合上缘中点,左手将皮尺"0"刻度端置于此点,用右手大拇指和示指捏住并固定,左手放松皮尺,让皮尺自然置于孕妇腹部上；左手中指和示指夹住皮尺，尺侧轻轻靠在孕妇腹壁上，沿腹中线向孕妇剑突方向滑动，在宫底处用左手尺侧轻轻深压，查明宫底高度；左手固定，手掌伸直，与孕妇腹壁垂直，中指和示指夹稳皮尺并拉直，读出皮尺上的数值，即为孕妇宫高。

（2）测腹围：检查者将皮尺放孕妇右侧的检查床上，用右手中指和示指夹住皮尺，使"0"刻度端朝向检查者手背并露出少许，请孕妇稍用力挺起腹部，检查者右手掌心向上，带着皮尺在孕妇背部从右向左快速穿过；同时检查者左手越过孕妇腹部上方，在其左侧将皮尺"0"刻度端拉出，拉至腹部中心（脐部），右手快速抽回调整皮尺松紧度，测量经脐绕腹一周的长度，即为腹围。

小芳目前宫底在脐上 3 横指，宫底高度为 26cm，腹围 85cm。测量结果在正常范围内（图 1-1、图 1-2）。

3. 估计胎儿体重　根据公式：宫高（cm）× 腹围（cm）+200 ≈ 体重（g），推算出胎儿体重约为 2 410g。胎儿发育在正常范围内。

4. 记录　告诉孕妇检查结果正常，并记录在孕妇保健卡相应栏目内。

（四）腹部四步触诊

检查者继续立于孕妇右侧，温暖双手，五指并拢，用双手指腹及掌心检查。并与孕妇轻声交流，告诉孕妇，双腿屈曲分开，暴露腹部，接下来进行产科腹部四步触诊（图 1-3）。第 1~3 步检查者面向孕妇头侧，第 4 步面向孕妇足部。

1. 第一步　检查者双手置于宫底部，了解子宫外形及宫底高度，评估胎儿大小与孕周是否相符。接着双手掌心及指腹紧贴腹壁，交替轻推，判断宫底部的胎儿部分。如硬而圆且有浮球感，则为胎头；如软而宽且形状不规则，为胎臀。

2. 第二步　检查者两手置于孕妇腹部两侧，一手固定，另一手轻轻下按检查，互相交替，辨别胎背及胎儿四肢：平坦饱满者为胎背，高低不平可变者为胎儿四肢；进一步评估胎背或胎腹的方向是向前、向侧方或向后，以确定胎方位。

3. 第三步　检查者右手置于耻骨联合上方，拇指与其余四指分开，暴露虎口，握住胎先露部轻柔对推，判断先露是胎头还是胎臀，以及先露部是否衔接：如先露部高浮，表示胎先露未进入骨盆腔；如先露部不能推动，说明已经衔接。

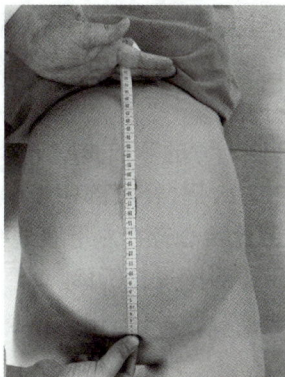

图 1-1　尺测宫底高度　　　图 1-2　尺测腹围

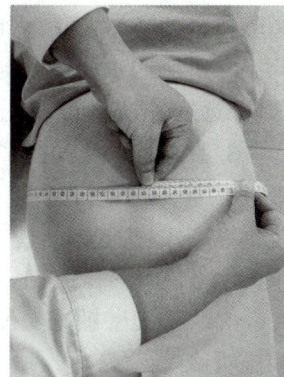

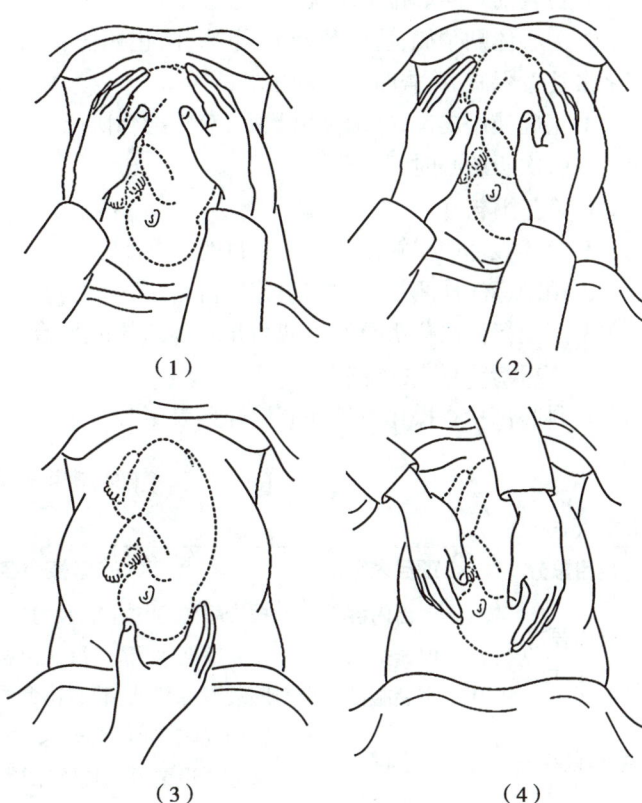

（1）　　　　　　（2）

（3）　　　　　　（4）

图 1-3　四步触诊法

4. 第四步 检查者面向孕妇足部,两手与第一步相同分别置于胎先露的两侧,向骨盆入口方向深压,进一步判断胎先露的评估是否准确,并判断胎先露入盆的程度。

(五) 听诊胎心

1. 检查者协助孕妇双腿伸直并拢,与孕妇轻声交流,询问孕妇有无不适。

2. 根据胎方位确定胎心听诊部位,使用胎心听筒(或胎心听诊仪、超声多普勒胎心音听诊仪)听胎心音,置于孕妇腹部听诊区域,用左手或右手握住听筒筒身,轻轻深压,使听筒的喇叭口紧贴孕妇腹壁,两者间无缝隙,检查者一只耳朵贴在听筒上方听胎心 1 分钟并计数胎心率。仔细辨析胎心的频率、强弱、远近,初步判断胎儿有无宫内缺氧。

3. 胎心听诊位置在靠近胎背侧上方的孕妇腹壁听诊最清晰(图 1-4、图 1-5)。小芳目前妊娠 28 周,经腹部四步触诊确定为纵产式、头先露、枕左前位,因此胎心音在左下腹处听到。根据胎方位,检查者在小芳脐部下方腹壁进行听诊。

4. 孕妇腹壁敏感变硬时协助其左侧卧位,稍事休息后再实施听诊。

(六) 注意事项

1. 检查前嘱孕妇排空膀胱。
2. 关心体贴孕妇,协助孕妇上、下床,防止摔伤。
3. 注意保暖、检查时动作轻柔。
4. 正确使用皮尺,准确读出数据,双手配合协调。
5. 每次听胎心时间 1 分钟。

【 **实训报告** 】

1. 简述腹部四步触诊的手法及目的。
2. 用图标注你测量的孕妇小芳的宫高。
3. 用图标注出你听孕妇小芳胎儿胎心的部位及胎心频率。

【 **腹部检查操作考核** 】

产科腹部检查操作考核评分标准见表 1-1。

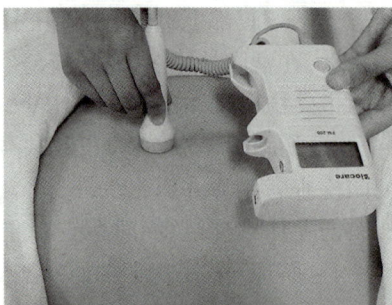

图 1-4 胎心听诊

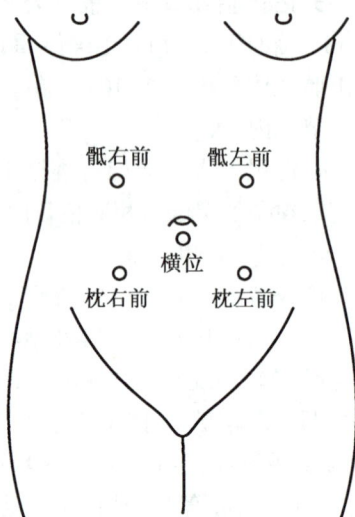

图 1-5 不同胎位胎心音听诊部位

ER 1-2

腹部四步触诊法

表 1-1 产科腹部检查操作考核评分标准

主考教师＿＿＿＿＿＿＿ 考试日期＿＿＿＿年＿＿月＿＿日

项目总分	项目内容	考核内容及技术要求	分值	得分
素质要求 (5分)	报告内容	报告考生考试号码及考核项目	1	
	仪表举止	仪表端庄大方,态度认真和蔼	2	
	服装服饰	服装鞋帽整洁,着装符合要求	2	
操作前准备 (15分)	环境 (3分)	室内光线充足、温暖、安静、隐蔽	1	
		必要时设置屏风或隔帘遮挡孕妇(口述)	1	
		相关人员在场(口述)	1	

项目总分	项目内容		考核内容及技术要求	分值	得分
操作前准备 （15分）	用物		皮尺、超声多普勒胎心音听诊仪、血压计、听诊器、孕期保健卡、手表、纸、笔等，必要时使用胎心监护仪	2	
	助产士		修剪指甲、洗手（七步洗手法）、戴口罩	2	
	孕妇 （7分）		解释产前腹部检查的内容、方法及配合要求	2	
			请孕妇休息5分钟后测量血压	3	
			协助孕妇左侧卧位休息5分钟，然后仰卧于检查床上，头部稍抬高，以保证胎儿血供	3	
操作步骤 （70分）	助产士位置		站在孕妇右侧	1	
	腹部视诊		观察孕妇腹部大小、形状、有无妊娠纹、手术瘢痕及水肿等情况	3	
	测量宫高、腹围		用软尺测量耻骨联合上缘中点至子宫底的长度，即为宫高值；软尺经脐绕腹一周，即为腹围值；根据测得的宫高和腹围值估算胎儿的大小	5	
	腹部四步触诊 （34分）	第一步	孕妇仰卧，双腿屈曲稍分开	2	
			操作者面向孕妇面部，双手五指并拢，用双手指腹及掌心实施操作	2	
			首先双手置于宫底部，了解宫底高度及子宫外形，同时评估胎儿大小与孕周是否相符	2	
			接着双手指腹相对轻推，判断宫底部的胎儿部分。如圆而硬且有浮球感，则为胎头；如软而宽且形状不规则，则为胎臀	4	
		第二步	操作者两手置于孕妇腹部两侧，一手固定，另一手轻轻下按检查，互相交替	3	
			辨别胎背及胎儿四肢：若平坦饱满则为胎背，高低不平可变者为四肢；评估胎背或四肢是向前、向侧方、向后，进一步确定胎方位	5	
		第三步	操作者右手置于孕妇耻骨联合上方，拇指与其余四指分开，暴露虎口	3	
			握住胎先露部轻柔对推，判断先露是胎头还是胎臀，以及先露部是否衔接：若胎先露部高浮表示胎头未进入骨盆腔；若胎先露部固定不能推动则说明已经衔接	5	
		第四步	操作者面向孕妇足部，两手分别置于胎先露两侧	3	
			双手向骨盆入口方向下压，进一步判断胎先露，并判断胎先露的入盆程度	5	
	听诊胎心 （14分）		腹部四步触诊后，协助孕妇双腿伸直并拢	2	
			根据胎方位确定胎心听诊部位。听诊胎心位置：妊娠24周前，胎心音多在脐下正中或稍偏左或右听到；24周后在靠近胎背侧上方的孕妇腹壁最清晰	4	
			将超声多普勒胎心音听诊仪探头涂上耦合剂后置于孕妇腹部胎心音听诊最清晰的部位，计数1分钟，仔细辨析胎心的频率、强弱、远近，以初步判断胎儿有无宫内缺氧	6	
			孕妇腹壁敏感变硬时协助其左侧卧位，稍事休息后再实施听诊	2	

项目总分	项目内容	考核内容及技术要求	分值	得分
操作步骤 （70 分）	整理、记录及宣教 （13 分）	帮助孕妇整理好衣裤,扶孕妇缓慢坐起,再下床站立,预防跌倒	2	
		告诉孕妇检查的结果,并做适当的解释	2	
		洗手,将检查结果记录于孕妇保健卡的相应栏目内	2	
		告知孕妇下次检查的时间和项目,以及预先准备的事项	2	
		根据相应的孕周进行针对性的健康指导	4	
		报告操作结束	1	
综合评价 （10 分）	程序正确,动作规范,操作熟练		4	
	态度和蔼可亲、语言恰当、沟通有效,操作过程体现人文关怀		6	
总分			100	

（朱桐梅）

工作任务二　骨盆外测量

【典型案例仿真实训】

初孕妇小芳,孕期进展顺利,按照要求来医院进行产前检查。小芳末次月经 2022 年 12 月 1 日,预产期为 2023 年 9 月 8 日。今日（2023 年 8 月 17 日）来医院产检,助产士为小芳进行腹部触诊发现胎头高浮,决定为她进行骨盆外测量。

【实训前思考问题】

1. 孕妇小芳为常规产前检查复诊,请简述为什么需要进行骨盆外测量?

2. 骨盆外测量需要测量哪些径线? 通过测量可以了解孕妇骨盆的哪些情况?

3. 怎样正确测量骨盆各径线? 正常值是多少?

【实训目的】

1. 通过实训能简述骨盆外测量的目的。

2. 学会骨盆外测量方法,并通过互相测量骨盆径线对骨盆外测量有比较清晰的感性认识。

3. 能根据测量的数值来判断骨盆径线是否正常。

【实训准备】

1. 助产士（护士）准备　着装规范、仪表端庄,洗手、戴口罩。

2. 环境准备　室内光线充足、温暖、安静、隐蔽。

3. 用物准备　检查床、骨盆测量器 6~8 套、骨盆模型 6~8 个、孕期保健卡、纸、笔等。

【实训时间】

2 学时。

【实训方式】

1. 教师讲解示范后,学生 2~4 人为一组,利用骨盆模型、测量器进行操作练习,同时要求女同学间相互测量（男同学在骨盆模型上测量）,每人都熟练掌握操作。

2. 教师巡回指导,实训结束前抽查,点评并小结。

3. 安排学生去医院孕期保健门诊见习。

【实训操作步骤】

（一）问候、核对、评估及解说

1. 问候孕妇（表情微笑亲切）并核对 您好！小芳。我是张护士。今天还是我来给您做产检。

2. 评估

（1）采集病史：您是孕 37 周了吧？您上一次检查至今天是否有异常情况？

（2）一般情况评估：身高、体重、T、P、R、BP、饮食、休息等。小芳 T 36.2℃、P 85 次/min、R 18 次/min、BP 110/80mmHg。

3. 沟通谈话（对孕妇及家属）

（1）孕妇的配合：说明排空膀胱的目的，方便进行腹部检查；介绍检查中孕妇需配合的内容；协助孕妇先在检查床上左侧卧位休息 5 分钟，然后仰卧于检查床上。

（2）先做腹部检查，了解胎儿的发育情况及胎产式、胎先露、胎方位，胎先露是否入盆，作为推荐分娩方式的依据之一。

（3）帮助孕妇将衣服向上拉至双侧乳房下方，裤子向下拉至耻骨联合下方，充分暴露腹部。

（4）腹部检查结束，发现胎先露高浮，需要做骨盆外测量以了解骨盆的大小。

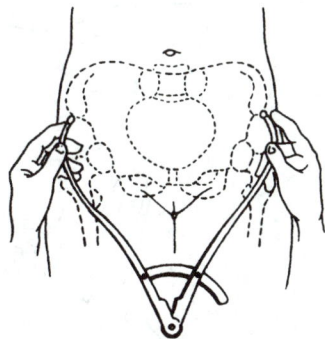

图 1-6 测量髂棘间径

（二）骨盆外测量

1. 校对骨盆测量器刻度 检查者将测量器上端靠在右臂上，用两手拇指及中指握住测量器末端，将两末端合拢，观察测量器刻度是否归零。

2. 测量髂棘间径和髂嵴间径 检查者站于孕妇右侧，指导小芳取伸腿仰卧位。检查者两手拇指及中指握住测量器末端，两示指沿两侧腹股沟向外上触摸，触及的第一个突起即为髂前上棘（或用两示指沿两侧髂嵴下行至髂嵴末端，也为髂前上棘），将测量器末端置于两髂前上棘外侧缘，测得的数值即为髂棘间径（图 1-6）；双手持测量器末端沿两髂嵴外侧上行，并前后滑动测得的最大距离为髂嵴间径（图 1-7）。小芳髂棘间径为 23cm，髂嵴间径为 26cm。

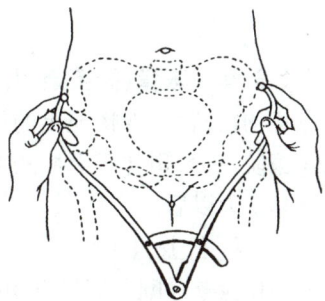

图 1-7 测量髂嵴间径

3. 测量骶耻外径 协助小芳取左侧卧位，下腿屈曲，上腿伸直，检查者双手持测量器末端，左手端放在第五腰椎棘突下凹陷处（相当于腰骶部米氏菱形窝的上角）固定，右手端放在耻骨联合上缘中点固定，测量其间的距离即为骶耻外径（图 1-8）。小芳骶耻外径为 19cm。

4. 测量坐骨结节间径和耻骨弓角度 协助小芳取仰卧位，两腿屈曲，双手抱膝并外展，暴露会阴。检查者两拇指沿耻骨降支下行，触及两坐骨结节；右手持测量器末端，将其固定于两坐骨结节中点内侧缘，测量两坐骨结节内侧缘的距离，即为坐骨结节间径（出口横径）（图 1-9）。小芳坐骨结节间径为 9cm。

检查者双手伸直，掌心向外，四指并拢，伸出两拇指平放在耻骨降支上，两拇指指尖斜着对拢放在耻骨联合下缘，目测两拇指间的角度即为耻骨弓角度（图 1-10）。小芳耻骨弓角度为 90°。

（三）整理、记录及宣教

1. 检查结束后嘱小芳再次取左侧卧位 5~10 分钟，以改善胎盘血供。帮助孕妇整理好衣裤，协助缓慢坐起，再站立下床，预防跌倒。

2. 告知小芳及其家属检查结果，骨盆外测量径线正常。接下来胎头估计会慢慢入盆的，下周检查的时候我们再看看。并将检查结果准确记录于孕妇保健卡的相应栏目内。

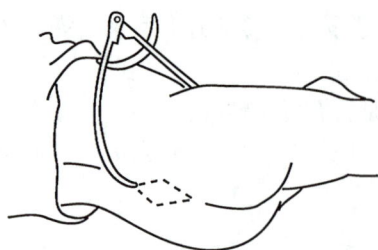

图 1-8　测量骶耻外径

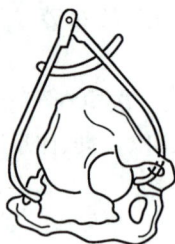

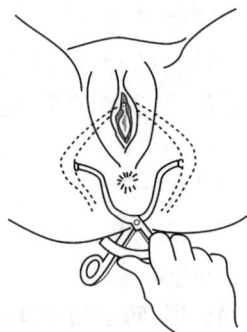

图 1-9　测量坐骨结节间径

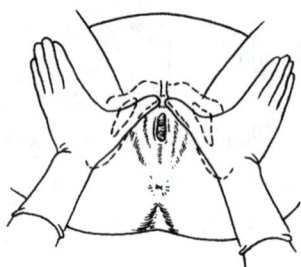

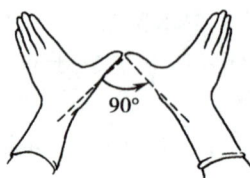

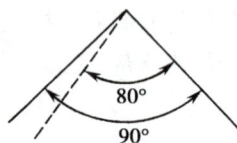

图 1-10　测量耻骨弓角度

3. **健康教育（微笑亲切）**　检查结束了,宝宝发育正常,您配合得非常好,祝贺您! 回家后需继续注意均衡营养,保持充足的休息时间并尽量左侧卧位,若有任何异常现象应及时电话咨询,必要时来医院就诊,请勿随意服药或自行治疗。请按时产前检查,下次产前检查是在 1 周后,从今天开始计算 7 天以后。

（四）注意事项

1. 检查前嘱孕妇排空膀胱。
2. 关心体贴孕妇,协助孕妇上、下床,防止摔伤。
3. 指导孕妇采取正确的体位、检查时动作轻柔、注意保暖。
4. 正确使用测量器,准确读取数据,能正确校正测量数据。

【实训报告】

1. 简述骨盆外测量的方法及目的。
2. 用图标注你测量的各条径线起止点和正常值。

【骨盆外测量操作考核】

骨盆外测量操作考核评分标准见表 1-2。

表 1-2　骨盆外测量操作考核评分标准

主考教师＿＿＿＿＿　　　　　　　　　　　　　　　　　　考试日期＿＿＿＿年＿＿＿月＿＿＿日

项目总分	项目内容	考核内容及技术要求	分值	得分
素质要求（3分）	报告内容	报告考生考试号码及考核项目	1	
	仪表举止	仪表端庄大方,态度认真和蔼	1	
	服装服饰	服装鞋帽整洁,着装符合要求	1	

项目总分	项目内容	考核内容及技术要求	分值	得分
操作前准备 （17分）	环境	室内光线充足、温暖、安静、隐蔽	1	
		必要时设置屏风或隔帘遮挡孕妇（口述）	1	
	用物	骨盆测量器、孕期保健卡、血压计、听诊器、纸、笔	3	
	助产士	修剪指甲，洗手（七步洗手法），戴口罩	3	
	孕妇 （9分）	解释骨盆外测量的目的、内容、方法	3	
		告知孕妇排空膀胱	2	
		请孕妇先休息5min后测量血压	4	
操作步骤 （70分）	采集病史	健康史、孕产史、一般情况	3	
	校对骨盆 测量器读数	正确校对骨盆测量器刻度	5	
	骨盆外测量 （50分）	髂棘间径（IS）：协助孕妇取伸腿仰卧位，测量两侧髂前上棘外侧缘之间的距离。正常值：23~26cm	10	
		髂嵴间径（IC）：协助孕妇取伸腿仰卧位，测量两侧髂嵴外侧缘最宽的距离。正常值：25~28cm	10	
		骶耻外径（EC）：协助孕妇取左侧卧位，左腿屈曲，右腿伸直，测量第五腰椎棘突下凹陷处（相当于腰骶部米氏菱形窝的上角）至耻骨联合上缘中点的距离。正常值：18~20cm	10	
		坐骨结节间径（IT）：协助孕妇取仰卧位，两腿屈曲，双手抱膝，测量两侧坐骨结节内侧缘之间的距离。正常值为8.5~9.5cm，平均为9cm	10	
		测量耻骨弓角度：协助孕妇取仰卧位，双腿分开略屈曲，双手紧抱双膝，检查者两拇指尖对拢，置于耻骨联合下缘，两拇指平放在两侧耻骨降支的上面，测量两拇指之间的角度。正常值：90°，小于80°为异常	10	
	整理、记录 及宣教 （12分）	检查结束后嘱孕妇再次左侧卧位5~10min，以改善胎盘血供	1	
		协助孕妇整理好衣裤，扶孕妇缓慢坐起，再站立下床，避免跌倒摔伤	1	
		洗手，将检查结果记录于孕妇保健卡的相应栏目内	1	
		告知孕妇下次检查的时间和项目，告知预先准备事项	2	
		进行孕期保健指导	6	
		报告操作结束	1	
综合评价 （10分）	程序正确，动作规范，操作熟练		6	
	态度和蔼可亲、语言恰当、沟通有效，操作过程体现人文关怀		4	
总分			100	

（朱桐梅）

工作任务三　胎心监护

【典型案例仿真实训】

王女士，31岁，经产妇，G_3P_1孕36^{+1}周，今日来医院进行产前检查，听诊胎儿心动过速，遵医嘱复查胎儿电子监护。末次月经2023年2月8日，孕早期无恶心、呕吐。停经50天外院B超检查确诊"早期妊娠"。停经 4 月余起自觉胎动。停经后无阴道出血、无腹痛,无二便异常。

孕妇既往体健。平时月经周期 28~30 天,量中等,无痛经。2017 年因"胎儿窘迫"剖宫产分娩一女婴,3 400g,体健;2019 年人工流产 1 次。无药物过敏史及输血史,无其他手术、外伤史,无特殊家族史。

【实训前思考问题】

1. 孕妇王女士因胎儿心动过速复查胎儿电子监护,胎儿电子监护是什么? 其监测目的是什么?
2. 胎儿电子监护仪由哪些部件组成? 通过胎儿电子监护仪可以监测孕期的哪些参数?
3. 正常胎心监护图有什么特点?
4. 如何快速识别异常的胎心监护图?

【实训目的】

1. 掌握胎儿电子监护仪的使用流程。
2. 通过观察分析胎心监护图纸判断胎儿储备能力,评估胎儿宫内安危情况。
3. 能够初步识别变异减速、晚期减速,配合医生,给予积极处理。

【实训准备】

1. **助产士(护士)准备** 着装规范、仪表端庄,洗手、戴口罩。
2. **环境准备** 室内光线充足、温暖、安静、隐蔽。
3. **用物准备** 屏风、检查床、超声多普勒胎心音听诊仪、胎儿电子监护仪、胎心监护记录纸、耦合剂、治疗车、面巾纸、正常的胎心监护图、晚期减速、变异减速等常见的异常胎心监护图、孕期保健卡、纸、笔等。

【实训时间】

2 学时。

【实训方式】

1. 教师展示胎儿电子监护仪(图 1-11)构成,并利用孕妇模型逐步示范操作流程。
2. 教师展示讲解典型胎心监护图,引导学生建立识图思路。
3. 学生 4~6 人为一组,熟悉常见胎儿电子监护仪的组成并轮流练习胎儿电子监护仪的使用流程,教师巡回指导。

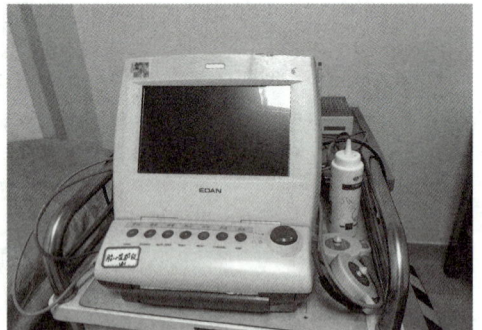

图 1-11　胎儿电子监护仪

4. 教师实训结束前抽查,点评并小结,布置课后作业:绘制正常胎心监护图以及晚期减速和变异减速的胎心监护图。

【实训操作步骤】

(一)问候、核对、评估及解说

1. **问候孕妇(表情微笑亲切)** 您好! 我是助产士小张,今天由我来为您进行胎心监护。
2. **核对** 请问您叫什么名字?
3. **评估** 如孕周、宫高、腹围、产前检查资料、有无妊娠期合并症或并发症、腹部皮肤状况、自理能力与合作程度,胎方位、胎动情况(如临产,还要评估产程进展等)。
4. **沟通谈话(对孕妇及家属)**

(1)解说胎心监护的目的:通过胎心基线率水平、胎心基线变异、周期性胎心改变来综合判断胎儿宫内储备能力,评估胎儿宫内安危情况。

(2)孕妇的配合:嘱孕妇排尿,询问最后一次胎动时间;介绍检查中孕妇需配合的内容;听诊胎心,四步触诊法确认胎背位置。

（3）协助孕妇取侧卧位或半卧位。要求体位舒适且有利于子宫胎盘血供。合理暴露腹部并保暖。

（二）胎儿电子监护的使用

1. 接通电源，开启胎儿电子监护仪，核对日期、时间。

2. 涂擦耦合剂，依据胎方位，在胎背近头端胎心最强处放置多普勒胎心探头，固定。如为宫缩应激试验（contraction stress test，CST），还需在宫底部放置宫缩压力探头，固定。

3. 如需行缩宫素激惹试验（oxytocin challenge test，OCT），需先行无应激试验（non stress test，NST）20 分钟基础纪录，将缩宫素 2.5U 加入 0.9% 氯化钠溶液 500ml 中静脉滴注，从 1~2mU/min 开始，每隔 15~30 分钟进行调整，每次增加 1~2mU/min，最大给药剂量通常不超过 20mU/min，直至每 10 分钟内有 3 次宫缩，且每次宫缩持续 40 秒时不再增加滴数，密切观察，做好记录。

4. 嘱孕妇手握胎动按钮器，告知孕妇自觉胎动时立即按下按钮。连续性多次胎动只需按 1 次。

5. 在无宫缩时将宫缩压力调至基线起始状态，开始走纸，并将信息输入电脑存档。

6. 密切观察 20 分钟，一旦发现减速，及时发现并报告医生配合处理；做好记录，根据胎心、胎动及监测情况决定是否延长监测时间。

7. 监护结束后，取下监护记录纸，取下腹壁探头及固定带，擦净耦合剂，协助孕妇穿好衣服，取舒适卧位，关闭胎儿电子监护仪器，按照消毒隔离原则处理用物。

8. 洗手、分析记录，告知孕妇监护结果。

（三）胎心监护判读

1. 胎心率基线水平

（1）正常胎心率基线：110~160 次/min。

（2）胎儿心动过速：胎心基线 >160 次/min。

（3）胎儿心动过缓：胎心基线 <110 次/min。

2. 基线变异　指每分钟胎心率自波峰到波谷的振幅改变。

（1）正常变异：振幅波动为 6~25 次/min。

（2）缩小变异：振幅波动≤5 次/min。

（3）显著变异：振幅波动 >25 次/min。

（4）变异缺失：振幅波动消失。

3. 加速　指基线胎心率突然显著增加。

（1）妊娠≥32 周，胎心加速标准：胎心加速≥15 次/min，持续时间 >15 秒，但不超过 2 分钟。

（2）妊娠 <32 周，胎心加速标准：胎心加速≥10 次/min，持续时间 >10 秒，但不超过 2 分钟。

4. 三种基本典型图形

（1）早期减速：减速开始到胎心率最低点的时间≥30 秒，减速的最低点常在宫缩的高峰；减速的开始、最低值及恢复一般与宫缩的起始、峰值及结束同步（图 1-12）。早期减速提示胎头受压所致胎心改变。

（2）晚期减速：减速开始到胎心率最低点的时间≥30 秒，减速的最低点通常晚于宫缩峰值；减速的开始、最低值及恢复一般分别延后于宫缩的起始、峰值及结束（图 1-13）。晚期减速提示胎盘功能不良或宫内缺氧。

（3）变异减速：减速的起始、最低值和持续时间与宫缩之间无固定规律（图 1-14）。持续时间长短不一，下降幅度 >70 次/min，恢复迅速。变异减速提示脐带受压所致胎心改变。

（四）注意事项

1. 胎心监护室环境应安静、舒适、空气流通，注意隐私。

2. 孕妇做胎心监护前，可适当进食，以刺激胎动。

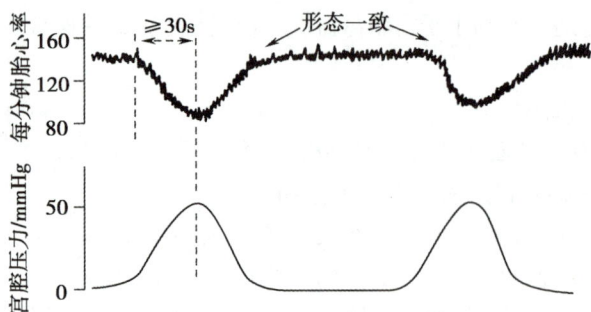

图 1-12　早期减速

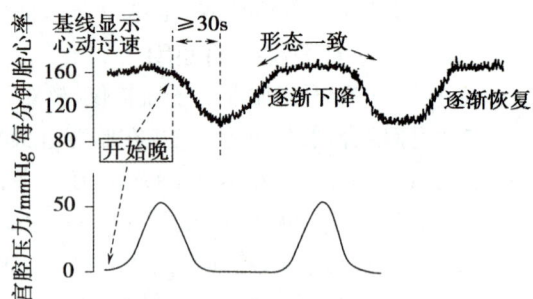

图 1-13　晚期减速

3. 嘱孕妇排尿,以保证 20~40 分钟的连续胎心监护。

4. 当胎心监护时,孕妇首选半卧位左侧倾斜。

5. 在监护过程中,如果没有胎动,可嘱孕妇喝点水或果汁,以刺激胎动。或者由工作人员用手轻轻推动胎儿,使其醒来。

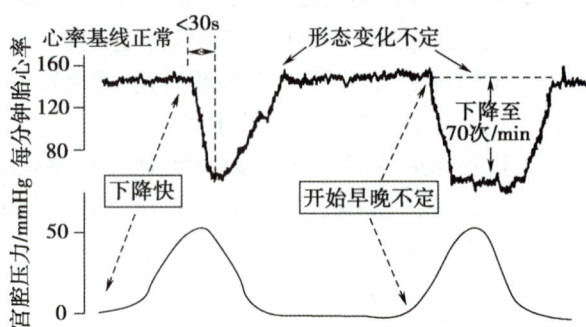

图 1-14　变异减速

【实训报告】

1. 简述有 NST 反应型和 NST 无反应型监护图的评判标准及处理措施。

2. 绘制晚期减速以及变异减速的监护图,简述其原因与处理措施。

【胎心监护操作考核】

胎心监护操作考核评分标准见表 1-3。

表 1-3　胎心监护操作考核评分标准

主考教师_____　　　　　　　　　　　　　　　　　　考试日期_____年___月___日

项目总分	项目内容	考核内容及技术要求	分值	得分
素质要求 (5分)	报告内容	报告考生考试号码及考核项目	1	
	仪表举止	仪表端庄大方,态度认真和蔼	2	
	服装服饰	服装鞋帽整洁,着装符合要求	2	
操作前准备 (15分)	环境 (3分)	室内光线充足、温暖、安静、隐蔽	1	
		必要时设置屏风或隔帘遮挡孕妇(口述)	1	
		相关人员在场,无关人员回避(口述)	1	
	用物	治疗车、胎儿电子监护仪、胎心监护记录纸、耦合剂、固定探头松紧带、面巾纸、胎心监护申请单、超声多普勒胎心音听诊仪	2	
	助产士	衣帽整洁、举止端庄、语言恰当、态度和蔼 洗手(七步洗手法)、戴口罩	2	
	孕妇 (8分)	解释胎心监护检查的内容、方法及配合要求	2	
		询问孕周、胎方位、胎动、产前检查资料、有无妊娠期合并症或并发症	3	
		嘱孕妇排尿,协助孕妇取侧卧位或半卧位	3	

项目总分	项目内容	考核内容及技术要求	分值	得分
操作步骤 （70 分）	助产士位置 （1 分）	站在孕妇右侧	1	
	确定胎心位置 （8 分）	四步触诊法确认胎方位	4	
		确定胎心听诊部位：胎背近头端	2	
		检查有无宫缩（口头汇报）	2	
	胎儿电子监护 （32 分）	接通电源，开启胎儿电子监护仪，核对日期和时间	2	
		取侧卧位或半卧位，合理暴露腹部并保暖	2	
		依据胎方位，在胎心听诊最清楚部位涂擦耦合剂，位置正确，剂量合适	8	
		放置探头、妥善固定	3	
		调节宫腔压力至基线起始状态，开始走纸	2	
		将信息输入电脑存档	2	
		告知孕妇，记录胎动，连续性胎动只按 1 次	3	
		该孕妇孕 36 周，无宫缩，宜行 NST 试验，在宫底部放置宫缩压力探头（口述）	5	
		如需行 OCT 试验，先开放静脉通路，观察无异常后，加入缩宫素，调节滴数至有效宫缩，密切观察做好记录（口述）	3	
		告知孕妇监护时间	2	
	胎心监护判读 （监护图，事先已准备） （16 分）	NST 反应型：20min 内，至少有 3 次胎动伴增幅≥15 次/min，持续时间≥15s 的加速	4	
		NST 无反应型：20min 胎动少于 3 次，或加速增幅小于 15 次/min，宜延长至 40min，且无反应。如孕周大于 36 周，宜行缩宫素激惹试验（OCT）	4	
		OCT 或 CST 阴性：宫缩后胎心率无晚期减速出现，或宫缩后胎心率加速	4	
		OCT 或 CST 阳性：连续出现宫缩后晚期减速，如实汇报监护结果及处理措施	4	
	整理、记录及宣教 （13 分）	监护结束后，关闭仪器，取下探头，擦净耦合剂，整理衣裤及床单	2	
		告诉孕妇检查的结果，并做适当的解释	2	
		洗手，在监护图上做好记录，填写监护结果，补充特殊情况，供查阅讨论	2	
		告知孕妇下次检查的时间和项目，以及预先准备事项	2	
		根据相应的孕周进行针对性的健康指导	4	
		报告操作结束	1	
综合评价 （10 分）	程序正确，动作规范，操作熟练		4	
	态度和蔼可亲、语言恰当、沟通有效，操作过程体现人文关怀		6	
总分			100	

（朱璟希）

实训项目二 ｜ 分娩期护理

学习目标：

1. 掌握：分娩、分娩机制的概念；影响分娩的因素和枕先露分娩机制中的各个步骤；掌握产前外阴清洁与消毒的目的、流程，注意事项；分娩各产程的临床表现。
2. 熟悉：分娩前的准备、产程图的绘制、助产操作、新生儿出生处理技术。
3. 了解：常用非药物镇痛技术。
4. 具有严谨、有序、有慎独精神、有温度的职业素养和尊重生命、关爱产妇的人文精神。

妊娠满 28 周以后，胎儿及其附属物从母体全部娩出的过程称为分娩。分娩期护理是助产技术中最重要的环节，其目标是促进母婴平安健康。在这个阶段，助产士的任务是确保分娩过程安全、顺利，并提供护理支持和健康教育，以确保产妇和新生儿的健康。本章节将深入学习分娩期护理的各个方面，从分娩机制和产前准备到产程的各个阶段，以及非药物镇痛技术的应用等。

工作任务一　分娩机制

【典型案例仿真实训】

王女士，31 岁，G_1P_0，停经 40^{+1} 周，阴道见红 5 小时伴阵发性腹痛 4 小时入院。末次月经为 2023 年 2 月 8 日，此次妊娠期行正规产前检查，未见明显异常。入院前一天 B 超检查双顶径 9.3cm，股骨径 7.3cm，胎盘成熟度Ⅱ级，羊水指数 10，胎动后胎心有加速。

既往身体健康。平时月经周期为 28~30 天，量中等，无痛经。

入院查体：一般情况好，生命体征正常，无水肿，发育中等，身高 160cm，体重 62kg。

产科检查：宫高 34cm，腹围 98cm，头先露，枕左前位（left occiput anterior，LOA）已入盆，胎心率 145 次/min，有规律宫缩，30~40s/5min，骨盆外测量正常。阴查：宫颈管消失，宫口开 1cm，先露 S^{-1}。

入院后常规待产，胎心监测未见异常，入院后 8 小时宫口开全，S^{+3}，消毒铺巾接产，1 小时后，胎头娩出，随即胎肩、胎体娩出，为女婴，3 300g，1 分钟、5 分钟阿普加评分（Apgar score）分别为 10 分、10 分，10 分钟后胎盘娩出。产房观察 2 小时后送回病房，3 天后母子平安出院。

【实训前思考问题】

1. 决定分娩的因素包括哪些？
2. 分娩机制的步骤有哪些？

【实训目的】

1. 掌握分娩机制的概念和过程。
2. 能以 LOA 或枕右前位（right occiput anterior，ROA）为例在模型上模拟操作。

【实训准备】

1. 助产士（护士）准备　着装规范、仪表端庄，洗手、戴口罩。

2. 环境准备　室内光线充足、温暖、安静、隐蔽。

3. 用物准备　分娩机制模型、女性骨盆模型、胎儿模型、分娩机制录像片。

【实训时间】
2 学时。

【实训方式】
1. 观看分娩机制录像片。

2. 教师操作助产仿真实训软件结合骨盆模型,示范讲解分娩机制概念及步骤。

3. 学生 4~6 人为一组,利用分娩机制模型探索学习分娩机制步骤。教师巡回指导。

4. 教师实训结束前抽查,点评并小结。

【实训操作步骤】

(一)利用分娩机制模型操作练习 LOA 的分娩机制(图 2-1)

1. 衔接　胎头双顶径进入骨盆入口平面,胎头颅骨最低点接近或达到坐骨棘水平。胎头半俯屈状态以枕额径衔接,胎头矢状缝位于骨盆入口右斜径上,胎头枕骨在骨盆左前方。

2. 下降　胎头沿骨盆轴前进的动作,贯穿于分娩全过程。下降呈间歇性,宫缩时胎头下降,间歇时胎头稍退缩,胎头下降程度是判断产程进展的重要标志。促使胎头下降的因素有:①宫缩时通过羊水传导,压力经胎轴传至胎头;②宫缩时宫底直接压迫胎臀;③胎体伸直伸长;④腹肌收缩使腹压增加。

3. 俯屈　当胎头从枕额径继续下降至骨盆底时,原处于半俯屈的胎头枕部遇肛提肌阻力,借杠杆作用进一步俯屈,使胎儿下颌更接近胸前,变胎头衔接时的枕额径为枕下前囟径,以适应产道形态,有利于胎头继续下降。

4. 内旋转　当胎头下降至骨盆底遇阻力时,为适应中骨盆的形状、大小,枕部向母体中线方向旋转 45° 达耻骨联合后方,使其矢状缝与中骨盆及骨盆出口前后径相一致的动作称内旋转。胎头于第一产程末完成内旋转。

5. 仰伸　当胎头完成内旋转后继续下降达阴道外口时,宫缩和腹压迫使胎头下降,而肛提肌收缩又将胎头向前推进。两者的合力使胎头沿骨盆轴下段向下向前的方向转向上,胎头枕骨下部达耻骨联合下缘时,以耻骨弓为支点,使胎头逐渐仰伸,胎头的顶、额、鼻、口、颏由会阴前缘相继娩出。当胎头仰伸时,胎儿双肩径沿左斜径进入骨盆入口。

6. 复位及外旋转　胎头娩出后,为了恢复胎头与胎肩正常关系,胎头枕部向左旋转 45°,称复位。胎肩在盆腔入口继续下降,前肩向前向中线旋转 45° 时,胎儿双肩径转成骨盆出口前后径相一致的方向,胎头枕部需在外继续向母体左外侧旋转 45° 以保持胎头与胎肩的垂直关系,称为外旋转。

7. 胎肩及胎儿娩出　胎头完成外旋转后,胎儿前(右)肩在耻骨弓下先娩出,随即后(左)肩从会阴前缘娩出。胎体及胎儿下肢随之取侧位顺利娩出。

(二)注意事项
1. 要求步骤正确、动作连贯。

2. 手法到位、姿势正确。

【实训报告】
1. **名词解释**　分娩机制、衔接。

2. 分娩机制包括哪些动作?以图示标出具体步骤,包括径线变化。

【分娩机制操作考核】
分娩机制操作考核评分标准见表 2-1。

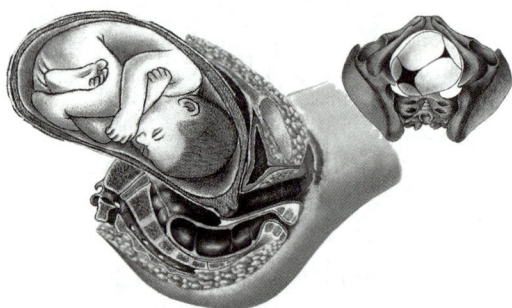

（1）衔接前胎头尚浮

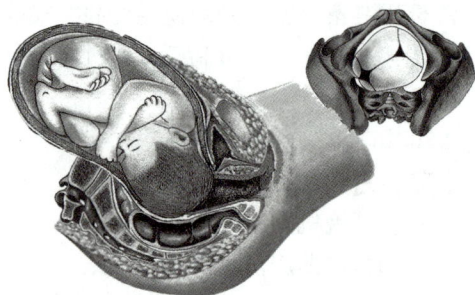

（2）衔接俯屈下降

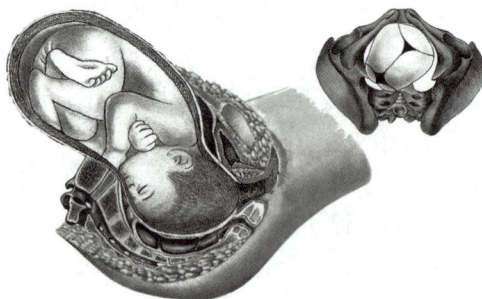

（3）继续下降与内旋转

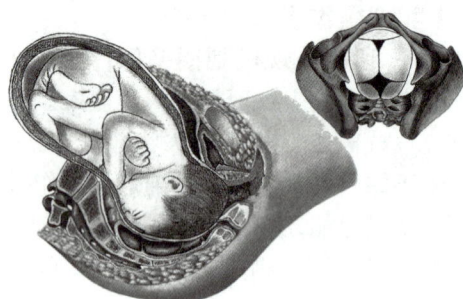

（4）内旋转已完成，开始仰伸

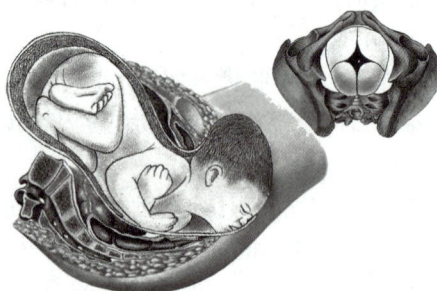

（5）仰伸已完成

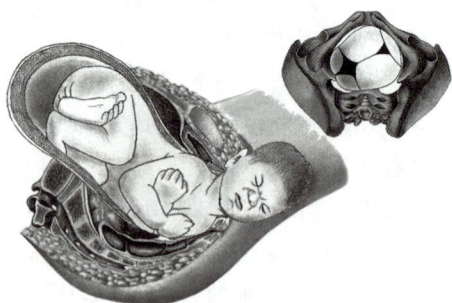

（6）胎头外旋转

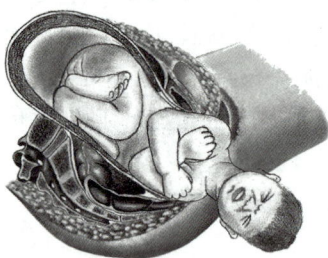

（7）前肩娩出

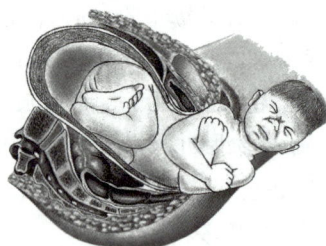

（8）后肩娩出

图 2-1　枕左前位分娩机制示意图

表 2-1 分娩机制操作考核评分标准

主考教师_____ 考试日期_____年____月____日

项目总分	项目内容	考核内容及技术要求	分值	得分
素质要求 （5分）	报告内容	报告考生考试号码及考核项目	1	
	仪表举止	仪表端庄大方，态度认真和蔼	2	
	服装服饰	服装鞋帽整洁，着装符合要求	2	
操作前准备 （15分）	环境 （3分）	室内光线充足、温暖、安静、隐蔽	1	
		必要时设置屏风或隔帘遮挡孕妇（口述）	1	
		无关人员回避（口述）	1	
	用物	产床、分娩机制模型、女性骨盆模型、胎儿模型	2	
	助产士	换洗手衣 洗手（七步洗手法）、戴口罩	2	
	孕妇 （8分）	核对产妇，评估产妇是否有经阴道分娩的条件	5	
		嘱产妇排尿，协助产妇脱去裤子，臀下铺一次性垫单，取膀胱截石位，充分暴露会阴部，注意保暖	3	
操作步骤 （70分）	衔接	胎头双顶径进入骨盆入口平面，胎头颅骨最低点接近或达到坐骨棘水平，胎头入盆时呈半俯屈状态，常以枕额径衔接	10	
	下降	胎头沿骨盆轴下降的动作。贯穿整个分娩过程中，胎头下降的程度是判断产程进展的重要标志，可通过阴道指检来确定	10	
	俯屈	当胎头继续下降至骨盆底时，枕部遇到肛提肌阻力使处于半俯屈状态的胎头因杠杆原理，进一步俯屈，枕额径变为枕下前囟径	10	
	内旋转	胎头为适应骨盆平面，枕骨向耻骨联合方向转45°，使其矢状缝与中骨盆及骨盆出口前后径相一致	10	
	仰伸	胎头枕骨以耻骨弓为支点，胎头逐渐仰伸，胎头的顶、额、鼻、口、颏相继娩出。当胎头仰伸时，胎儿双肩径进入骨盆入口左斜径	10	
	复位及外旋转	胎头娩出后，为恢复胎肩与胎头间的正常关系，胎儿枕部顺时针旋转45°称复位，为使胎肩与骨盆出口前后径一致，前肩向前向中线旋转45°，枕部需继续顺时针旋转45°以保持头与肩膀的垂直关系	10	
	胎肩及胎儿娩出	胎儿前（右）肩在耻骨弓下娩出，随即后（左）肩从会阴前缘娩出。胎体及胎儿下肢随之取侧位顺利娩出	10	
综合评价 （10分）	程序正确，手法到位，姿势正确		4	
	能阐述分娩机制过程		6	
总分			100	

（朱璟希）

工作任务二　产前外阴清洁与消毒

【典型案例仿真实训】

刘女士,26岁,G_1P_0,孕40周,LOA。产程进展顺利,宫缩60s/1~2min,宫口开全1小时,胎膜已破,胎头拨露,胎心率为140次/min,准备接生。

【实训前思考问题】

1. 初产妇、经产妇分别于什么时间开始外阴清洁与消毒?

2. 外阴冲洗、消毒顺序有什么不同?

【实训目的】

1. 经阴道分娩、人工破膜、阴道内诊检查、经阴道手术等操作前准备,预防和减少感染的发生。

2. 能正确实施产前外阴清洁与消毒技术。

【实训准备】

1. 助产士(护士)准备　着装规范、仪表端庄,修剪指甲、去掉首饰,洗手、戴口罩。

2. 环境准备　室内整洁、光线充足、安静、隐蔽,温度为24~26℃,湿度为55%~65%。

3. 用物准备　孕妇分娩模型,产床,治疗车,快速手消毒液1瓶,治疗盘1个,无菌消毒包1个(内含弯盘1个,治疗碗2个,卵圆钳4把),持物钳筒1个(内盛持物镊1把),无菌敷料罐3个(一个内盛消毒干纱球或纱布若干,一个内盛无菌10%~20%肥皂水纱球若干,一个内盛聚维酮碘原液纱布球或0.5%碘伏纱布球若干),无菌治疗巾1块,冲洗壶1个,温水(39~41℃)500ml,水温计1支,一次性冲洗垫或一次性便盆1个,污物桶2只,分别内置黄色、黑色垃圾袋。

4. 产妇准备　排空膀胱,仰卧于产床上。

【实训时间】

4学时。

【实训方式】

1. 教师讲解示范后,学生4~6人为一组,利用外阴模型进行外阴冲洗、消毒练习。

2. 教师巡回指导,实训结束前抽查,点评并小结。

3. 安排学生去医院产房见习。

【实训操作步骤】

(一)问候、核对、评估及解说

1. 问候产妇(表情微笑亲切)　您好!我是助产士小梁,今天由我来为您进行会阴清洁与消毒工作。

2. 核对　请问您叫什么名字?请让我核对您的腕带信息。

3. 评估　产妇生命体征、膀胱是否充盈、外阴皮肤完整性、是否有红肿、是否有外阴静脉曲张、外阴清洁度;询问过敏史。

4. 沟通谈话(对孕妇及家属)

(1)**产前外阴清洁与消毒目的**:告知产妇及家属。

(2)**孕妇的配合**:说明排空膀胱有利于胎头下降,介绍检查中产妇需配合的内容。

(3)询问产妇是否有其他需求。

(二)操作前准备与二次核对

1. 助产士洗手,戴口罩,准备用物。

2. 检查用物有效期,携带用物到床旁,再次核对产妇信息。

（三）安置体位

1. 摇高床头 30°。

2. 协助产妇仰卧位，两腿屈曲分开，暴露会阴部，注意保暖。

（四）外阴清洁

1. 助产士站在产妇右侧或两腿之间。

2. 在产妇臀下放置一次性冲洗垫/一次性便盆。

3. 打开无菌包，用持物镊取无菌 10%~20% 肥皂水纱球 4 个放置治疗碗中，用第一把卵圆钳夹取 1 个肥皂水纱球擦洗外阴，擦洗顺序：大阴唇、小阴唇、阴阜、腹股沟、大腿内上 1/3、会阴体、两侧臀部、肛门周围，先对侧，后近侧（图 2-2）。按上述顺序共擦洗 3 遍，最后一次擦洗要注意加强肛门擦洗（除臀部由外向内，其他部位肥皂水棉球可来回擦洗）。

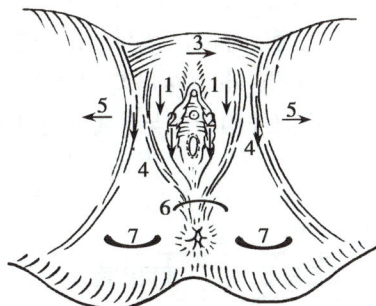

图 2-2　外阴擦洗

4. 取第 2 把卵圆钳，夹取 1 只干纱布球堵住阴道口，用温开水冲净肥皂水。冲洗顺序：先中间（阴阜），后两边（对侧、腹股沟及大腿内上 1/3），再中间（大阴唇、小阴唇、会阴体、两侧臀部及肛门周围），将肥皂水冲净，必要时可以边冲边擦洗，注意范围不能超过上次冲洗范围。丢弃阴道口纱球。

5. 取第 3 把卵圆钳夹取干纱布球 1 个，擦干外阴，擦干顺序同外阴擦洗顺序，擦干范围不能超过擦洗和冲洗的范围，丢弃纱球。

（五）外阴消毒

1. 用无菌持物镊取聚维酮碘原液纱布球或 0.5% 碘伏纱布球若干置另一个治疗碗中，用第 4 把卵圆钳夹取消毒纱布球消毒外阴，顺序：大阴唇、小阴唇、阴阜、腹股沟、大腿内上 1/3、会阴体、两侧臀部、肛门周围。消毒区域不超出冲洗范围。

2. 同法消毒第二遍，消毒区域不超出第一遍范围。

3. 撤去便盆、一次性冲洗垫。

4. 铺无菌治疗巾于产妇臀下。

5. 观察产程进展情况，指导鼓励产妇。

6. 整理用物，分类处理医疗垃圾。

7. 洗手、记录、签名。

（六）注意事项

1. 操作前嘱产妇排空膀胱。

2. **遵循消毒原则**　由内向外，自上而下。

3. 关心体贴产妇，重视产妇主诉，鼓励与安慰产妇，擦洗时力度适宜。

4. 冲洗前，操作者要将少量水倒至手腕部测试水温，以防水温过高或过低给产妇带来不适或损伤。

5. 无菌观念强，消毒范围不能超出冲洗范围，清洁擦洗时间应超过 3 分钟。消毒两侧腹股沟和内上 1/3 处时，方向是由内向外；擦干方向同消毒；卵圆钳触及肛门需要更换。

6. 操作过程中注意胎心的变化，观察羊水性状、宫缩及胎先露下降速度，指导产妇正确使用腹压，发现异常及时汇报医生。

7. 在临床实际工作中，接产前外阴冲洗何时开始，需要根据产妇宫缩的强弱与产程进展速度而定，应预留足够的时间，避免清洁、消毒不充分，增加感染机会。

【实训报告】

1. 简述外阴擦洗、冲洗顺序。

2. 简述外阴消毒的顺序。

3. 简述外阴清洁与消毒的注意事项。

【产前外阴冲洗与消毒操作考核】

产前外阴清洁与消毒操作考核评分标准见表 2-2。

表 2-2　产前外阴清洁与消毒操作考核评分标准

主考教师_____　　　　　　　　　　　　　　　　考试日期_____年___月___日

项目总分	项目内容	考核内容及技术要求	分值	得分
素质要求 （5分）	报告内容	报告考生考试号码及考核项目	1	
	仪表举止	仪表端庄大方，态度认真和蔼	2	
	服装服饰	服装鞋帽整洁，着装符合要求	2	
操作前准备 （15分）	环境	室内光线充足、安静、整洁，温度为 24~26℃，湿度为 55%~65%，用屏风遮挡（口述）	3	
	用物	治疗车，快速手消毒液 1 瓶，治疗盘 1 个，无菌消毒包 1 个（内含弯盘 1 个，治疗碗 2 个，卵圆钳 4 把），持物钳筒 1 个（内盛持物镊 1 把），无菌敷料罐 3 个（一个内盛消毒干纱球或纱布若干，一个内盛无菌纱肥皂水纱球若干，一个内盛聚维酮碘原液纱布球或 0.5% 碘伏纱布球若干），无菌治疗巾 1 块，冲洗壶 1 个，水温计 1 支，温水（39~41℃）500ml，一次性冲洗垫或一次性便盆 1 个，污物桶 2 只，分别内置黄色、黑色垃圾袋	6	
	助产士	去掉首饰、修剪指甲、洗手、戴口罩	2	
	产妇 （4分）	评估产妇生命体征，膀胱是否充盈	1	
		外阴皮肤完整性，有无瘢痕，是否有红肿，有无外阴静脉曲张，外阴清洁度等，询问过敏史	2	
		排空膀胱后仰卧于产床上	1	
操作步骤 （70分）	助产士（护士）位置	再次洗手，携带用物至产床旁，站在产妇右侧或两腿之间	2	
	核对	核查产妇腕带信息	1	
	解释	讲解操作的目的及过程，取得配合	2	
	体位	摇高床头 30°；协助产妇仰卧位，两腿屈曲向外分开	2	
	外阴冲洗 （30分）	放置一次性冲洗垫或一次性便盆于产妇臀下	1	
		检查、打开无菌包，合理摆放无菌物品，取肥皂水纱布球放置治疗碗中	2	
		擦洗顺序：大阴唇、小阴唇、阴阜、腹股沟、大腿内上 1/3、会阴体、两侧臀部、肛门周围。先对侧，后近侧	5	
		同方法，擦洗第 2 遍和第 3 遍	10	
		用干纱布球堵住阴道口	2	
		试水温，冲洗顺序：先中间（阴阜），后两边（腹股沟、大腿内上 1/3），再中间（大阴唇、小阴唇、会阴体、两侧臀部及肛门周围）	8	
		擦干外阴，顺序同擦洗	2	

项目总分	项目内容	考核内容及技术要求	分值	得分
操作步骤 （70分）	外阴消毒 （30分）	取适量聚维酮碘原液纱布球或 0.5% 碘伏纱布球	2	
		消毒外阴,顺序:大阴唇、小阴唇、阴阜、腹股沟、大腿内上 1/3、会阴体、两侧臀部、肛门周围	10	
		同方法,消毒第 2 遍	10	
		撤去便盆或一次性冲洗垫,臀下铺无菌治疗巾	2	
		询问有无其他需求,告诉产妇即将接产,指导产妇配合要领	6	
	整理、记录 （3分）	分类处理医疗垃圾,洗手,记录	2	
		报告操作结束	1	
综合评价 （10分）		程序正确,动作规范,操作熟练,无菌观念强	4	
		态度和蔼可亲、语言恰当、沟通有效,操作过程体现人文关怀	6	
总分			100	

（梁宇鸣）

工作任务三　第一产程的护理

一、宫缩观察

【典型案例仿真实训】

黄女士,26 岁,初产妇,因"宫内孕 40 周,单活胎,先兆临产"收治入院。入院后完善相关检查,产妇末次月经时间为 2022 年 12 月 10 日,预产期为 2023 年 9 月 17 日。产科检查:床旁行骨盆外测量,各径线均正常。宫高 32cm,腹围 102cm,ROA,已入盆,胎心率 145 次/min。产科 B 超:胎儿估重为（3 000 ± 450）g,查体:T 36.1℃、P 93 次/min、R 20 次/min、BP 103/72mmHg,心肺听诊无异常。自诉有规律宫缩 4 小时。阴道检查:宫颈管消退 100%,宫口开大 1cm,胎膜未破,先露 S^{-2}。

产妇既往体健。平时月经周期为 28~30 天,量中等,无痛经。无药物过敏史及输血史,无手术外伤史,家族史无特殊。

【实训前思考问题】

1. 产妇黄女士的宫缩情况是否正常?

2. 作为当班助产士,应如何准确观察评估产妇的宫缩情况?

【实训目的】

1. 通过实训能准确观察和评估宫缩强度和频率。

2. 学会判断是否存在异常产力。

【实训准备】

1. 助产士（护士）准备　着装规范、仪表端庄,洗手、剪指甲、戴口罩、并温暖双手。

2. 环境准备　室内光线充足、温暖、安静、隐蔽、保护隐私。

3. 用物准备　计时器、疼痛评分量表、快速手消毒液、纸、笔。

【实训时间】

0.5 学时。

【实训方式】

1. 教师讲解示范后，学生 4~6 人为一组，安排学生去医院产房见习，待产室进行床旁操作练习，要求每人都熟练掌握操作。

2. 教师巡回指导，实训结束前抽查，点评并小结。

【实训操作步骤】

（一）问候、核对、评估及解说

1. **问候产妇（表情微笑亲切）** 您好！我是助产士小张，今天由我来为您进行宫缩评估。

2. **核对** 请问您叫什么名字？请让我核对一下您的腕带信息。

3. **评估**

（1）**采集病史**：主要了解产妇黄某的妊娠过程、月经史、婚育史、既往健康史及家族遗传病史。上一次检查至今是否存在异常情况。

（2）**推算预产期**：根据末次月经时间推算，预产期 2023 年 9 月 17 日。

（3）**一般情况评估**：身高、体重、T、P、R、BP、饮食、休息、疼痛评估等。黄女士生命体征平稳，T 36.1℃、P 93 次/min、R 20 次/min、BP 103/72mmHg，心、肺听诊无异常；根据疼痛评估数字评价量表对黄女士进行疼痛评分，评分结果为 4 分，疼痛轻度影响睡眠。

（4）**产科情况**：胎心率 145 次/min，为正常；宫高 33cm，腹围 95cm，胎头已入盆，有规律宫缩，已临产；阴道检查：宫颈管消退 100%，宫口开大 1cm，胎头位于坐骨棘上 2cm，胎膜未破。骨盆外测量：骶耻外径 20cm，坐骨结节间径 9cm，髂棘间径 23cm，髂嵴间径 26cm，产科 B 超估计胎儿体重（3 135 ± 200）g。

4. **沟通谈话（对产妇及家属）**

（1）**宫缩观察的目的**：子宫收缩力是临产的主要产力，贯穿于分娩全过程，宫缩的强度和频率决定产力。

（2）**产妇的配合**：说明排空膀胱的目的；介绍检查中产妇需配合的内容；协助产妇仰卧于床上，若时间过长，可协助产妇取半卧位，以防止仰卧位低血压。

（3）协助产妇将衣服向上拉至双侧乳头下方，裤子向下拉至耻骨联合下方，充分暴露腹部。

（二）腹部视诊

1. 检查者站于产妇右侧，观察腹部的形状、大小，皮肤是否有水肿、妊娠纹和手术瘢痕。

2. 产妇黄女士腹形正常，无妊娠纹、水肿和手术瘢痕，大小与妊娠周数相符。

（三）宫缩评估操作步骤

1. 检查者采用四步触诊法判断胎背位置。将手掌放置于产妇宫底两横指处感受宫缩情况，当子宫收缩时，子宫体部将变硬隆起，间歇期子宫体部将变软松弛。

2. 检查者将计时器置于手中，启动计时器后，记录子宫收缩的持续时间、间歇时间和宫缩强度。

3. 检查者应在床旁连续观察 3 次宫缩情况。

4. 观察完毕，检查者整理好衣物及床单位，协助产妇取舒适体位。

5. 告知产妇及家属宫缩情况，结合产妇妊娠实际情况进行针对性的健康指导。

6. 洗手、详细记录宫缩情况。

（四）注意事项

1. 检查前嘱产妇排空膀胱。

2. 关心体贴产妇，协助产妇上、下床，防止跌倒坠床。

3. 检查者在检查前应温暖双手，检查时应注意产妇保暖且动作轻柔。

4. 当用触诊法评估产妇宫缩情况时,检查者必须亲自操作,不能凭产妇的主诉来判断宫缩情况。

【实训报告】

1. 简述触诊法评估宫缩的目的和手法。

2. 检查者能准确评估产妇黄女士的宫缩情况及宫缩有无异常情况。

【宫缩观察操作考核】

宫缩观察操作考核评分标准见表2-3。

表2-3 宫缩观察操作考核评分标准

主考教师_____   考试日期_____年____月____日

项目总分	项目内容	考核内容及技术要求	分值	得分
素质要求 (5分)	报告内容	报告考生考试号码及考核项目	1	
	仪表举止	仪表端庄大方,态度认真和蔼	2	
	服装服饰	服装鞋帽整洁,着装符合要求	2	
操作前准备 (15分)	环境 (3分)	室内光线充足、室温 24~26℃、安静、隐蔽	1	
		必要时设置屏风或隔帘遮挡产妇,保护隐私(口述)	1	
		相关人员在场(口述)	1	
	用物	计时器、纸、笔、快速手消毒液	2	
	助产士	修剪指甲,洗手(七步洗手法)、戴口罩、温暖双手(口述)	2	
	产妇 (8分)	解释宫缩观察检查的内容、方法及配合要求	2	
		协助产妇排空膀胱	3	
		协助产妇仰卧于检查床上,头部稍抬高,或取半卧位,以防卧位性低血压	3	
操作步骤 (70分)	助产士位置	站在产妇右侧	1	
	评估产妇	年龄、妊娠过程、月经史、婚育史、既往健康史及家族遗传病史。上一次检查至今是否存在异常情况;推算预产期;生命体征	8	
	腹部视诊	观察腹部的腹形、大小,皮肤是否有水肿、妊娠纹和手术瘢痕	4	
	宫缩观察 (42分)	充分暴露腹部,四步触诊法判断胎背位置	12	
		检查者将手掌放置于产妇宫底两横指处感受宫缩情况	10	
		检查者将计时器置于手中,启动计时器,连续观察 3 次宫缩持续时间和间歇时间	20	
	整理、记录及宣教 (15分)	宫缩观察完毕,帮助产妇整理好衣裤,取舒适体位,整理床单位,拉好床挡,防止跌倒坠床	3	
		告诉产妇及家属检查的结果,并做适当的解释	3	
		根据产妇妊娠实际情况进行针对性的健康指导	6	
		七步洗手法洗手、详细记录宫缩情况	2	
		报告操作结束	1	
综合评价 (10分)	程序正确,动作规范,操作熟练		4	
	态度和蔼可亲、语言恰当、沟通有效,操作过程体现人文关怀		6	
总分			100	

二、阴道检查

【典型案例仿真实训】

小雯,30 岁,初产妇,妊娠 39 周,因阵发性腹痛 4 小时于 2022 年 9 月 15 日入院待产。产妇自诉平素月经规律,末次月经 2021 年 12 月 15 日,预产期 2022 年 9 月 22 日。孕期按时产检 10 次,无明显异常。自诉 4 小时前出现 5~6 分钟一次,持续 25~30 秒的阵发性腹痛。查体:T 36.0℃,P 80 次/min,R 20 次/min,BP 115/78mmHg,心肺听诊无异常。产科检查:骨盆外测量各径线均正常,宫高 34cm,腹围 101cm,LOA,已入盆,胎心率 140 次/min,床旁胎心监护示规律宫缩,间歇时间 5~6 分钟,持续 25~30 秒。

你作为小雯的助产士,请遵照医嘱行阴道检查。

【实训前思考问题】

1. 阴道检查的目的是什么?

2. 通过阴道检查如何了解产妇的胎方位、宫颈情况、宫口扩张、胎先露下降及胎膜是否破裂情况?

【实训目的】

1. 能准确判断产妇的宫颈情况、宫口扩张、胎先露下降、胎膜是否破裂及胎方位情况。

2. 通过阴道检查能初步评估产妇阴道试产的条件。

【实训准备】

1. 助产士(护士)准备 着装规范、仪表端庄,洗手、剪指甲、戴口罩。

2. 环境准备 室温设置在 24~26℃,室内光线充足、安静、整洁,用床帘或屏风遮挡,保护隐私。

3. 用物准备 无菌手套、一次性消毒包(无菌棉球若干、镊子 2 把、弯盘)、0.5% 络合碘消毒液、一次性垫巾、卫生纸。

【实训时间】

0.5 学时。

【实训方式】

1. 学生观看操作视频后,教师再进行讲解。

2. 进入仿真产房,在分娩综合训练模型上进行演示和操作练习。

3. 学生分为 2~4 人一组进行仿真操作训练。

4. 教师巡回指导,实训结束前抽查,点评并小结。

5. 安排学生去医院产房见习,要求每人都熟练掌握阴道检查的方法。

【实训操作步骤】

(一)问候、核对、评估及解说

1. 问候产妇(表情微笑亲切) 您好! 我是助产士小张,今天由我来为您进行阴道检查。

2. 核对 请问您叫什么名字? 怀孕多少周? 请让我核对一下您的腕带信息。

3. 评估

(1)**采集病史**:主要了解产妇小雯的妊娠过程、月经史、婚育史、既往健康史及家族遗传病史。上一次检查至今是否存在异常情况。

(2)**一般情况评估**:身高、体重、T、P、R、BP、饮食、休息等。产妇小雯生命体征平稳,查体:T 36.0℃,P 80 次/min,R 20 次/min,BP 115/78mmHg,心、肺听诊无异常。

(3)**产科情况**:胎心率正常,LOA,先露为头,已入盆。宫高 34cm,腹围 101cm,有规律宫缩,已临产,骨盆外测量各径线均在正常范围。

（4）**心理情况**：小雯一般情况可，有阴道试产意愿，但由于产程中的疼痛感而出现焦虑和紧张情绪。

4.沟通谈话（轻声细语、面向产妇及家属）

（1）**阴道检查的目的**：阴道检查是评估骨盆大小、胎方位、宫颈成熟度、宫口扩张、胎先露下降及胎膜是否破裂等情况的金标准；也可了解胎膜早破产妇是否存在脐带先露或脐带脱垂等现象。

（2）**产妇的配合**：说明排空膀胱的目的；阴道检查是侵入性检查，可能会让产妇存在不适感，因此，检查前应充分与产妇及家属进行沟通，并取得产妇的配合。

（二）阴道检查操作步骤

1. 检查者站于产妇右侧，嘱产妇排空膀胱，取仰卧位，协助脱下其右侧裤腿，两腿屈曲分开，暴露会阴部，臀下垫一次性垫巾。

2. 使用一次性消毒包进行外阴消毒，将 0.5% 络合碘消毒液倒入弯盘中，用无菌棉球浸透消毒液，进行外阴消毒 2 次，外阴消毒顺序为大阴唇→小阴唇→阴阜→大腿内上 1/3→会阴→肛门周围。

3. 检查者戴无菌手套，严格无菌操作，避免接触肛门周围，以防感染。检查过程中应保证动作轻柔，减轻产妇不适感。

4.评估宫颈成熟度和宫口扩张情况 检查者用左手轻柔地将阴唇分开，暴露阴道口；右手示指沿阴道后壁缓慢放入阴道，然后将中指放入阴道触及宫颈，评估宫颈成熟度和宫口扩张情况。

5.检查胎先露下降情况 检查者将示指向后触及坐骨棘，评估坐骨棘是否突出，若胎先露为头，判断胎先露下降情况，则用 "S" 表示，胎先露在坐骨棘平面定位为 "0"，胎先露在坐骨棘平面以上用 "−" 表示（如：S^{-2}），胎先露在坐骨棘平面以下用 "+" 表示（如：S^{+2}）。

6.检查破膜情况 检查者评估羊膜囊是否已破，未破膜者可扪及胎先露前方有羊膜囊；已破膜者可触及胎先露，应了解羊水性状和羊水量，与此同时，应了解是否存在脐带先露或脐带脱垂等现象。

7.检查胎方位 检查者触诊时，应根据胎头矢状缝和大、小囟门的位置来正确判断胎方位。

8.检查骨盆情况 检查者将指尖顺着骶骨触摸骶骨岬，可了解尾骨活动度、坐骨棘是否突出、坐骨棘间径、坐骨切迹宽度、骨盆大小等。

9. 检查完后，用洁净的纸巾从上往下的顺序依次擦净阴道口和肛门周围皮肤，撤下一次性垫巾，脱去无菌手套。

10. 协助产妇穿好衣裤，并协助其取舒适体位后整理床位，拉好床挡，以防跌倒坠床。

11. 用物垃圾分类处理，洗手；将检查的各项结果填于待产记录单上。

12. 告知产妇及家属检查结果，结合产妇实际情况进行针对性的健康指导。

（三）注意事项

1. 检查前嘱产妇排空膀胱。

2. 阴道检查对于产妇而言具有侵入性，应注意人文关怀，检查前务必解释阴道检查的目的性和必要性，并取得产妇和家属的理解和同意。

3. 检查时应注意产妇保暖和动作轻柔，注意遮挡，避免过度暴露；检查过程中，应全程观察产妇对检查的反应，及时做出调整。

4. 严格无菌操作，每次会阴消毒范围不得超出前次消毒范围，避免接触肛周。

5. 阴道检查是评估产程进展的重要检查手段，但次数不宜过多，应严格掌握检查指征。

【实训报告】

1. 简述阴道检查的目的。

2. 检查者能通过阴道检查准确地了解产妇的胎先露、胎方位、宫颈成熟度、宫口扩张、胎膜破裂和胎先露下降情况。

3. 未给产妇造成不适感。

【阴道检查操作考核】

阴道检查操作考核评分标准见表2-4。

表2-4 阴道检查操作考核评分标准

主考教师_____   考试日期_____年____月___日

项目总分	项目内容	考核内容及技术要求	分值	得分
素质要求 （5分）	报告内容	报告考生考试号码及考核项目	1	
	仪表举止	仪表端庄大方，态度认真和蔼	2	
	服装服饰	服装鞋帽整洁，着装符合要求	2	
操作前准备 （15分）	环境 （3分）	室温设置在24~26℃、室内光线充足、安静、整洁	1	
		必要时设置屏风或隔帘遮挡产妇，保护隐私（口述）	1	
		相关人员在场（口述）	1	
	用物	物品齐全，摆放有序；所有无菌物品均在有效期内；所需用物：无菌手套、一次性消毒包（无菌棉球若干、镊子2把、弯盘）、0.5%络合碘消毒液、一次性垫巾、卫生纸	4	
	助产士	修剪指甲，洗手（七步洗手法），戴口罩	2	
	产妇 （6分）	协助产妇排空膀胱	3	
		解释阴道检查的目的和方法，取得产妇及家属的配合	3	
操作步骤 （70分）	助产士位置	站在产妇右侧	1	
	评估产妇	1. 核对产妇信息、评估产妇一般情况和心理状况 2. 评估产科相关情况，包括孕产史、孕周、妊娠合并症及相关检查、宫缩及阴道流血情况	10	
	阴道检查 （49分）	体位：取仰卧位，协助产妇脱下右侧裤腿，两腿屈曲分开，暴露会阴部，臀下垫一次性垫巾	10	
		外阴消毒：将0.5%络合碘消毒液倒入一次性消毒弯盘中，用无菌棉球浸透消毒液，进行外阴消毒2次，外阴消毒顺序为大阴唇→小阴唇→阴阜→大腿内上1/3→会阴→肛门周围	12	
		检查者戴无菌手套，严格无菌操作，避免接触肛门周围，以防感染。动作需轻柔	8	
		检查宫颈成熟度和宫口扩张情况：检查者用左手轻柔地将阴唇分开，暴露阴道口；右手示指沿阴道后壁缓慢放入阴道，然后将中指放入阴道触及宫颈，评估宫颈成熟度和宫口扩张情况	4	
		检查胎先露下降情况：检查者将示指向后触及坐骨棘，评估坐骨棘是否突出，以坐骨棘水平为标志，正确判读胎先露下降情况	4	
		检查胎方位情况：根据胎头矢状缝和囟门正确判断胎方位	4	

项目总分	项目内容	考核内容及技术要求	分值	得分
操作步骤 （70分）	阴道检查 （49分）	检查破膜情况：正确判断羊水是否已破，若已破膜应注意观察羊水性状和量，并且了解是否有脐带脱垂或脐带先露等现象	3	
		检查骨盆情况：检查者将指尖顺着骶骨触摸骶骨岬，了解尾骨活动度、坐骨棘是否突出、坐骨棘间径、坐骨切迹宽度、骨盆大小	4	
	整理、记录及宣教 （10分）	检查完后，用洁净的纸巾从上往下的顺序依次擦净阴道口和肛门周围皮肤，撤下一次性垫巾，脱去无菌手套	1	
		协助产妇穿好衣裤，并协助其取舒适体位后整理床单位，拉好床挡，以防跌倒坠床	1	
		用物垃圾分类处理，洗手；将检查的各项结果填于待产记录单上	3	
		告知产妇及家属阴道检查情况，根据产妇妊娠实际情况进行针对性的健康指导	4	
		报告操作结束	1	
综合评价 （10分）		程序正确，动作规范，操作熟练，关注隐私保护	4	
		态度和蔼可亲、语言恰当、沟通有效，操作过程体现人文关怀，当男性医护人员进行操作时，应有女性医护人员在场	6	
总分			100	

三、绘制产程图

【典型案例仿真实训】

小媛，20岁，初产妇，因"孕38周，LOA，单活胎，先兆临产"于2023年4月15日上午10时整收治入院，入院后完善相关检查。查体：T 36.1℃，P 68次/min，R 20次/min，BP 115/70mmHg，心肺听诊无异常。产科检查：宫高34cm，腹围92cm，已入盆，胎心监护为有反应型，胎心基线为130次/min，可扪及不规则宫缩。阴道检查：宫颈管消退70%，宫口未开，先露 S^{-2}，胎膜未破。嘱产妇自由体位待产。中午12时产妇出现规律宫缩，胎心率144次/min，30s/5~6min，阴道检查为宫口开大3cm，先露 S^{-2}，胎膜未破；16时：胎心率155次/min，宫缩35~40s/4~5min，宫口开大5cm，S^0，胎膜自然破裂，羊水清亮；19时：胎心率149次/min，宫缩40~45s/2~3min，宫口开大7cm，S^{+1}，胎膜已破，羊水清亮；22时：胎心率150次/min，宫缩35s/2min，宫口开全，S^{+3}，退指未见明显羊水流出，送入产房；22:38分娩一活女婴，重3 150g，阿普加评分生后1分钟评分为10分，生后5分钟评分为10分；胎儿娩出12分钟后，胎盘娩出，胎盘胎膜娩出完整。产妇阴道出血约200ml。

【实训前思考问题】

1. 绘制产程图的目的是什么？

2. 如何确定产程开始时间？

3. 作为助产士，应如何将小媛的产程进展用产程图绘制出来？

4. 如何根据产程图来判断产程异常？

【实训目的】

能准确绘制产程图，动态观察产程的进展，若发现产程异常，应尽早处理，改善产妇及胎儿的预后情况。

【实训准备】

1. 助产士(护士)准备 着装规范、仪表端庄,剪指甲、戴口罩。

2. 环境准备 室内光线充足、安静、整洁。

3. 用物准备 产程图、黑色水性笔、红蓝色铅笔、直尺、橡皮。

【实训时间】

1学时。

【实训方式】

1. 教师讲解示范后,发放产程图纸,学生根据案例进行操作训练。

2. 教师巡回指导,实训结束前抽查,点评并小结。

3. 安排学生去医院产房见习,要求每人都熟练掌握产程图的绘制。

【实训操作步骤】

(一) 问候、核对、评估及解说

1. 问候产妇(表情微笑亲切) 您好! 我是助产士小张,今天由我负责您的产程观察。

2. 核对 请问您叫什么名字? 请让我核对一下您的腕带信息。

3. 评估

(1) **采集病史**:主要了解产妇小媛的妊娠过程、月经史、婚育史、既往健康史及家族遗传病史,特别询问产妇末次产检情况及临产后情况。

(2) **一般情况评估**:身高、体重、T、P、R、BP、饮食、休息等。产妇生命体征平稳,查体:T 36.1℃,P 68 次/min,R 20 次/min,BP 115/70mmHg,心肺听诊无异常。

(3) **产科情况**:胎心率、阴道检查等情况;评估胎儿宫内生长及各项发育指标,评估胎儿宫内安危情况。

(4) **心理情况**:小媛精神状态可,有阴道试产意愿,但由于在产程中的疼痛感出现焦虑和紧张情绪。

4. 沟通谈话(轻声细语、面向产妇及家属)

(1) **心理护理**:助产士耐心与产妇及家属讲解分娩过程,树立产妇自然分娩的信心;加强与产妇及家属的沟通;指导产妇密切配合产程,及时告知家属待产过程中所发生的相关信息。

(2) **产妇的配合**:说明分娩为动态的过程,为了能细致地观察产程进展,及时发现产程异常,尽早处理,予以绘制产程图。

(二) 产程图内容的监测

1. 定时监测胎心率、宫缩情况、宫口扩张和胎先露下降情况,及时准确记录绘制,发现异常及时处理。

2. 定时监测产妇生命体征。

(三) 绘制产程图步骤

1. 产程图的构成 产程图上部为产程曲线,下部为附属表格。以临产时间(h)为横坐标,以宫口扩张程度(cm)为纵坐标在左侧,胎先露程度(cm)为纵坐标在右侧。

2. 核对并填写产妇姓名、年龄、住院号、孕产次,头盆评分等相关信息。

3. 检查产妇有规律宫缩,即 30s/5~6min 一次,且宫口扩张 3cm 时,开始绘制产程图,胎儿娩出时间为产程图曲线的终点。

4. 红色"○"代表宫口扩张程度;蓝色"×"代表胎先露下降程度。

5. 临产后,不同时间监测的宫口扩张程度分别用红笔实线连接"○",用蓝笔实线连接"×",绘制成两条曲线,胎儿娩出以红色"⊗"圈下方"↓"表示,并且标记胎儿娩出时间。

6. 产程图下部附属表格应准确记录检查时间、产妇生命体征、胎心率、宫缩及其他特殊处理,在填写时,应与产程曲线时间记录一致。

7. 助产士签名,准确写明时间。

(四) 警戒线与处理线的绘制

1. 警戒线与处理线的绘制 以宫口扩张至3cm为起始点,与相距4小时为预期宫口扩张10cm时间,两点连接一斜线作为警戒线,距警戒线4小时处再连接一条与之平行的斜线作为处理线,警戒线与处理线之间为处理区。

2. 处理区的意义 当产程曲线超过警戒线时,则提示产程可能出现异常,需要采取干预措施,以防因产程异常而导致不良结局。

(五) 注意事项

1. 及时、准确地记录检查结果,发现异常产程应及时处理。

2. 应保证产程图绘制规范、完整、字迹工整、无涂改。

【实训报告】

1. 能准确确定临产时间,画线及描记符号使用正确。

2. 绘制产程图规范、完整。

【绘制产程图操作考核】

绘制产程图操作考核评分标准见表2-5。

表2-5 绘制产程图操作考核评分标准

主考教师_____   考试日期_____年___月___日

项目总分	项目内容	考核内容及技术要求	分值	得分
素质要求 (5分)	报告内容	报告考生考试号码及考核项目	1	
	仪表举止	仪表端庄大方,态度认真和蔼	2	
	服装服饰	服装鞋帽整洁,着装符合要求	2	
操作前准备 (15分)	环境 (4分)	光线充足、安静、整洁	3	
		相关人员在场(口述)	1	
	用物	物品齐全,产程图、黑色水性笔、红蓝色铅笔、直尺、橡皮	4	
	助产士	修剪指甲,洗手(七步洗手法)	2	
	解释说明	说明分娩为动态的过程,为了能细致地观察产程进展,及时发现产程异常,尽早处理,予以绘制产程图	5	
操作步骤 (70分)	评估产妇	核对产妇信息、采集病史,特别询问产妇末次产检情况及临产后情况,评估产妇一般情况和心理状况 评估产科相关情况:孕产史、孕周、妊娠合并症及相关检查、宫缩、阴道流血宫口扩张及胎膜破裂情况	10	
	核对、填写	核对并填写产妇姓名、年龄、住院号、孕产次、头盆评分等相关信息	5	
	产程图内容的监测	1. 定时监测胎心率、宫缩情况、宫口扩张和胎先露下降情况,及时准确记录绘制,发现异常及时处理 2. 定时监测产妇生命体征	10	

项目总分	项目内容	考核内容及技术要求	分值	得分
操作步骤（70 分）	产程图绘制	1. 用黑色水性笔填写产妇相关信息，并准确确认临产时间 2. 用红色"○"代表宫口扩张程度；蓝色"×"代表胎先露下降程度，每次检查结果用实线连接，绘制成两条曲线 3. 胎儿娩出以红色"⊗"圈下方"↓"表示，并且标记胎儿娩出时间 4. 产程图下部附属表格应准确记录检查时间、产妇生命体征、胎心率、宫缩及其他特殊处理，填写时，应与产程图时间记录一致	25	
	警戒线与处理线绘制	1. 以宫口扩张至 3cm 为起始点，与相距 4h 为预期宫口扩张 10cm 时间，两点连接一斜线作为警戒线，距警戒线 4h 处再连接一条与之平行的斜线作为处理线，警戒线与处理线之间为处理区 2. 注意及时发现产程曲线的异常，采取干预措施，以防不良结局的发生	10	
	整理、记录（10 分）	1. 完成产程图的绘制 2. 妊娠诊断描写完整	5	
		能准确及时地发现异常产程曲线	3	
		用物垃圾分类处理，洗手	1	
		报告操作结束	1	
综合评价（10 分）	程序正确，绘制规范、准确、完整		4	
	符号规整、连线整齐，无误		4	
	字迹工整、无涂改		2	
总分			100	

（刘瑾钰）

工作任务四 产包准备、铺产台

一、产包准备

【典型案例仿真实训】
准备产包，准备送高压灭菌。

【实训前思考问题】
产包内有哪些物品？

【实训目的】
1. 了解产包内容。
2. 学会准备产包。

【实训准备】
1. 助产士（护士）准备 着装规范、仪表端庄，修剪指甲、去掉首饰，洗手、戴口罩。

2. **环境准备** 室内整洁、光线充足、安静、隐蔽,温度 25~28℃,湿度为 55%~65%。

3. **用物准备** 打包台 1 个,产包外包布 1 个,内包布 1 个,手术衣 1 件,大单(产单)1 块,腿套 2 只,长方形治疗巾 6 块,无菌纱布若干,脐带卷(绷带)1 个(内有气门芯 2 个、棉签 2 根)、开口纱布 1 块,带尾纱布 1 条。器械:小药杯 2 个,弯盘 1 个,聚血盘 1 个,会阴侧切剪 1 把,血管钳 3 把,脐带剪 1 把,会阴侧切剪 1 把,持针器 1 把,有齿、无齿镊各 1 把,洗耳球 1 个,一次性注射器 5ml、10ml 各 1 支,会阴阻滞麻醉针 1 根。

【实训时间】

2 学时。

【实训方式】

1. 教师讲解、示范后,学生 4~6 人为一组,利用打产包所需物品进行打产包练习。

2. 教师巡回指导,实训结束前抽查,点评并小结。

3. 安排学生去医院产房、供应室见习。

【实训操作步骤】

1. **产包内各种巾单的折叠方法**

(1)**手术衣**:内面向下,先由内向外缠绕手术衣带,末端在衣服前面打活结并留出约 20cm;再左右边分别反折,分别对折,折叠合在一起;头、末端分别向上折,然后对合。

(2)**大单(产单)**:将大单放置清洁的打包台上铺平,沿纵轴中线对折,再次对折;横向对折,再横向对折。

(3)**腿套**:腿套开口端(上端)由内往外折出 6~7cm 的边,把裤脚拉起折向开口端,开口端余留 3~4cm,然后再由下端向上折叠并与前次上缘平齐。

(4)**治疗巾**:将治疗巾沿纵轴中线对折,再次对折;横向对折,上下层分别向外对折,边缘开口端向操作者,侧面呈“M”形。

2. **器械** 弯盘 1 个,内放置会阴侧切剪 1 把,血管钳 3 把,脐带剪 1 把,会阴侧切剪 1 把,线剪 1 把,持针器 1 把,会阴阻滞麻醉针 1 根,有齿、无齿镊各 1 把,小药杯 2 个;聚血盘 1 个,尺子 1 把,化学指示卡 1 张,洗耳球 1 个。

3. **摆放顺序**

(1)将产包外包皮铺于打包台上,呈对角放置,将产包内包皮正向铺于外包皮上。

(2)由下至上为治疗巾 6 块、弯盘及其中物品、化学指示卡、聚血盘、腿套 2 个(开口边朝上)、大单 1 床(开口端向操作者)、手术衣 1 件(领口端朝上)。

4. **包裹物品** 将各物品按顺序摆放在内包皮中间,放好后一手用力压住物品,另一手拉起内包皮,近侧折叠并裹紧,拉起远侧折叠裹紧;左、右侧顺序折叠并裹紧,并翻边;然后一手压住包好的包,另一手拉起外包皮各角,按内侧、左侧、右侧、对侧顺序依次折叠并包裹紧,用胶带贴紧产包并在胶带上标明打产包者、产包编号、消毒的日期、失效期,送高压灭菌。

5. **注意事项** 准备产包时勿遗漏需要的物品。

【实训报告】

1. 简述准备产包需要准备哪些用物。

2. 简述打产包流程。

【打产包操作考核】

打产包操作考核评分标准见表 2-6。

表 2-6　打产包操作考核评分标准

主考教师_____　　　　　　　　　　　　　　　　　　　　考试日期_____年___月___日

项目总分	项目内容	考核内容及技术要求	分值	得分
素质要求 （5分）	报告内容	报告考生考试号码及考核项目	1	
	仪表举止	仪表端庄大方,态度认真和蔼,反应灵敏	3	
	服装服饰	服装鞋帽整洁,着装符合要求	1	
操作前准备 （15分）	环境	室内整洁、光线充足、安静安全、温度和湿度适宜	2	
	用物	产包外包布 1 个,内包布 1 个,手术衣 1 件,大单（产单）1 块,腿套 2 只,长方形治疗巾 6 块,无菌纱布若干,脐带卷（绷带）1 个（内有气门芯 2 个、棉签 2 根）,开口纱布 1 块,带尾纱布 1 条。弯盘 1 个,聚血器 1 个,会阴侧切剪 1 把,血管钳 3 把,脐带剪 1 把,洗耳球 1 个,会阴侧切剪 1 把,持针器 1 把,有齿、无齿镊各 1 把,小药杯 2 个,一次性注射器 5ml、10ml 各 1 支,会阴阻滞麻醉针 1 根	9	
	操作者	去除首饰、修剪指甲、洗手、戴口罩	2	
	打包台	整洁、干燥的操作台若干	2	
操作步骤 （70分）	折叠布类 （34分）	手术衣:内面向下,先由内向外缠绕手术衣带,末端在衣服前面打活结并留出约 20cm 左右;再左右边分别反折,分别对折,折叠合在一起;头、末端分别向上折,然后对合	10	
		大单（产单）:将大单放置清洁的打包台上铺平,沿纵轴中线对折,再次对折;横向对折,再横向对折	8	
		腿套:腿套开口端（上端）由内往外折出 6~7cm 的边,把裤脚拉起折向开口端,开口端余留 3~4cm,然后再由下端向上折叠并与前次上缘平齐	8	
		治疗巾:将治疗巾沿纵轴中线对折,再次对折;横向对折,上下层分别向外对折,边缘开口端向操作者,侧面呈"M"形	8	
	器械准备	弯盘 1 个,内放置会阴侧切剪 1 把,血管钳 3 把,脐带剪 1 把,会阴侧切剪 1 把,持针器 1 把,会阴阻滞麻醉针 1 根,有齿、无齿镊各 1 把,小药杯 2 个,化学指示卡 1 张;聚血盘 1 个,尺子 1 把,洗耳球 1 个	10	
	摆放物品 （12分）	将产包外包皮铺于打包台上,将产包内包皮正向铺于外包皮上	2	
		由下至上为:治疗巾 6 块、弯盘及其中物品、化学指示卡、聚血盘、腿套 2 个（开口边朝上）、大单 1 床（开口端向操作者）、手术衣 1 件（领口端朝上）	10	
	包裹物品 （11分）	将产包外包皮平铺在打包台上,呈对角放置,将内包皮正向放在外包皮上	2	
		将各物品按顺序摆放在内包皮中间,放好后一手用力压住物品,另一手拉起内包皮,近侧折叠并裹紧,拉起远侧折叠裹紧;左、右侧顺序折叠并裹紧,并翻边;然后一手压住包好的包,另一手拉起外包皮各角,按内侧、左侧、右侧、对侧顺序依次折叠并包裹紧	7	
		用胶带贴紧产包,并在胶带上标明打产包者、产包编号、消毒的日期、失效期	2	

项目总分	项目内容	考核内容及技术要求	分值	得分
操作步骤 (70分)	打包后处理 (3分)	将产包放到转运箱中,等待送灭菌	2	
		报告操作结束	1	
综合评价 (10分)	程序正确,动作规范,操作熟练		4	
	用物摆放合理,产包包裹紧致、密封良好		6	
总分			100	

二、铺产台

【典型案例仿真实训】

王女士,26岁,G_1P_0,孕40周,LOA。产程进展顺利,宫缩60s/1~2min,宫口开全1小时,胎膜已破,胎头拨露,胎心率为140次/min,准备接产。

【实训前思考问题】

1. 产台上用物如何摆放更便于操作?

2. 铺产台时应注意些什么?

【实训目的】

1. 通过实训能合理摆放产包中的用物。

2. 能正确铺产台。

【实训准备】

1. 助产士(护士)准备 着装规范、仪表端庄,修剪指甲、去除首饰,洗手、戴口罩。

2. 环境准备 室内整洁、光线充足、安静、隐蔽,温度25~28℃、湿度55%~65%。

3. 用物准备 分娩模型,产床,新生儿辐射台,治疗车,一次性无菌产包1个,包括手术衣1件,腿套2只,产单1块,治疗巾4~6块,大孔洞巾1块,气门芯或脐带夹2个,脐带卷1个,开口纱布1块,带尾纱布1条,无菌纱布和棉签若干。无菌器械包1个(内含小药杯2个、弯盘1个、聚血器1个、会阴侧切剪1把、血管钳3把、脐带剪1把、会阴侧切剪1把、持针器1把,有齿、无齿镊各1把)。一次性吸痰管1根,大毛巾2条,一次性注射器5ml 1支,洗耳球1个,无菌手套4副。

4. 产妇准备 排空膀胱,仰卧于产床上,取膀胱截石位,暴露会阴。

【实训时间】

2学时。

【实训方式】

1. 教师讲解、示范后,学生4~6人为一组,利用分娩模型进行铺台练习。

2. 教师巡回指导,实训结束前抽查,点评并小结。

3. 安排学生去医院产房见习。

【实训操作步骤】

(一)问候、核对、评估及解说

1. 问候产妇(表情微笑亲切) 您好!我是助产士小梁,今天由我来为您接生。

2. 核对 请问您叫什么名字?请让我核对您的腕带信息。

3. 评估 评估产妇精神状态、生命体征、宫缩情况、胎先露位置、膀胱是否充盈、外阴皮肤完整性、是否有红肿、是否有外阴静脉曲张、会阴紧张度、胎儿情况等。

4. 沟通谈话（对孕妇及家属）

（1）告知产妇产程进展、胎儿情况，指导产妇合理使用腹压，取得理解与配合。

（2）询问产妇是否有其他需求。

（3）告知产妇家属产妇一般情况、产程进展、胎儿情况，消除家属焦虑情绪，耐心等待。

（二）操作前准备及二次核对

1. 助产士洗手，戴口罩，准备用物、检查用物有效期。

2. 携带用物到产床旁，再次核对产妇信息。

（三）安置体位

协助产妇取膀胱截石位，充分暴露会阴部，双手置于身体两侧，注意保暖。

（四）铺巾前准备

1. 常规会阴冲洗、消毒。

2. 检查消毒包消毒日期，外包布是否完整、有无破损、有无潮湿，胶带变色情况，请巡回助产士或护士打开产包、无菌手套包、器械包。

3. 外科洗手。

（五）铺巾

1. 检查产包外包布是否在有效期内，有无破损、潮湿，打开外包布，检查产包内化学指示卡。

2. 助产士打开产包内包布，取出产包中的手术衣，在助手的协助下穿好。

3. 戴无菌手套。

4. 助产士站在产妇右侧或两腿之间。

5. 助产士双手拿住中单的上侧两角，用两端的折角将双手包住，嘱产妇稍微抬起臀部，将中单的近端铺于产妇的臀下，反折遮挡住肛门。注意手不能接触产妇臀部。

6. 取裤套，将一只裤套套于产妇右腿（近侧），方法如下：将腿套上口反折，双手置于反折内，嘱产妇轻抬左脚，双手抓住腿套上口顺势套到大腿部，套好腿套的右腿放在产单上，并叮嘱产妇不能随意挪动，以确保无菌区域不被污染。

7. 用同样方法穿左侧裤腿（远侧）。

8. 由下向上铺 1 块治疗巾于产妇腹部，治疗巾下缘平耻骨联合前缘。

9. 2 块治疗巾，1 块铺于近侧大腿，1 块铺于远侧大腿；将这 2 块治疗巾近会阴侧叠进产妇臀下中单并反折于下面。

10. 将 1 块治疗巾折成长条状，置于产台近会阴部，用于保护会阴。

11. 清点产台接产器械与物品，合理摆放。

12. 再次评估产妇及胎儿情况，询问产妇有无需求和除产痛以外的不适，指导产妇正确使用腹压，取得产妇积极配合。

13. 准备保护会阴及协助胎儿娩出。

（六）注意事项

1. 铺台前嘱产妇排空膀胱。

2. 操作过程中要与产妇交流，询问产妇感觉，有异常情况要及时汇报医生。

3. 密切观察胎心的变化、宫缩、胎先露下降情况，以免意外发生。

4. 助产士应严格按照无菌原则，铺巾顺序和方法正确。

5. 嘱产妇以及陪产家属勿触摸无菌物品。

【实训报告】
1. 简述铺产台需要准备哪些用物。
2. 简述铺产台注意事项。

【铺产台操作考核】
铺产台操作考核评分标准见表 2-7。

表 2-7　铺产台操作考核评分标准

项目总分	项目内容	考核内容及技术要求	分值	得分
素质要求 （5分）	报告内容	报告考生考试号码及考核项目	1	
	仪表举止	仪表端庄大方，态度认真和蔼，反应灵敏	3	
	服装服饰	服装鞋帽整洁，着装符合要求	1	
操作前准备 （15分）	环境	室内光线充足、安静、整洁，温度 25~28℃，湿度为 55%~65%，隐蔽	4	
	用物	分娩模型，产床，新生儿辐射台，治疗车，一次性无菌产包 1 个（内含手术衣 1 件，腿套 2 只，产单 1 块，治疗巾 4~6 块，大孔巾 1 块，气门芯或脐带夹 2 个，脐带卷 1 个，开口纱布 1 块，带尾纱布 1 条，无菌纱布和棉签若干），无菌器械包 1 个（内含弯盘 1 个，聚血器 1 个，会阴侧切剪 1 把，血管钳 3 把，脐带剪 1 把，会阴侧切 1 把，持针器 1 把，有齿、无齿镊各 1 把，小药杯 2 个），一次性吸痰管 1 根，洗耳球 1 个，大毛巾 2 条，一次性注射器 5ml 1 支，灭菌手套 4 副	4	
	助产士	去除首饰、修剪指甲、洗手、戴口罩	2	
	产妇 （5分）	评估产妇精神状态、生命体征，产程进展情况，膀胱是否充盈，会阴紧张度、有无红肿；胎儿情况；询问过敏史	3	
		排空膀胱，仰卧于产床上	2	
操作步骤 （70分）	助产士位置	再次洗手，携带用物至产床旁，站于产妇右侧	2	
	核对	核查产妇腕带信息	2	
	解释	讲解操作目的及过程，取得配合	2	
	体位	协助产妇取膀胱截石位，充分暴露会阴部	2	
	铺产台前准备 （16分）	产前外阴清洁与消毒	10	
		检查物品消毒日期，胶带变色情况，外包布是否完整、有无破损、有无潮湿	2	
		请巡回助产士或护士打开产包、无菌手套包、器械包	2	
		外科洗手	2	
	铺巾 （38分）	检查产包内化学指示卡，穿手术衣，戴无菌手套	6	
		助产士站在产妇右侧或两腿之间	2	
		铺中单于产妇的臀下	4	
		穿产妇右腿（近侧）裤套，方法：将腿套上口反折，双手置于反折内，嘱产妇轻抬左脚，双手抓住腿套上口顺势套到大腿部，套好腿套的右腿放在产单上	5	
		同法穿左侧裤套	5	

项目总分	项目内容	考核内容及技术要求	分值	得分
操作步骤 （70分）	铺巾 （38分）	铺治疗巾于产妇腹部	2	
		铺治疗巾于产妇双侧大腿	6	
		将1块治疗巾折成长条状，用于保护会阴	4	
		清点产台接产器械、物品，合理摆放	4	
	铺巾后处理 （8分）	再次评估产妇及胎儿情况，询问产妇有无需求、有无除产痛以外的不适	4	
		指导产妇用腹压，准备保护会阴，协助胎儿娩出	3	
		报告操作结束	1	
综合评价 （10分）		程序正确，动作规范，操作熟练，无菌观念强	4	
		态度和蔼可亲、语言恰当、沟通有效，操作过程体现人文关怀	6	
总分			100	

知识拓展

慎独精神

助产士需要有慎独精神。产妇在分娩过程中为了应对应激反应，耗费了较大的体能，致使产妇在短期内免疫功能下降，同时分娩过程有可能造成产妇软产道不同程度的损伤，从而增加了产妇产道逆行感染的风险。为了降低产妇和新生儿感染的风险，接产前须铺无菌台，在无菌区域内完成接产、新生儿断脐工作。因此，在接产过程中，助产士需要具备慎独精神，能自觉遵守无菌原则，严格执行接产操作，才能有效预防院内感染的发生，确保母婴安全。

（梁宇鸣）

工作任务五 第二产程的护理

自然分娩助产技术

【典型案例仿真实训】

刘女士，26岁，初产妇，宫内孕40⁺²周，上午10时整行阴道检查：宫颈管消退100%，宫口开全，S⁺²，胎膜自然破裂，羊水清亮。送入产房准备分娩，予以持续胎心监护，胎心基线为145次/min，宫缩35~40s/2min，产妇自诉宫缩期便意感强烈，指导产妇用力，10时30分，胎心率正常，宫缩40~45s/2min，可见宫缩时胎头露出于阴道口，露出部分不断增大，宫缩间歇期，胎头可回缩至阴道内。此时，你作为产妇小刘的助产士，应如何做好第二产程的处理与护理呢？

【实训前思考问题】

1. 如何评估产妇会阴条件？

2. 如何指导产妇配合用力？

3. 保护会阴的要点？

4. 助娩胎头时应注意哪些？

【实训目的】

1. 初步掌握自然分娩助产技术。

2. 培养学生树立"以母婴安全为中心"的整体护理服务理念,给产妇创造温馨、安全的分娩体验。

【实训准备】

1. 助产士准备 着装规范、仪表端庄,修剪指甲、戴口罩和帽子、外科洗手法洗手、穿手术衣、戴外科手套。

2. 环境准备 室内光线充足、温暖、安静、舒适、关闭门窗、温度设置在24~26℃、保护隐私,产床高度适宜。

3. 主要实训设备及用物准备

(1) **模型及设备**:分娩训练模型、产床、婴儿体重秤(图2-3)、新生儿模型(图2-4)、一次性新生儿吸痰器、新生儿辐射台(图2-5)。

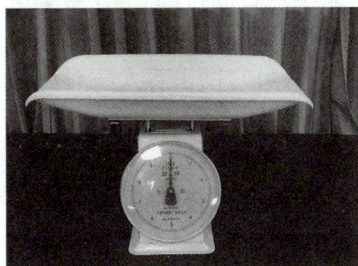

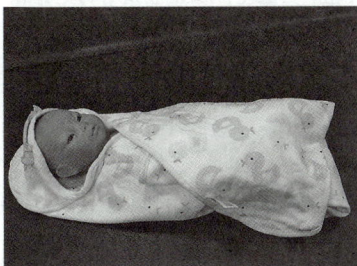

图 2-3　婴儿体重秤　　　　图 2-4　新生儿模型　　　　图 2-5　新生儿辐射台

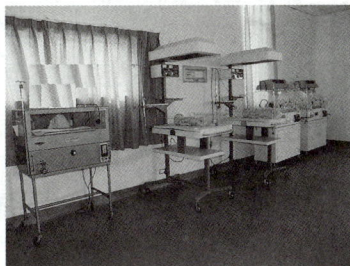

(2) **器械及用物**:无菌产包1个;一次性外科手套2副,脐带卷1只,一次性脐带夹或气门芯1个。新生儿用物:包被1件、内衣裤1套、尿不湿或尿片1块;手圈和足圈各1个,胸牌1块。

(3) **药物**:①会阴局部麻醉药物:0.9%氯化钠注射液10ml 1支、0.5%利多卡因注射液5ml 1支;②缩宫素10U 2支,高危孕产妇应备有麦角新碱、卡贝缩宫素等急救药物;75%乙醇溶液,2%碘酊。

【实训时间】

2学时。

【实训方式】

1. 观看自然分娩助产技术视频后,由教师讲解示范,并提出训练要求。

2. 学生3~4人为一组,进入模拟产房,在分娩模型上进行操作练习。

3. 教师巡回指导,实训结束前抽查,点评并小结。

4. 安排学生分组去医院产房见习。

【实训操作步骤】

(一) 问候、核对、评估及解说

1. 问候产妇(表情微笑亲切) 您好! 我是助产士小张,今天由我来为您接生,马上就要见到宝宝了,我们一起努力啊。

2. 核对 请问您叫什么名字? 请让我核对一下您的腕带信息。

3. 评估

(1) **采集病史**:了解产妇小刘第一产程的产程进展和病情变化。特别了解产妇是否存在不良孕产史、难产史以及产后出血等并发症的发生情况。

(2) **一般情况评估**:身高、体重、T、P、R、BP、饮食、休息、疼痛评估等。

（3）**产科情况**：产力、产道、胎位、骨盆等情况。

（4）**会阴条件评估**：评估会阴是否存在水肿、过紧、过短、炎症、瘢痕等情况。

4. 沟通谈话（对产妇及家属）

（1）**指导正确使用腹压**：宫口开全，产妇出现明显的肛门坠胀感后，指导产妇正确使用腹压配合产程，加强支持性护理，协助产妇选择自己认为舒适的分娩体位，并可根据产妇的要求实时变化体位，配合宫缩按自主意愿屏气用力；若体力不支，可采取侧卧位休息。

（2）**心理护理**：提供精神和心理支持，增强产妇分娩信心，鼓励饮食进水，保持体力。

（二）接产准备（以仰卧位分娩为例介绍）

1. 外阴部皮肤评估　小刘入院后已沐浴，并做好了外阴部皮肤情况评估。

2. 产妇外阴清洁消毒铺巾　产妇小刘宫口开全且胎头拨露，助产士小张应为其进行外阴清洁、消毒、铺巾。

3. 接生人员的准备　接生人员应严格遵循无菌原则，按外科手术要求进行外科洗手，在助手帮助下穿手术衣、戴一次性外科手套，连接吸痰管，根据产妇情况做好阴部阻滞麻醉和/或会阴浸润麻醉、会阴切开、保护会阴和新生儿清理呼吸道和新生儿断脐的物品；接生人员与助手双人核对产包内物品，准备接生。

（三）接生和保护会阴

1. 保护会阴的时机　接产者站于产妇右侧或正面，当胎头拨露使阴唇后联合紧张时，开始保护会阴。

2. 保护会阴的方法　接产者在会阴部盖上一块消毒巾，将右肘支撑在产床上，拇指和其他四指分开，利用右手鱼际肌和手掌的力量按于会阴部，左手置于胎头枕部，让会阴缓慢扩张，控制胎头娩出的速度。每当宫缩时，右手应向内向上托压，宫缩间歇时稍放松，以防压迫过长引起会阴水肿。若会阴后联合过紧，可左手鱼际肌轻轻下压胎头枕部，帮助胎头俯屈（图2-6）。

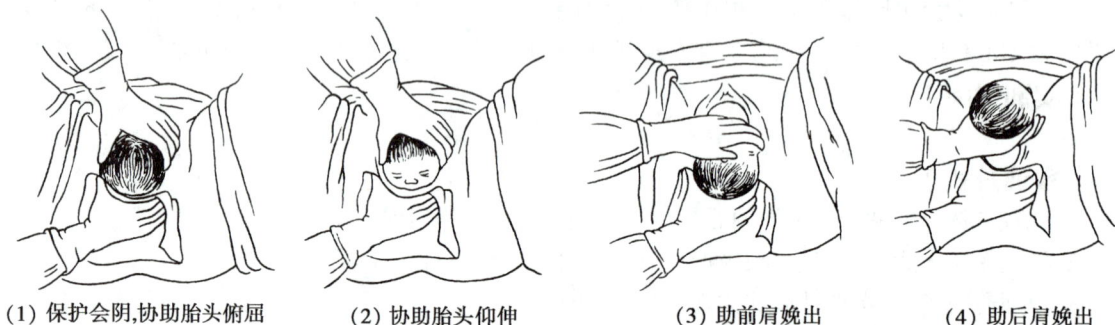

（1）保护会阴，协助胎头俯屈　　（2）协助胎头仰伸　　（3）助前肩娩出　　（4）助后肩娩出

图2-6　保护会阴方法及接产步骤

3. 娩出胎儿

（1）当胎头着冠后，接产者指导产妇在宫缩时张口哈气以降低腹压，待宫缩间歇时，指导产妇屏气用力。

（2）当胎头枕部在耻骨弓下露出时，接产者应用左手协助胎头仰伸，右手适度保护并上托会阴，使胎头缓慢娩出。

（3）胎头缓慢娩出后，接产者以左手自胎儿鼻根向下颏清理口鼻腔的黏液和羊水。

（4）等待一阵宫缩后，胎头自然完成外旋转及复位，使胎肩旋转至骨盆出口前后径。

（5）再次宫缩时，接产者右手托住会阴部，左手向下轻压胎儿颈部，协助胎儿前肩从耻骨弓下顺势娩出;巡回护士遵照医嘱注射缩宫素;继之再托胎颈向上,协助胎儿后肩从会阴前缘娩出。

（6）双肩娩出后,即可松开保护会阴之手,双手协助胎身及下肢娩出。

（7）记录胎儿娩出时间。

（8）胎儿娩出后,将有刻度的聚血器置于产妇臀下,计量产后出血量。

（四）注意事项

1. 关心体贴产妇,协助产妇上、下产床,防止跌倒摔伤。

2. 接产者应注意接产动作轻柔,避免暴力接产。

3. 胎儿前肩娩出时,助手应遵照医嘱使用缩宫素。

4. 娩肩时避免用力下压,以防加大会阴裂伤的程度。

5. 接产过程中不宜采用宫底加压的方式协助胎儿娩出。

6. 不推荐常规行会阴切开术,应严格掌握会阴切开术指征。

【实训报告】

1. 根据本实训仿真案例,完成实训报告。

2. 能够正确掌握保护会阴的时机和方法,杜绝会阴Ⅲ、Ⅳ度裂伤不良事件的发生。

【自然分娩助产术操作考核】

自然分娩助产术操作考核评分标准见表 2-8。

表 2-8 自然分娩助产术操作考核评分标准

主考教师_____　　　　　　　　　　　　　　　　考试日期_____年____月____日

项目总分	项目内容	考核内容及技术要求	分值	得分
素质要求 （5分）	报告内容	报告考生考试号码及考核项目	1	
	仪表举止	仪表端庄大方,态度认真和蔼	2	
	服装服饰	服装鞋帽整洁(内衬为洗手衣),着装符合要求	2	
操作前准备 （15分）	环境 （3分）	室内光线充足、温暖、安静、舒适、关闭门窗、温度设置在24~26℃、保护隐私(口述:必要时设置屏风或隔帘遮挡产妇),产床高度适宜	2	
		相关人员在场(口述)	1	
	用物	备齐用物,无菌物品在有效期内;新生儿辐射台处于功能状态,温度调至 32~34℃;检查设备处于功能状态	2	
	助产士	修剪指甲,洗手(七步洗手法)、戴口罩和帽子	1	
	产妇 （9分）	核对产妇信息,评估产妇心理状况,详细解说正确应用腹压的方法,取得产妇积极配合	2	
		评估产程进展、胎儿宫内情况、会阴条件和接生时机(口述)	3	
		协助产妇取膀胱截石位,双手置于身体两侧	2	
		进行外阴冲洗消毒	2	
操作步骤 （70分）	助产士位置	站在产妇右侧或正前方	1	
	接产前准备 （12分）	助产士外科洗手法洗手消毒	4	
		穿一次性无菌手术衣	2	
		戴外科无菌手套	2	
		助手协助打开产包,助产士铺无菌台	2	
		双人检查器械物品,摆放有序	2	

项目总分	项目内容	考核内容及技术要求	分值	得分
操作步骤（70分）	保护会阴（8分）	保护会阴的时机（口述）	2	
		保护会阴方法正确接产者将右肘支撑在产床上，右手拇指和其他四指分开，利用鱼际肌和手掌按于会阴部，宫缩时，向内向上托压，宫缩间歇时稍放松	6	
	接产过程（42分）	协助胎头俯屈手法正确：接产者左手鱼际肌轻轻下压胎头枕部，帮助胎头俯屈	6	
		协助胎头仰伸手法正确：接产者应用左手协助胎头仰伸，右手适度保护并上托会阴，使胎头缓慢娩出	6	
		胎头娩出后以左手自胎儿鼻根向下颏清理口鼻腔的黏液和羊水，手法正确	6	
		胎头复位及外旋转方法正确：待一阵宫缩，胎头自然完成外旋转及复位，使胎肩旋转至骨盆出口前后径	6	
		协助前肩娩出手法正确：接产者右手托住会阴部，左手向下轻压胎儿颈部，协助胎儿前肩从耻骨弓下顺势娩出；巡回护士遵照医嘱注射缩宫素（口述）	6	
		协助后肩及全身娩出手法正确：托胎颈向上，协助胎儿后肩从会阴前缘娩出，双肩娩出后，即可用双手协助胎身及下肢娩出	6	
		记录胎儿娩出时间	2	
		用有刻度的聚血器置于产妇臀下计量产后出血量	4	
	操作后处理（7分）	与产妇沟通交流，了解产妇分娩后心理活动	3	
		密切观察产妇生命体征和产后出血情况，有异常及时汇报	3	
		报告操作结束	1	
综合评价（10分）	程序正确，动作规范，操作熟练		4	
	态度和蔼可亲、语言恰当、沟通有效，操作过程体现人文关怀		6	
总分			100	

知识拓展

林巧稚——用一生践行医者仁心

　　1901年，林巧稚出生在厦门鼓浪屿的一个普通家庭，5岁时，母亲因患妇科肿瘤病逝，亲人去世的痛苦让林巧稚树立了终生理想：怀着平凡的爱做平凡的事。1929年，她成为北京协和医院第一位毕业留院的中国女妇产科医生，她一生未曾婚育，却在54年的从医生涯中，亲手迎接了五万多个新生命，她将一生都献给了妇产科学，成为中国现代妇产科学的主要开拓者和奠基人。1980年，林巧稚因病入院治疗，在患病的三年中，她仍然坚持编写了50余万字的著作，浓缩了她毕生对妇产科学的探索和研究。

　　作为新时代的助产接班人，我们应该学习林巧稚的精神，树立远大的理想，提升医德修养，成为医德医风端正，助产技术精湛的好助产士。

（刘瑾钰）

工作任务六 第三产程的护理

一、新生儿出生即刻护理

【典型案例仿真实训】

刘女士,26岁,初产妇,宫内孕40⁺²周,2023年6月28日上午10时整宫口开全,送入产房分娩。在助产士的指导下,产妇于2023年6月28日11时11分自然分娩一活男婴,体重3025g,身长50cm,新生儿娩出后哭声洪亮,全身皮肤颜色红润,心率115次/min,肌张力可,对弹足底等其他刺激反应能力好。

【实训前思考问题】

1. 如何正确对新生儿进行阿普加评分?
2. 如何进行新生儿出生即刻护理?

【实训目的】

熟练掌握新生儿出生时的即刻护理,保证母婴安全。

【实训准备】

1. 助产士准备 着装规范、仪表端庄,洗手、修剪指甲、戴口罩和帽子;洗手法(七步洗手法)、戴无菌手套。

2. 环境准备 室内光线充足、温暖、安静、舒适、关闭门窗,温度设置在24~26℃,确保分娩室内无空气流动。

3. 主要实训设备及用物准备

(1)**模型及设备**:新生儿模型、婴儿体重秤、一次性新生儿吸痰器、新生儿面罩、复苏气囊、吸引及吸氧装置、新生儿辐射台处于良好功能状态(足月儿温度设置为32~34℃,早产儿可根据其中性温度进行设置)。

(2)**新生儿用物及器械**:婴儿包(包被一件、内衣裤一套、尿不湿或尿片1块);手圈和足圈各一个,胸牌一块;一次性脐带夹或气门芯、2%碘酊溶液、75%乙醇消毒液、印泥一盒。

【实训时间】

2学时。

【实训方式】

1. 观看新生儿出生时即刻护理的视频,由教师讲解示范,并提出训练要求。
2. 学生3~4人为一组,进入模拟产房,在新生儿模型上进行仿真操作练习。
3. 教师巡回指导,实训结束前抽查,点评并小结。
4. 安排学生分组去医院产房见习。

【实训操作步骤】

(一)问候、核对、评估及解说

1. 问候产妇(表情微笑亲切) 您好!我是助产士小张,恭喜您生了个小男孩,今天由我来为小宝宝进行护理。

2. 核对 请问您叫什么名字?请让我核对一下您的腕带信息。

3. 评估

(1)**快速评估**:新生儿出生后应立即针对4项指标进行快速评估。①足月吗?②羊水清吗?③有哭声或呼吸吗?④肌张力好吗?

（2）**一般情况评估**：①分娩现场是否有熟练掌握新生儿复苏技术的医护人员在场；当高危孕产妇分娩时，是否成立有新生儿科医生在场的医护团队。②出生后2小时内应至少每15分钟评估1次新生儿的呼吸、肤色、肌张力等。

（二）操作流程

1.记录新生儿娩出时间　产妇刘女士于2023年6月28日11时11分自然分娩一活男婴。

2.清理呼吸道　胎头娩出后以左手自鼻根向下颏清理口鼻腔的黏液和羊水，胎儿娩出后，接产者右手持纱布擦净新生儿口鼻外部的黏液，必要时用吸痰管吸净新生儿呼吸道内的黏液和羊水，以防发生吸入性肺炎。

3.阿普加评分　新生儿出生后1分钟和5分钟给予阿普加评分，小刘之子娩出后肌张力可、面色红润，哭声洪亮，心率>100次/min，对弹足底等其他刺激反应能力好，故阿普加评分生后1分钟时评分为10分，生后5分钟时评分10分。

4.快速擦干全身，即刻母婴皮肤接触　胎儿娩出后立即将新生儿俯卧位（腹部朝下，头偏向一侧）置于母亲腹部已铺好的干毛巾上，用预热的干毛巾在5秒内开始擦干全身，要求30秒内全面、彻底、有力地完成擦干动作。经过刺激后，若新生儿有呼吸或哭声，应随后移除湿毛巾，将新生儿置于母亲胸腹部开始即刻母婴皮肤接触，取另一块清洁且已预热的干毛巾保暖，给新生儿戴上小帽子。

5.脐带处理　等待脐带血管搏动停止后（出生后1~3分钟），更换无菌手套，用两把止血钳分别在距离脐带根部2cm和5cm处钳夹脐带，在两钳之间进行一次性断脐。在距脐根0.5cm处用双重丝线、气门芯或脐带夹进行结扎。①气门芯结扎：用75%乙醇消毒脐带根部及周围皮肤，用一止血钳套上气门芯，在距脐根部0.5cm处钳夹脐带，在钳夹远端0.5cm处剪去脐带，牵引气门芯上的棉线，套在钳夹部位下的脐带残端，残端用2%碘酊溶液烧灼、消毒，碘酊不可接触新生儿皮肤，以防皮肤灼伤，待断面干后，取下止血钳，用脐带卷包扎。②双重丝线结扎法：用75%乙醇消毒脐带根部及周围皮肤，距脐根部0.5cm处用无菌粗丝线结扎第一道，再在第一道结扎线外0.5cm处结扎第二道，注意松紧度，以免发生脐出血或脐带断裂。随后在第二道结扎线外0.5cm处剪短脐带，并挤出残余血液，残端处理方法同气门芯结扎法。③脐带夹结扎法：用75%乙醇消毒脐轮上5cm的脐带和脐轮周围皮肤，距脐轮2cm处将脐带放入脐带夹且紧靠前角，并确定脐带夹的婴儿端一面朝向新生儿腹部，预留脐带残端0.5cm，随之缓慢用力挤压脐带夹上下壳体，使脐带夹闭合，剪断脐带并分离婴儿端脐带夹，将护脐垫置于婴儿端脐带夹的下方，残端处理方法同气门芯结扎法（图2-7）。

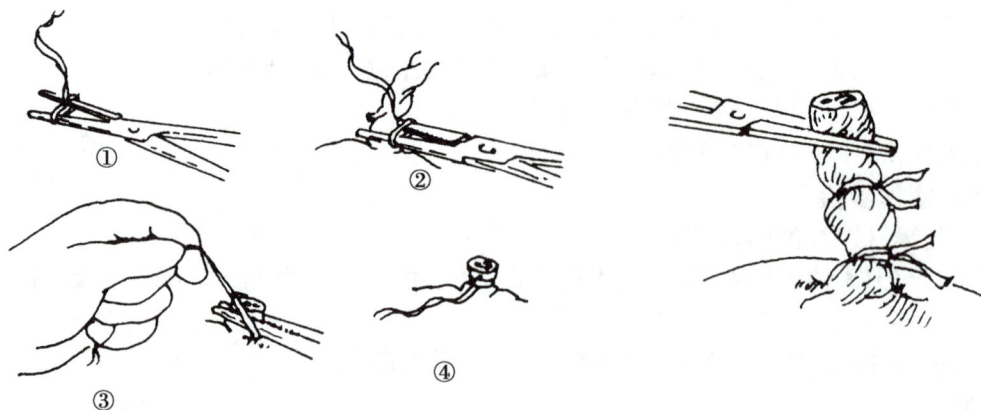

①　②　③　④

（1）气门芯胶管套扎法　　　　　（2）双重棉线结扎法

图2-7　脐带结扎方法

6. 查体、测量体重　与产妇确认新生儿性别后,将新生儿置于已预热的新生儿辐射台上,初步清洁新生儿皮肤,仔细对新生儿进行全面体格检查,尤其要注意检查新生儿有无严重外观畸形,如六指畸形、肛门闭锁、生殖道畸形等;测量体重和身长。小刘之子外观无畸形,体重 3 025g,身长 50cm。

7. 做好新生儿标记　为新生儿穿好衣服和包被;将新生儿足底印和产妇拇指印盖于新生儿出生记录单上;为新生儿系上标明新生儿性别、体重、身长、出生时间、母亲姓名和床号的腕带和胸牌。

8. 指导早吸吮　新生儿在出生后 30 分钟内,当出现流口水、张大嘴、舔舌等寻找动作时,应立即指导母亲开始母乳喂养,促进早吸吮和早开奶。

(三) 注意事项

1. 在新生儿即刻护理操作中,应全程注意新生儿的安全和保暖,防止不良事件的发生。

2. 关心体贴产妇,新生儿出生后,作为助产士应关注产妇的情绪变化,尤其注意产妇对新生儿性别的态度及由此引发的问题,做好心理护理。

3. 新生儿出生后,应及时热情地告知产妇新生儿性别和新生儿准确的出生时间,并表示祝贺,同时展示新生儿生殖器官与产妇确认新生儿性别,以免造成非必要性误会。

4. 产后尽早进行早接触、早吸吮、早开奶可缓解产妇焦虑、紧张心理,可增进母子感情,给新生儿以安全感。

【实训报告】

1. 根据本实训仿真案例,完成实训报告。

2. 通过仿真案例,能准确地进行阿普加评分,能简述脐带结扎的方法,能力得到培养,达成实训目标。

【新生儿出生即刻护理操作考核】

新生儿出生即刻护理操作考核评分标准见表 2-9。

表 2-9　新生儿出生即刻护理操作考核评分标准

主考教师＿＿＿＿＿＿　　　　　　　　　　　　　　　　　　　　考试日期＿＿＿＿年＿＿月＿＿日

项目总分	项目内容	考核内容及技术要求	分值	得分
素质要求 (5 分)	报告内容	报告考生考试号码及考核项目	1	
	仪表举止	仪表端庄大方,态度认真和蔼	2	
	服装服饰	服装鞋帽整洁(洗手衣),着装符合要求	2	
操作前准备 (15 分)	环境	室内光线充足、温暖、安静、舒适、关闭门窗,温度设置在 24~26℃,确保分娩室内无空气流动	2	
	用物	备齐用物,新生儿辐射台处于功能状态,温度调至 32~34℃;检查复苏气囊、面罩、吸引及吸氧装置处于功能状态	3	
	助产士	修剪指甲、戴口罩、帽子、外科洗手法洗手消毒、戴无菌手套	3	
	新生儿 (7 分)	核对产妇信息,快速评估(口述四项指标)	3	
		一般情况评估,相关人员在场(口述)	2	
		了解产时有无胎儿宫内窘迫情况	2	
操作步骤 (70 分)	记录	准确记录新生儿娩出时间(大声口述后记录)	2	

项目总分	项目内容	考核内容及技术要求	分值	得分
操作步骤（70 分）	清理呼吸道、刺激呼吸（14 分）	胎头娩出后以左手自鼻根向下颏清理口鼻腔的黏液和羊水	2	
		胎儿娩出后，接产者右手持纱布擦净新生儿口鼻外部的黏液	3	
		必要时用吸痰管吸净新生儿呼吸道内的黏液和羊水	3	
		确认呼吸道通畅时无哭声，可用手轻弹新生儿足底	3	
		胎儿娩出后立即将新生儿俯卧位（腹部朝下，头偏向一侧）置于母亲腹部已铺好的干毛巾上，用预热毛巾 30s 内擦干全身皮肤（每超过 30s 扣 1 分），行皮肤早接触	3	
	阿普加评分	出生后 1min 和 5min 给予阿普加评分（口述新生儿评分标准）	4	
	处理脐带（23 分）	等待脐带血管搏动停止后（出生后 1~3min），更换无菌手套，用两把止血钳分别在距离脐带根部 2cm 和 5cm 处钳夹脐带，在两钳之间进行一次性断脐	3	
		用 75% 乙醇消毒脐带根部及周围皮肤	3	
		（采用气门芯结扎法）用一止血钳套上气门芯，在距脐根部 0.5cm 处钳夹脐带	3	
		在钳夹远端 0.5cm 处剪去脐带	3	
		牵引气门芯上的棉线，套在钳夹部位下的脐带残端	2	
		残端用 2% 碘酊溶液烧灼、消毒	1	
		取下止血钳	3	
		2% 碘酊不可接触新生儿皮肤，以防皮肤灼伤	2	
		待断面干后，用脐带卷包扎	3	
	体格检查测量体重及身长（12 分）	与产妇确认新生儿性别后，将新生儿置于已预热的新生儿辐射台上	4	
		初步清理新生儿皮肤	2	
		仔细对新生儿进行全面体格检查，尤其注意是否存在外观畸形	3	
		测量体重和身长	3	
	新生儿标记（7 分）	穿衣服和包被	2	
		将新生儿足底印和产妇拇指印盖在新生儿出生记录单上	2	
		为新生儿系上标明新生儿性别、体重、身长、出生时间、母亲姓名和床号的腕带和胸牌	3	
	早吸吮	新生儿出生后进行早吸吮，并做好母乳喂养健康宣教	3	
	操作后处理（5 分）	再次与产妇沟通，告知新生儿护理完毕后放在婴儿床上	2	
		关闭所有设备，整理物品，分类处理垃圾，脱手套，洗手	2	
		报告操作结束	1	
综合评价（10 分）	程序正确，动作规范，操作熟练		4	
	态度和蔼可亲、语言恰当、沟通有效，操作过程体现人文关怀		6	
总分			100	

二、胎盘娩出技术

【典型案例仿真实训】

刘女士,26 岁,初产妇,宫内孕 40^{+2} 周,2023 年 6 月 28 日上午 10 时整宫口开全,送入产房分娩。产妇在助产士的指导下,于 2023 年 6 月 28 日 11 时 11 分自然分娩一活男婴,体重 3 025g,身长 50cm,待脐带搏动停止后,将新生儿放置在母亲胸腹部进行早接触、早吸吮,等待胎盘娩出。11 时 25 分,阴道出现少量阴道流血约 100ml,阴道口可见脐带延伸,子宫收缩质地硬,平脐。此时,你作为刘女士的助产士,请判断胎盘是否剥离? 并请采用正确方法娩出胎盘。

【实训前思考问题】

1. 如何判断胎盘是否剥离?

2. 应如何帮助产妇分娩出胎盘?

3. 如何检查胎盘胎膜娩出的完整性?

【实训目的】

1. 熟练掌握胎盘剥离征象,完整娩出胎盘。

2. 熟练掌握检查胎盘胎膜是否完整,预防产后出血。

【实训准备】

1. 助产士准备 着装规范、仪表端庄,洗手、修剪指甲、戴口罩帽子;外科洗手法洗手消毒、穿手术衣、戴无菌手套。

2. 环境准备 室内光线充足、温暖、安静、舒适、关闭门窗,温度设置在 24~26℃,确保分娩室内无空气流动。

3. 主要实训设备及用物准备

(1) **模型及设备**:分娩训练模型、产床。

(2) **器械及用物**:详见工作任务五。

(3) **药物**:缩宫素、高危孕产妇应备有麦角新碱、卡贝缩宫素等急救药物。

【实训时间】

2 学时。

【实训方式】

1. 观看胎盘娩出和胎盘检查技术的视频后,由教师讲解示范,并提出训练要求。

2. 学生 3~4 人为一组,进入模拟产房,在分娩训练模型上进行仿真操作练习。

3. 教师巡回指导,实训结束前抽查,点评并小结。

4. 安排学生分组去医院产房见习。

【实训操作步骤】

(一)问候、核对、评估及解说

1. 问候产妇(表情微笑亲切) 您好! 我是助产士小张,恭喜您生了个小男孩,但对于您而言,分娩过程还未结束,胎盘尚未娩出,请您再坚持一下。此时仍然会有宫缩,较前相比会轻微些,所以请您配合我,放轻松。

2. 评估 产妇一般情况、生命体征和阴道出血量。

(二)胎盘娩出的护理

1. 观察胎盘剥离征象 产妇刘女士在胎儿娩出后 14 分钟出现了子宫收缩变硬、露于阴道口的脐带向外延伸,有少量阴道流血等剥离征象。

2. 协助娩出胎盘　采用正确方法协助产妇娩出胎盘能减少产后出血的发生率,确定胎盘已经完全剥离。在宫缩时,鼓励产妇屏气用力,助产士左手紧握子宫底,将大拇指置于子宫前壁、其余四指置于子宫后壁轻压产妇宫底,同时,右手轻轻牵拉脐带,协助胎盘娩出。当胎盘娩出至阴道口时,助产士用双手捧住胎盘,向同一个方向旋转并缓慢向外牵拉,协助胎膜完全剥离排出。若发现胎膜部分有断裂,可用血管钳夹住断裂上端的胎膜,继续顺着原方向旋转,直至胎膜完全娩出。胎盘娩出后,予以按摩子宫,刺激收缩,减少产后出血(图 2-8)。

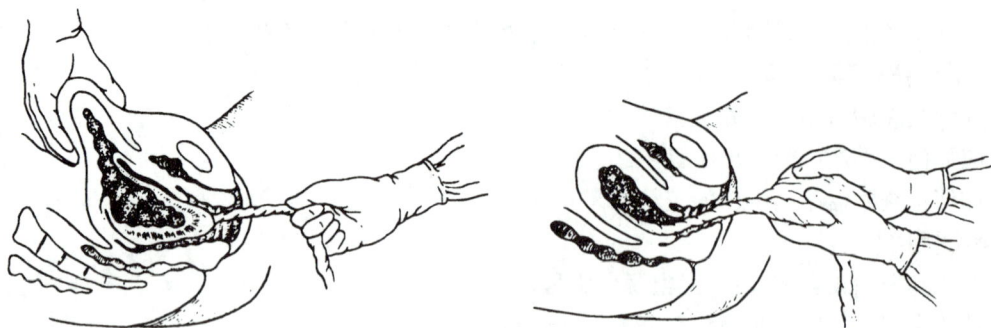

图 2-8　协助胎盘胎膜娩出

3. 检查胎盘　助产士将胎盘母体面朝上平铺在产床上,用纱布轻轻拭去胎盘母体面的血块,检查胎盘母体面的颜色、质地、胎盘小叶有无缺损、毛躁、钙化、梗死等。再翻转胎盘,检查胎盘胎儿面边缘是否存在血管断裂,从而判断有无副胎盘。最后用尺子测量胎盘长度、宽度、厚度。

4. 检查胎膜　将胎盘提起,检查胎膜是否完整;查看胎膜性状、有无黄染和/或增厚;平铺测量胎膜破口距胎盘边缘的距离。

5. 检查脐带　检查脐带有无扭转、脐带真结及血管断裂等;测量脐带长度,并记录;查看脐带血管数量:有无"一条静脉二条动脉"。

6. 取出产妇臀下聚血盆,测量产后出血量;助手测量胎盘重量。

7. 常规消毒会阴,检查软产道,有软产道损伤或会阴切开者,应及时进行缝合。

8. 观察与记录　详细记录胎盘娩出时间,记录胎盘、胎膜、脐带检查结果,如有特殊情况详细描述。记录产妇产程出血量。注意评估产妇生命体征,密切观察是否有产后出血征象,并及时准确做好相关记录。

(三) 注意事项

1. 助产士切忌在胎盘未剥离前强行牵拉脐带,以免引起脐带断裂、胎盘剥离不完整,甚至造成子宫内翻,危及产妇生命。

2. 若胎儿娩出后阴道流血 >200ml 或胎儿娩出后 30 分钟,胎盘仍未剥离,应予以人工剥离胎盘术。

3. 胎盘娩出后,应仔细检查胎盘胎膜,若有胎盘大面积残留,操作者需重新消毒外阴,更换手术衣和手套后,进行宫腔内操作,以防感染。

4. 能准确评估出血量。

【实训报告】

1. 根据本实训仿真案例,完成实训报告。

2. 能熟练掌握胎盘剥离征象并完整娩出胎盘,未发生产后大出血,操作正确、熟练。

ER 2-4

胎盘娩出
技术

【胎盘娩出技术操作考核】

胎盘娩出技术操作考核评分标准见表2-10。

表 2-10 胎盘娩出技术操作考核评分标准

主考教师_____　　　　　　　　　　　　　　考试日期_____年____月____日

项目总分	项目内容	考核内容及技术要求	分值	得分
素质要求 （5分）	报告内容	报告考生考试号码及考核项目	1	
	仪表举止	仪表端庄大方，态度认真和蔼	2	
	服装服饰	服装鞋帽整洁（洗手衣），着装符合要求	2	
操作前准备 （15分）	环境	室内光线充足、温暖、安静、舒适、关闭门窗，温度设置在24~26℃，确保分娩室内无空气流动	2	
	用物	备齐用物，无菌物品在有效期内	3	
	助产士	修剪指甲、戴口罩和帽子、外科洗手法洗手消毒、穿手术衣、戴无菌手套	3	
	产妇 （7分）	核对产妇信息	3	
		评估产妇一般情况、生命体征和正确判断产后出血量	2	
		做好解释沟通工作，告知产妇正在娩出胎盘，协助产妇取膀胱截石位	2	
操作步骤 （70分）	观察	准确评估胎盘剥离征象	10	
	协助胎盘娩出 （17分）	助产士用左手轻压产妇宫底，右手轻轻牵拉脐带，协助胎盘娩出	5	
		宫缩时，鼓励产妇屏气用力	2	
		当胎盘娩出至阴道口时，助产士用双手捧住胎盘，向同一个方向旋转并缓慢向外牵拉，协助胎膜完全剥离排出	5	
		若发现胎膜部分有断裂，可用血管钳夹住断裂上端的胎膜，继续顺着原方向旋转，直至胎膜完全娩出	3	
		记录胎盘娩出时间，按摩子宫	2	
	检查胎盘 （10分）	助产士将胎盘平铺，用纱布轻轻拭去胎盘母体面的血块，检查胎盘母面的颜色、质地、胎盘小叶有无缺损、毛躁、钙化、梗死等	5	
		检查胎盘胎儿面是否存在血管断裂，从而判断有无副胎盘	3	
		用尺子测量胎盘长度、宽度、厚度	2	
	检查胎膜 （9分）	将胎盘提起，检查胎膜是否完整	3	
		平铺测量胎膜破口距胎盘边缘的距离	3	
		查看胎膜性状、有无黄染和/或增厚	3	
	检查脐带 （8分）	有无脐带扭转、脐带真结、血管破裂	3	
		测量脐带长度，并记录	2	
		查看脐带血管数量：有无一条脐静脉、两条脐动脉	3	

项目总分	项目内容	考核内容及技术要求	分值	得分
操作步骤 （70 分）	操作后处理 （16 分）	测量胎盘重量	2	
		常规消毒会阴,检查软产道,有软产道损伤或会阴切开者,应予以缝合	4	
		观察和记录阴道流血量,记录方法正确	6	
		整理、记录	3	
		报告操作结束	1	
综合评价 （10 分）		程序正确,动作规范,操作熟练,无菌观念强	4	
		态度和蔼可亲、语言恰当、沟通有效,操作过程体现人文关怀	6	
总分			100	

（刘瑾钰）

工作任务七　非药物镇痛技术

一、分娩球使用技术

【典型案例仿真实训】

小芳,25 岁,初产妇,孕 40 周,LOA,单活胎,临产 5 小时,宫口开大 3cm,先露 S^{-1},胎膜未破。查体：T 36.2℃,R 20 次/min,P 95 次/min,BP 118/78mmHg,胎心率 155 次/min,床旁可扪及 25~30s/3~4min 的规律宫缩,夜间入睡尚可,饮食正常。小芳自诉腰背部疼痛难忍,向助产士寻求帮助。

【实训前思考问题】

1. 如何使用分娩球缓解产妇疼痛和促进产程进展？

2. 产妇在何种情况下,不能使用分娩球？

【实训目的】

1. 通过实训能熟练掌握分娩球使用技术。

2. 能规范使用分娩球,提高分娩球的使用效能,缓解产妇疼痛、促进产程进展。

【实训准备】

1. 助产士（护士）准备　着装规范、仪表端庄,修剪指甲,未佩戴首饰、手表等饰物,洗手、戴口罩。

2. 环境准备　室内光线柔和、避免刺激性光源、温暖（宜在 24~26℃）、安静、隐蔽。

3. 用物准备　根据产妇身高选择直径 55~75cm 大小的分娩球、瑜伽垫、护膝、有条件者准备音乐播放设备等。

【实训时间】

0.5 学时。

【实训方式】

1. 教师讲解示范后,学生 4~6 人为一组,进行全真操作练习,要求每人都熟练掌握操作。

2. 教师巡回指导,实训结束前抽查,点评并小结。

3. 安排学生去医院助产士门诊和/或产房见习。

【实训操作步骤】

（一）问候、核对、评估及解说

1. 问候产妇（表情微笑亲切） 您好！我是助产士小张，今天由我来协助您使用分娩球，帮助缓解您的宫缩疼痛，促进您能尽快自然分娩。

2. 核对 请问您叫什么名字？请让我核对您的腕带信息。

3. 评估

（1）**采集病史**：评估产妇小芳产程进展、宫缩、胎方位及胎心率情况；有无妊娠期合并症或并发症。

（2）**一般情况评估**：①评估身高、体重、T、P、R、BP、饮食、休息、疼痛等情况，避免在过饱或饥饿状态下使用分娩球。②评估活动情况，是否使用药物镇痛，双下肢是否存在因药物所诱发的酸软无力；双下肢是否存在手术史或疼痛，能否保持平衡。③评估产妇妊娠前和妊娠期的运动状态，对分娩球有氧运动技术相关知识的了解以及是否存在使用分娩球的禁忌证。

4. 沟通谈话（对产妇及家属） 向产妇及家属解释使用分娩球有氧运动的目的、方法、过程和注意事项，指导产妇排空膀胱，取得产妇及家属的同意和配合。

（二）操作流程

1. 将干净的瑜伽垫平铺在地板上，分娩球放于瑜伽垫上。

2. 助产士示范并指导产妇采用不同体位使用分娩球技术

（1）**坐式运动**：协助小芳放松全身，直坐在分娩球上，保持身体平衡，重心靠于球中心，双腿张开撑地，膝关节呈约90°，两脚间距离保持与大腿长度同宽，双足踩实于地面，与分娩球呈稳定状态，利用分娩球带动全身行上下震荡或左右摇摆运动。

（2）**站趴式前倾位运动**：将分娩球放于病床或沙发上，协助小芳正位站立，两脚分开呈45°角，上身趴于分娩球上，利用分娩球作支撑，带动身体行摇摆骨盆运动。

（3）**跪趴式运动**：协助小芳戴护膝，跪于瑜伽垫或病床上，双臂自然放松环抱分娩球，上身趴于分娩球上，利用分娩球带动身体顺时针或逆时针行旋转运动。

（4）**侧卧位**：协助小芳取侧卧位，将小号分娩球放置在产妇双腿之间，利用分娩球将小芳骨盆打开。

（5）**倚靠墙滑行**：协助小芳倚靠墙面，将分娩球固定在墙角，放置于小芳腰背部，使小芳双足分开与肩同宽，缓慢进行上下滑行运动。

3. 向产妇及家属交代分娩球使用过程中的相关注意事项，并做好产妇生命体征和产程进展等情况的评估和记录。

（三）注意事项

1. 使用分娩球前，务必注意分娩球的质量，大小和充气量，并检查地面是否存在尖锐物品。

2. 以产妇自愿为前提，严格把控使用分娩球的禁忌证和适应证。

3. 使用分娩球时，产妇身边必须有人陪护。

4. 每个体位持续时间以产妇舒适为标准，以15~30分钟为宜，避免长时间站立。

5. 当采取跪趴式时，切忌让产妇跪于硬地板上，需协助产妇戴护膝或跪于软枕上。

6. 使用分娩球前后需严密监测胎心率变化并做好相关记录。

【实训报告】

根据本实训仿真案例，结合产妇实际情况，运用所学知识能有效缓解产妇的腰背部疼痛感，有效促进产程顺利进展。

【分娩球使用操作考核】

分娩球使用操作考核评分标准见表2-11。

表 2-11 分娩球使用操作考核评分标准

主考教师_____ 考试日期_____年___月___日

项目总分	项目内容	考核内容及技术要求	分值	得分
素质要求 （5分）	报告内容	报告考生考试号码及考核项目	1	
	仪表举止	仪表端庄大方,态度认真和蔼	2	
	服装服饰	服装鞋帽整洁,着装符合要求	2	
操作前准备 （15分）	环境 （3分）	室内光线柔和、避免刺激性光源、温暖（宜在24~26℃）、安静、隐蔽	2	
		相关人员在场（口述）	1	
	用物	分娩球、瑜伽垫、护膝、音乐播放设备	2	
	助产士	修剪指甲,未佩戴首饰、手表等饰物,洗手、戴口罩	2	
	产妇 （8分）	核对产妇信息	3	
		向产妇及家属解释使用分娩球有氧运动的目的、方法、过程和注意事项,取得产妇及家属的同意和配合	3	
		协助产妇排空膀胱	2	
操作步骤 （70分）	评估 （8分）	采集病史:评估产妇产程进展、宫缩、胎方位及胎心率情况,有无妊娠期合并症或并发症	2	
		一般情况评估:①评估身高、体重、T、P、R、BP、饮食、休息、疼痛等情况,避免在过饱或饥饿状态下使用分娩球。②评估活动情况,是否使用药物镇痛,双下肢是否存在因药物所诱发的酸软无力;双下肢是否存在手术史或疼痛,能否保持平衡。③评估产妇妊娠前和妊娠期的运动状态,对分娩球有氧运动技术的相关知识的了解以及是否存在使用分娩球的禁忌证。	6	
	使用过程 （55分）	将干净的瑜伽垫平铺在地板上,分娩球放于瑜伽垫上	2	
		示范并指导坐式运动使用分娩球:放松全身,直坐在分娩球上,保持身体平衡,重心靠于球中心,双腿张开撑地,膝关节呈约90°,两脚间距离保持与大腿长度同宽,双足踩实于地面,利用分娩球带动全身行上下震荡或左右摇摆运动	10	
		示范并指导站趴式前倾位使用分娩球:分娩球放于病床或沙发上,正位站立,两脚分开呈45°角,上身趴于分娩球上,带动身体行摇摆骨盆运动	10	
		示范并指导跪趴式运动使用分娩球:戴护膝,跪于瑜伽垫或病床上,双臂自然放松环抱分娩球,上身趴于分娩球上,身体顺时针或逆时针行旋转运动	10	
		示范并指导侧卧位使用分娩球:取侧卧位,将小号分娩球放置在双腿之间,利用分娩球使骨盆打开	10	
		示范并指导倚墙滑行使用分娩球:倚靠墙面,将分娩球固定在墙角,放置于腰背部,使双足分开与肩同宽,缓慢进行上下滑行运动	10	
		严密监测胎心、宫缩、生命体征情况	3	
	整理、记录 及宣教 （7分）	整理用物、七步洗手法洗手、记录	2	
		根据产妇实际情况进行针对性的健康指导	4	
		报告操作结束	1	

项目总分	项目内容	考核内容及技术要求	分值	得分
综合评价 （10分）	程序正确，动作规范，操作熟练		4	
	态度和蔼可亲、语言恰当、沟通有效，操作过程体现人文关怀		6	
总分			100	

二、拉玛泽呼吸减痛法指导技术

【典型案例仿真实训】

小芳，25 岁，初产妇，孕 40 周，LOA，单活胎，临产 5 小时，宫口开大 3cm，先露 S^{-1}，胎膜未破。查体：T 36.2℃，R 20 次/min，P 95 次/min，BP 118/78mmHg，胎心率 155 次/min，床旁可扪及 25~30s/3~4min 的规律宫缩，夜间入睡尚可，饮食正常。小芳自诉腰背部疼痛难忍，向助产士寻求帮助。

【实训前思考问题】

如何让产妇在产时主动且有效地利用拉玛泽呼吸法缓解分娩疼痛？

【实训目的】

1. 通过实训能熟练掌握拉玛泽呼吸减痛法指导技术。

2. 产妇能通过助产士系统的呼吸技巧指导，有效地缓解分娩疼痛和恐惧，树立自然分娩的信心。

【实训准备】

1. 助产士（护士）准备　着装规范、仪表端庄，修剪指甲，未佩戴首饰、手表等饰物，洗手、戴口罩。

2. 环境准备　室内光线柔和、避免刺激性光源、室温宜在 24~26℃，舒适温馨、隐蔽。

3. 用物准备　病床、柔软的沙发或座椅、音乐播放设备、瑜伽垫（可选）。

【实训时间】

0.5 学时。

【实训方式】

1. 观看操作视频后，教师讲解示范。

2. 学生 4~6 人为一组，进行全真操作练习，要求每人都熟练掌握操作。

3. 教师巡回指导，实训结束前抽查，点评并小结。

4. 安排学生去医院助产士门诊和产房见习。

【实训操作步骤】

（一）问候、核对、评估及解说

1. 问候产妇（表情微笑亲切）　您好！我是助产士小张，今天由我来指导您通过拉玛泽呼吸法来有效地缓解您的疼痛，能促进您尽快自然分娩。

2. 核对　请问您叫什么名字？请让我核对您的腕带信息。

3. 评估

（1）**采集病史**：评估产妇小芳产程进展情况、宫缩情况、胎心率情况、有无妊娠期合并症或并发症、相关辅助检查结果等。

（2）**一般情况评估**：①评估身高、体重、T、P、R、BP、饮食、休息等情况。②运用疼痛评分工具准确地对产妇进行疼痛评分。③评估产妇对拉玛泽呼吸减痛技术相关知识的了解。

4. 沟通谈话（对产妇及家属）　和产妇及家属说明拉玛泽呼吸减痛法的目的和作用，指导产妇全身放松,情绪保持稳定,并取得产妇及家属的同意和配合。

(二)操作流程

1. 协助产妇取舒适体位于柔软的沙发或病床上。

2. 助产士示范并指导产妇使用拉玛泽呼吸方法

(1)**廓清式呼吸**:即深呼吸,在每项呼吸运动前后均需要使用此种呼吸,协助产妇平卧位或坐位,全身肌肉放松,目光聚集在一个焦点,用鼻子慢慢地吸气到腹腔,随后用嘴唇像吹蜡烛一样缓慢地呼气。

(2)**胸式呼吸初步阶段**:运用于产程潜伏期,宫口开大 3cm 前,用鼻孔吸气,嘴巴吐气,保持腹部放松,宫缩时,进行 4~6 次的胸式呼吸,保证每次呼吸速度平稳,呼气量和吸气量保持均匀。

助产士在产妇小芳宫缩时轻柔地喊口令:宫缩开始→廓清式呼吸→吸二三四,吐二三四,如此循环 4~6 次→廓清式呼吸→宫缩结束。

(3)**浅而慢加速呼吸**:运用于产程进入活跃期,宫口开大 4~8cm,仍采用胸式呼吸,用鼻孔吸气,嘴巴吐气,呼吸随着宫缩增强而加速,至宫缩达峰位时快速吸吐,随后宫缩减弱而减慢呼吸,即深慢一浅快一深慢的呼吸法。

助产士在产妇小芳宫缩时轻柔地喊口令:宫缩开始→廓清式呼吸→吸二三四,吐二三四;吸二三,吐二三;吸二,吐二;吸吐,吸吐……吸二,吐二;吸二三,吐二三;吸二三四,吐二三四→廓清式呼吸→宫缩结束。

(4)**浅呼吸转变阶段**:运用于宫口近开全,宫口开大 8~10cm,宫缩时,微微张嘴快速呼吸,保持气道高位呼吸,在喉咙处发出"嘻嘻嘻"音,其速度根据子宫收缩强弱程度调整,呼气量和吸气量保持相等,避免过度换气,产妇根据自己的节奏连续做 4~6 个快速吸气再大力吐气,重复至宫缩结束。

助产士在产妇小芳宫缩时轻柔地喊口令:宫缩开始→廓清式呼吸→嘻嘻嘻吐,嘻嘻嘻吐……→廓清式呼吸→宫缩结束。

(5)**闭气用力阶段**:运用于宫口开全,胎儿娩出阶段。当产妇有不自觉用力感时,协助产妇取自由体位,顺应身体需要,大口吸气后闭气向下用力,持续 5~7 秒,吐气后,马上大口吸气,随即闭气用力,如此循环直至宫缩结束。

助产士在产妇小芳宫缩开始时加油鼓励喊口令:宫缩开始→廓清式呼吸→吸气、憋气、往下用力……吐气→廓清式呼吸→宫缩结束。

(6)**哈气阶段**:运用于宫口未完全开全而有强烈的自发性用力感时,或当胎头娩出三分之二,为了避免胎儿过快娩出,常指导产妇在宫缩期全身肌肉放松,嘴巴张大哈气,如喘息式的急促呼吸。

(三)注意事项

1. 有气道疾病、有严重合并症无法进行阴道分娩的产妇不适用于拉玛泽呼吸减痛法。

2. 助产士须在孕妇妊娠满 7 个月后,开始指导练习呼吸技巧,可反复练习直至熟练掌握。

3. 及时询问产妇的自我感受,对疼痛进行及时评估,了解实施效果。

4. 指导呼吸法同时,仍应根据产程进展监测产妇胎心率、宫缩情况、生命体征等。

【实训报告】

根据本实训仿真案例,结合产妇实际情况,运用所学知识能有效缓解产妇疼痛感,有效促进产程顺利进展。

【拉玛泽呼吸减痛法操作考核】

拉玛泽呼吸减痛法操作考核评分标准见表2-12。

表 2-12 拉玛泽呼吸减痛法操作考核评分标准

主考教师_____ 考试日期_____年___月___日

项目总分	项目内容	考核内容及技术要求	分值	得分
素质要求 （5分）	报告内容	报告考生考试号码及考核项目	1	
	仪表举止	仪表端庄大方，态度认真和蔼	2	
	服装服饰	服装鞋帽整洁，着装符合要求	2	
操作前准备 （15分）	环境 （3分）	室内光线柔和、避免刺激性光源、温暖（宜在24~26℃）、安静、隐蔽	2	
		相关人员在场（口述）	1	
	用物	病床、柔软的沙发或座椅、音乐播放设备、瑜伽垫（可选）	2	
	助产士	修剪指甲，未佩戴首饰、手表等饰物，洗手、戴口罩	2	
	产妇 （8分）	核对产妇信息	3	
		和产妇及家属说明拉玛泽呼吸减痛法的目的和作用，并取得产妇及家属的同意和配合	3	
		指导产妇全身放松，情绪保持稳定	2	
操作步骤 （70分）	评估	采集病史：评估产程进展情况、宫缩情况、胎心率情况、有无妊娠期合并症或并发症、相关辅助检查结果。一般情况评估：①评估身高、体重、T、P、R、BP、饮食、休息等情况。②运用疼痛评分工具准确地对产妇进行疼痛评分。③评估产妇对拉玛泽呼吸减痛技术相关知识的了解	8	
	操作过程 （55分）	协助产妇取舒适体位于柔软的沙发或病床上	2	
		示范并指导廓清式呼吸：平卧位或坐位，全身肌肉放松，目光聚集在一个焦点，用鼻子慢慢地吸气到腹腔，随后用嘴唇像吹蜡烛一样缓慢地呼气	8	
		示范并指导胸式呼吸：用于宫口开大3cm前，用鼻孔吸气，嘴巴吐气，保持腹部放松，宫缩时，进行4~6次的胸式呼吸，保证每次呼吸速度平稳，呼气量和吸气量保持均匀。口令：宫缩开始→廓清式呼吸→吸二三四，吐二三四，如此循环4~6次→廓清式呼吸→宫缩结束	8	
		示范并指导浅而慢加速呼吸：用于宫口开大4~8cm。用鼻孔吸气，嘴巴吐气，呼吸随着宫缩增强而加速，至宫缩达峰位时快速吸吐，随后宫缩减弱而减慢呼吸。口令：宫缩开始→廓清式呼吸→吸二三四，吐二三四；吸二三，吐二三；吸二，吐二；吸吐，吸吐……吸二，吐二；吸二三，吐二三；吸二三四，吐二三四→廓清式呼吸→宫缩结束	8	
		示范并指导浅呼吸：用于宫口近开全。宫缩时，微微张嘴快速呼吸，保持气道高位呼吸，在喉咙处发出"嘻嘻嘻"音，其速度根据子宫收缩强弱程度调整，呼气量和吸气量保持相等，避免过度换气，根据自己的节奏连续做4~6个快速吸气再大力吐气，重复至宫缩结束。口令：宫缩开始→廓清式呼吸→嘻嘻嘻吐，嘻嘻嘻吐……→廓清式呼吸→宫缩结束	8	
		示范并指导闭气用力：运用于宫口开全、胎儿娩出阶段。当有不自觉用力感时，协助其取自由体位，大口吸气后闭气向下用力，顺应身体需要，用力5~7s，吐气后马上闭气用力到宫缩结束。口令：宫缩开始→廓清式呼吸→吸气、憋气、往下用力……吐气→廓清式呼吸→宫缩结束	8	

项目总分	项目内容	考核内容及技术要求	分值	得分
操作步骤 （70 分）	操作过程 （55 分）	示范并指导哈气：运用于宫口未完全开全而有强烈的自发性用力感时，或当胎头娩出三分之二，为了避免胎儿过快娩出，常指导产妇在宫缩期全身肌肉放松，嘴巴张大哈气，如喘息式的急促呼吸	8	
		严密监测胎心、宫缩、生命体征等情况	5	
	操作后处理 （7 分）	整理用物，七步洗手法洗手	2	
		询问产妇的自我感受，对疼痛进行及时评估，了解实施效果	4	
		报告操作结束	1	
综合评价 （10 分）	口令正确，操作熟练、呼吸技巧符合产妇产程进展阶段		5	
	态度和蔼可亲、语言恰当、沟通有效，操作过程体现人文关怀		5	
总分			100	

三、自由体位待产技术

【典型案例仿真实训】

小芳，25 岁，初产妇，孕 40 周，LOA，单活胎，临产 5 小时，宫口开大 3cm，先露 S^{-1}，胎膜未破。查体：T 36.2℃，R 20 次/min，P 95 次/min，BP 118/78mmHg，胎心率 155 次/min，床旁可扪及 25~30s/3~4min 的规律宫缩，夜间入睡尚可，饮食正常。小芳自诉腰背部疼痛难忍，向助产士寻求帮助。

【实训前思考问题】

1. 自由体位待产的定义和优点有哪些？

2. 在产程中，如何正确选择适合产妇个体、增加产妇舒适度又利于促进产程的分娩体位？

【实训目的】

1. 通过实训能熟练掌握自由体位待产技术。

2. 对产妇能进行自由体位待产的健康指导和观察，从而提高产妇在产程中的舒适性和自主性。

【实训准备】

1. **助产士（护士）准备** 具备自由体位待产技术的相关知识，着装规范、仪表端庄，修剪指甲，未佩戴首饰、手表等饰物，洗手、戴口罩。

2. **环境准备** 安全舒适，光线柔和，避免刺激性光源，室温宜在 24~26℃，隐蔽，地板防滑，可根据产妇自身需求播放舒缓的音乐。

3. **用物准备** 根据不同体位的需要配置相关辅助工具。如瑜伽垫、分娩球、助步车、分娩凳、枕头等。

【实训时间】

0.5 学时。

【实训方式】

1. 观看操作视频后，教师讲解示范后，将学生 4~6 人为一组，进行全真操作练习，要求每人都熟练掌握操作。

2. 教师巡回指导，实训结束前抽查，点评并小结。

3. 安排学生去医院产房见习。

【实训操作步骤】

(一)问候、核对、评估及解说

1. 问候产妇(表情微笑亲切) 您好!我是助产士小张,今天由我来指导您通过自由体位来有效地缓解您的疼痛,促进您能尽快自然分娩。

2. 核对 请问您叫什么名字?请让我核对您的腕带信息。

3. 评估

(1)产妇评估:评估产妇小芳精神状态,是否自愿应用自由体位与运动,产程进展情况、有无明显头盆不称、有无使用自由体位待产的禁忌证、有无高危因素、相关辅助检查结果等。

(2)一般情况评估:①评估身高、体重、T、P、R、BP、饮食、休息等情况。②运用疼痛评分工具准确地对产妇进行疼痛评分。③评估产妇双下肢活动情况,是否具备下床活动的条件。④评估产妇自由体位技术相关知识的了解情况。

4. 沟通谈话(对产妇及家属) 向产妇及陪产者告知并解释自由体位待产技术的目的和作用,取得产妇及陪产者的同意和配合。

(二)操作流程

1. 助产士协助产妇排空膀胱,选用适合产妇产程进展的体位和运动方法。

2. 选择合适的辅助工具,将灯光调至产妇感觉舒适的状态,根据产妇自身需求播放舒缓的音乐。

3. 助产士示范并指导产妇实施自由体位技术。

(1)侧卧位

1)操作步骤:该体位适用于第一产程和第二产程中,协助产妇侧卧于病床上,其方向应与胎儿背部及枕骨在一侧,膝关节及双髋自然放松屈曲,在双腿之间、背部各放置一个枕头。

2)操作目的:有利于在产程中胎位异常的胎儿根据产妇体位的改变进行内旋转,及时纠正胎方位;同时还能避免骶骨受压,达到产妇放松休息的作用。

(2)侧俯卧位

1)操作步骤:协助产妇侧向一边,下方的手放于体前,前胸贴近床面,上腿弯曲呈90°,下腿伸直,用花生分娩球或1~2个枕头垫起,此时,产妇的身体就像是个转轴,不完全地转向前方。

2)操作目的:该体位适用于第一产程,其有利于枕后位或枕横位的胎儿加速胎头内旋转,从而纠正胎方位,也能避免产妇骶骨受压。

(3)半坐卧位

1)操作步骤:协助产妇坐于病床上,将床头抬高或使用相对稳定的支撑物,使产妇的躯干与床夹角 >45°。

2)操作目的:该体位适用于第一产程和第二产程中,其便于产妇身体活动,有利于休息,可加大胎儿重力作用,若出现胎儿宫内窘迫或已告知胎位异常为枕后位时,不能采取此种体位。

(4)站立位

1)操作步骤:协助产妇双腿分开呈直立位,上身前倾趴于分娩球或倚靠在陪产者身上,也可以在助产士或陪产者的搀扶下直立行走。产妇可同时配合进行前后摇摆、左右摇摆骨盆。

2)操作目的:该体位适用于第一产程和第二产程中,其可增加重力作用,促进产程进展;有利于增大骨盆入口,促进胎头旋转和下降。

(5)坐位

1)操作步骤:协助产妇上半身取垂直坐位,坐在分娩球上、病床上或分娩椅上,根据产妇舒适度需求,可使用踩脚凳,背后可垫靠枕。

2)操作目的:该体位适用于第一产程和第二产程中,其有利于疲劳的产妇放松全身得到休息;有利于肩部、骶部及下腹部的按摩或冷热敷;相较于仰卧位,坐位可增大骨盆入口径线和增加胎儿供氧。

(6)蹲位

1)操作步骤:产妇双脚打开站立于地板上,在陪产者的协助下或使用其他能维持身体平衡的方式将体位改变为半蹲位或低蹲位。

2)操作目的:蹲位主要运用于第二产程中,可增大骨盆出口平面,利用重力作用,加强产妇用力欲望,促使胎头下降。操作过程中,应随时评估产妇的体力和舒适度,一般可持续4~6次宫缩。

(7)不对称站位、坐位、跪位

1)操作步骤:①协助产妇采取站位、坐位、跪位,将一只脚抬高支撑在相对固定的支撑物上(如踩脚凳),且同侧膝盖和臀部保持放松状态,双脚应不在同一平面上。②在该体位的基础上,可协助产妇在宫缩时行弓箭步运动,即在宫缩时,有节律性地将身体向抬高的腿一侧进行摆动—复位—摆动。

2)操作目的:该体位适用于第一产程和第二产程中,当产妇大腿抬高时,牵拉其内收肌群可使坐骨移动,可增大骨盆出口径线;有助于枕后位和枕横位的内旋转;利用重力作用,促使胎头下降;可缓解产妇腰背部、骶尾部的疼痛。

(8)手膝位

1)操作步骤:①协助产妇佩戴护膝,双膝打开与臀部同宽跪在床上或瑜伽垫上,身体呈前倾位,双手分开与肩同宽支撑自己身体重量。②指导产妇在此体位基础上,有节律地进行摇摆骨盆运动。

2)操作目的:①当胎方位为枕后位或枕横位时,有利于胎头旋转;②有利于缓解产妇腰背部及痔疮疼痛;③有利于在第一产程末,宫颈前唇的消退;④发生脐带脱垂时,可减轻胎头对脐带的挤压。

(9)膝胸卧位

1)操作步骤:①协助产妇双膝和前臂着地,胸部紧贴于床面,臀部高于胸部,用前臂的力量支撑身体重量;②协助产妇在膝胸卧位的基础上摇摆骨盆。

2)操作目的:①临产早期,采用此体位可助于胎头退出骨盆,重新调整胎头位置,再次入盆;②可预防或发生脐带脱垂时脐带受压;③减轻产妇腰背部、骶尾部和痔疮疼痛;④此体位能对抗重力作用,从而缓解宫颈水肿。

(三)注意事项

1. 指导自由体位待产的同时,应根据产程进展监测产妇胎心率、宫缩情况、生命体征等。

2. 遵循产妇自愿原则,根据产妇意愿给予体位支持,加强舒适度,保证身体安全。

3. 助产士或陪产者作为体位支持时,应避免用力过猛,从而导致肌肉韧带损伤。

4. 支持物应保证稳固、清洁和舒适。

5. 若产妇在采用自由体位待产时,出现异常阴道流血、头晕、头痛、呼吸困难、胎心减慢等异常情况时,应立即终止运动。

【实训报告】

根据本实训仿真案例,结合产妇实际情况,运用所学知识能有效缓解产妇疼痛感,提高产妇在分娩过程中的自主性和舒适性,促进产程进展。

【自由体位待产技术操作考核】

自由体位待产技术操作考核评分标准见表2-13。

表 2-13　自由体位待产技术操作考核评分标准

主考教师_____　　　　　　　　　　　　　　　　　考试日期_____年____月___日

项目总分	项目内容	考核内容及技术要求	分值	得分
素质要求 （5 分）	报告内容	报告考生考试号码及考核项目	1	
	仪表举止	仪表端庄大方，态度认真和蔼	2	
	服装服饰	服装鞋帽整洁，着装符合要求	2	
操作前准备 （15 分）	环境 （3 分）	安全舒适，光线柔和、避免刺激性光源、室温宜在 24~26℃，隐蔽，地板防滑，根据产妇自身需求播放舒缓的音乐	2	
		相关人员在场（口述）	1	
	用物	根据不同体位的需要配置相关辅助工具。如瑜伽垫、分娩球、助步车、分娩凳、枕头	2	
	助产士	具备自由体位待产技术的相关知识，着装规范、仪表端庄，修剪指甲，未佩戴首饰、手表等饰物，洗手、戴口罩	2	
	产妇 （8 分）	核对产妇信息	3	
		和产妇及家属说明自由体位待产的目的和作用，并取得产妇及家属的同意和配合	3	
		指导产妇全身放松，情绪保持稳定	2	
操作步骤 （70 分）	评估	(1) 产妇评估：评估产妇小芳的精神状态，是否自愿应用自由体位待产，产程进展情况，有无明显头盆不称，有无使用自由体位待产的禁忌证，有无高危因素，相关辅助检查结果等 (2) 一般情况评估：①评估身高、体重、T、P、R、BP、饮食、休息等情况。②运用疼痛评分工具准确地对产妇进行疼痛评分 (3) 评估产妇双下肢活动情况，是否具备下床活动的条件 (4) 评估产妇对自由体位技术的相关知识的了解程度	8	
	操作过程 （54 分）	协助产妇排空膀胱，选用适合产妇产程进展的体位和运动方法	2	
		选择合适的辅助工具，将灯光调至产妇感觉的舒适状态，根据产妇自身需求播放舒缓的音乐	3	
		示范并指导实施侧卧位：协助产妇侧卧于病床上，其方向应与胎儿背部及枕骨在一侧，膝关节及双髋自然放松屈曲，在双腿之间、背部各放置一个枕头	5	
		示范并指导实施侧俯卧位：协助产妇侧向一边，下方的手放于体前，前胸贴近床面，上腿弯曲呈 90°，下腿伸直，用花生分娩球或 1~2 个枕头垫起	5	
		示范并指导实施坐位：协助产妇上半身取垂直坐位，坐在分娩球上、病床上或分娩椅上，可根据产妇舒适度需求，可使用踩脚凳，背后可垫靠枕	5	
		示范并指导半坐卧位：协助产妇坐于病床上，将床头抬高或使用相对稳定的支撑物，使产妇的躯干与床夹角 >45°	5	
		示范并指导实施蹲位：产妇双脚打开站立于地板上，在陪产者的协助下或使用其他能维持身体平衡的方式将体位改变为半蹲位或低蹲位	5	
		示范并指导实施站立位：协助产妇双腿分开呈直立位，上身前倾趴于分娩球或倚靠在陪产者身上	5	

项目总分	项目内容	考核内容及技术要求	分值	得分
操作步骤（70 分）	操作过程（54 分）	示范并指导实施不对称位（坐、跪、站）：协助产妇采取站位、坐位、跪位，将一只脚抬高支撑在相对固定的支撑物上，且同侧膝盖和臀部保持放松状态，双脚应不在同一平面上	5	
		示范并指导实施手膝位：协助产妇佩戴护膝，双膝打开与臀部同宽跪在床上或瑜伽垫上，身体呈前倾位，双手分开与肩同宽支撑自己身体重量，并有节律地进行摇摆骨盆运动	5	
		示范并指导实施膝胸卧位：协助产妇双膝和前臂着地，胸部紧贴于床面，臀部高于胸部，用前臂的力量支撑身体重量	5	
		定期监测胎心、宫缩、生命体征等情况	4	
	操作后步骤（8 分）	整理用物、七步洗手法洗手	2	
		询问产妇的自我感受，对产程进展及时评估，了解实施效果	5	
		报告操作结束	1	
综合评价（10 分）	操作熟练、自由体位符合产妇产程进展阶段		5	
	态度和蔼可亲、语言恰当、沟通有效，操作过程体现人文关怀		5	
总分			100	

四、按摩技术

【典型案例仿真实训】

小芳，25 岁，初产妇，孕 40 周，LOA，单活胎，临产 5 小时，宫口开大 3cm，先露 S^{-1}，胎膜未破。查体：T 36.2℃，R 20 次/min，P 95 次/min，BP 118/78mmHg，胎心率 155 次/min，床旁可扪及 25~30s/3~4min 的规律宫缩，夜间入睡尚可，饮食正常。小芳自诉腰背部疼痛难忍，向助产士寻求帮助。

【实训前思考问题】

按摩技术的定义和优点有哪些?

【实训目的】

1. 通过实训能熟练掌握按摩技术。

2. 规范产时按摩操作流程和方法、提高分娩效能、减轻产妇疼痛、稳定产妇的情绪。

【实训准备】

1. 助产士（护士）准备 具备按摩技术的相关知识，着装规范、仪表端庄，修剪指甲，双手保持温暖，未佩戴首饰、手表等饰物，洗手、戴口罩。

2. 环境准备 安全舒适，光线柔和、避免刺激性光源，室温宜在 26~27℃，隐私保护。

3. 用物准备 根据不同的按摩体位需求准备相关辅助工具。其包括分娩床、分娩椅、按摩油、按摩棒、枕头、被子、靠垫、毛巾等。

【实训时间】

0.5 学时。

【实训方式】

1. 观看操作视频后，教师讲解示范后，将学生 4~6 人为一组，进行全真操作练习，要求每人都熟练掌握操作。

2. 教师巡回指导，实训结束前抽查，点评并小结。

3. 安排学生去医院产房见习。

【实训操作步骤】

（一）问候、核对、评估及解说

1. 问候产妇（表情微笑亲切） 您好！我是助产士小张，今天由我来为您提供产时按摩操作，从而有效地减轻您的疼痛，缓解您内心的压力，稳定您的情绪。

2. 核对 请问您叫什么名字？请让我核对您的腕带信息。

3. 评估

（1）**产妇评估**：评估产妇小芳精神状态，睡眠状态、有无按摩的禁忌证、对按摩技术相关知识是否了解。

（2）**一般情况评估**：①皮肤情况：需要按摩部位的皮肤是否存在异常现象，如破损、红肿、感觉异常等。②过敏史：是否有药物、食物以及按摩油的过敏情况。③进食、排便情况：膀胱是否充盈，进食时间和食物种类，避免在饥饿或饱腹状态下完成按摩操作。

（3）**产科情况评估**：评估产妇小芳的产程进展、胎心率情况、宫缩情况、胎方位、有无不良孕产史、有无严重的妊娠期合并症或并发症。

4. 沟通谈话（对产妇及家属） 向产妇及陪产者告知并解释按摩技术的原理、目的、作用及注意事项，取得产妇及陪产者的同意和配合。

（二）操作流程

1. 助产士协助产妇排空膀胱，选用适合产妇的按摩油和按摩部位，并将灯光调至产妇感觉舒适的状态。

2. 助产士根据所选择的按摩方式进行操作。

（1）**头部按摩**

1）助产士温暖双手，双手拇指朝上，轻抱住产妇头部和面部两侧。将两拇指重叠在头顶中点，持续按压 8~10 秒。

2）双拇指由头顶中点向面部移动 1 横指处，按压 3 秒后，再分别到头顶中点处和向下移动 1 横指处按压 3 秒。依次在头顶中线左侧和右侧重复该动作，每个点按压 3 秒。

3）双拇指相向放置于前额，手掌放于面部两侧。在前额中点轻柔按压，并缓慢移动至太阳穴，拇指在太阳穴处逆时针轻柔缓慢地打圈 3 次。随后，稍向发际线方向上移 1 横指，重复该动作一次后，再向上移动 1 横指，按步骤重复一次。

4）双手回到头顶，将所有手指指腹在头皮上实施慢而坚定地按摩，再重复步骤 1 和 2。完成后，将其中的一只手轻轻贴于产妇额头，另一只手重叠在额头上，轻柔按压持续 3 秒。

（2）**手臂按摩**

1）助产士协助产妇采取舒适体位，站于产妇侧面，用手托起产妇手腕。

2）当产妇吸气时，助产士按摩的手沿产妇手的内侧上移至肩部。产妇呼气时，围绕肩部按摩，沿手臂内侧按摩下移至起点。

（3）**肩部按摩**

1）助产士协助产妇取舒适的坐位、站位或跪式前倾位，助产士双手指尖朝上，放置于产妇胸椎两侧。

2）嘱产妇配合呼吸，当产妇吸气时，助产士双手向上移动按摩至肩。呼气前，将双手手指朝内，手肘朝外。呼气时，双手向肩膀上方移动，并向下移动到双臂，最后回到起点。

（4）背部按摩

1）助产士协助产妇取舒适的坐位、站位或跪式前倾位，助产士手指朝上，平放于产妇下背部。

2）沿产妇脊柱两侧轻柔缓慢地朝上移动至肩膀，围绕肩膀按摩至背部两侧，最后下移至起点。

（5）腰骶部按摩

1）助产士协助产妇取舒适的坐位、站位或跪式前倾位，以靠近助产士的髋部为起点，一只手用于按摩，另一只手轻轻地放置于产妇肩膀，给予支持和安慰的作用。

2）宫缩开始时，嘱产妇吸气，助产士将一手放于髋部上方，横跨腰部移动到另一边。当产妇开始呼气时，助产士张开五指，围绕髋部及臀部周围缓慢移动，且用手掌掌根部轻微力量向上移动到骶区，最后沿臀部周围回到髋部的起点。

（6）侧骶部按摩

1）助产士协助产妇取侧卧位（以左侧卧位为例），助产士将右手放置于产妇髋部，左手予以按摩。

2）当产妇吸气时，助产士将左手沿着骶椎或腰椎右侧朝上按摩。当产妇呼气时，左手环形向下按摩到骶椎或腰椎左侧，最后回到起点。

（7）骶部压力按摩

1）助产士协助产妇取舒适的坐位、站位或跪式前倾位。

2）助产士将左手放置于产妇左髋部，当宫缩开始时，将右手掌张开放置于产妇骶骨突出处。

3）当产妇吸气时，右手朝上移动到左髋部，再以打圈手法移动至产妇的右髋部。产妇呼气时，右手继续向下移动，最后回到起点。

4）助产士在按摩时，应带动产妇的髋骨沿顺时针方向转动。

（8）足部反射疗法

1）助产士协助产妇坐于床上或有靠背的椅子上。

2）在产妇双足上均匀地涂抹上按摩油（膏），给足底部进行放松。

3）用双拇指对子宫、脑垂体和腹腔神经丛所相对应的足反射区施加固定或进行旋转压力按摩，每只脚按摩时间不宜过长，20分钟为宜。

4）宫缩时，按摩产妇足部的上半部或下半部。当宫缩逐渐减弱时，慢慢伸展按摩整个脚掌。

（三）注意事项

1. 在进行产时按摩的同时，应根据产程进展监测产妇胎心率、宫缩情况、生命体征等。

2. 按摩时，需要配合产妇呼吸，助产士应高度注意产妇的呼吸节律，否则无法让产妇全身得到放松。

3. 按摩时环境应保证绝对安静，不宜播放音乐。

4. 按摩力度应以产妇舒适为宜，不宜过重。

【实训报告】

根据本实训仿真案例，结合产妇实际情况，运用所学知识能有效提高分娩效能，减轻产妇疼痛感，提高产妇在分娩过程中的舒适性，促进产程进展。

【按摩技术操作考核】

按摩技术操作考核评分标准见表2-14。

表 2-14　按摩技术操作考核评分标准

主考教师_____　　　　　　　　　　　　　　　　考试日期_____年___月___日

项目总分	项目内容	考核内容及技术要求	分值	得分
素质要求 （5 分）	报告内容	报告考生考试号码及考核项目	1	
	仪表举止	仪表端庄大方，态度认真和蔼	2	
	服装服饰	服装鞋帽整洁，着装符合要求	2	
操作前准备 （15 分）	环境 （3 分）	安全舒适、光线柔和、避免刺激性光源、室温宜在 26~27℃，隐私保护	2	
		相关人员在场（口述）	1	
	用物	根据不同的按摩体位需求准备相关辅助工具，包括分娩床、分娩椅、按摩油、按摩棒、枕头、被子、靠垫、毛巾	2	
	助产士	具备按摩技术的相关知识，着装规范、仪表端庄，修剪指甲，双手保持温暖，未佩戴首饰、手表等饰物，洗手、戴口罩	2	
	产妇 （8 分）	核对产妇信息	3	
		和产妇及陪产者告知并解释按摩技术的原理、目的、作用及注意事项，取得产妇及陪产者的同意和配合	3	
		指导产妇全身放松、呼吸节律	2	
操作步骤 （70 分）	评估	（1）产妇评估：评估产妇精神状态，睡眠状态、有无按摩的禁忌证、对按摩的相关知识是否了解 （2）一般情况评估：①皮肤情况：按摩部位的皮肤是否存在异常现象。②过敏史。③进食、排便情况：避免在饥饿或饱腹状态下完成按摩操作 （3）专科情况评估：评估产妇的产程进展、胎心率情况、宫缩情况、胎方位、有无不良孕产史、有无严重的妊娠期合并症或并发症	8	
	操作过程 （55 分）	协助产妇排空膀胱，选用适合产妇的按摩油和按摩部位，并将灯光调至产妇感觉的舒适状态	2	
		选择合适的辅助工具，将灯光调至产妇感觉的舒适状态，根据产妇自身需求播放舒缓的音乐	2	
		示范并指导实施头部按摩	6	
		示范并指导实施手臂按摩	6	
		示范并指导实施肩部按摩	6	
		示范并指导背部按摩	6	
		示范并指导实施腰骶部按摩	6	
		示范并指导实施侧骶部按摩	6	
		示范并指导实施骶骨压力按摩	6	
		示范并指导实施足部反射按摩疗法	6	
		定期监测胎心、宫缩、生命体征	3	
	操作后步骤 （7 分）	整理用物，七步洗手法洗手	2	
		询问产妇的自我感受，对产程进展及时评估，了解实施效果	4	
		报告操作结束	1	
综合评价 （10 分）	操作熟练、自由体位符合产妇产程进展阶段		5	
	态度和蔼可亲、语言恰当、沟通有效，操作过程体现人文关怀		5	
总分			100	

（刘瑾钰）

实训项目三 ｜ 产褥期护理

ER 3-1
教学课件

学习目标:

1. 掌握:产褥期产妇子宫复旧、恶露、乳房状况的评估目的和方法,熟练为产妇进行会阴护理、母乳喂养指导,给予产妇产后康复指导。
2. 熟悉:产妇产后观察和健康宣教的知识。
3. 具有关爱母婴、耐心细致的职业素养和良好的护患沟通能力。

产妇在产褥期要经历生理、心理和社会的适应过程,助产士(护士)应做好产褥期护理工作,包括产褥期观察、会阴护理、母乳喂养指导等,通过科学规范的护理,促进与保障母婴健康。

工作任务一　产褥期观察及会阴护理

【典型案例仿真实训】

产妇周女士,28 岁,G_1P_0,因"停经 38 周,下腹坠胀半天",于 2020 年 7 月 5 日 10 时入院。该产妇于 6 日 0 时 30 分顺产一男婴,体重 3 500g,会阴 I 度裂伤予以常规缝合。产后诊断:孕 38 周,LOA,已生产,会阴 I 度裂伤。

周女士生了个健康的宝宝,感到既疲劳又兴奋。

【实训前思考问题】

1. 责任助产士(护士)应如何对周女士实施产后观察和护理呢?
2. 应如何协助产妇调整产后心理状态?
3. 应如何指导产妇及家属进行母乳喂养和产后康复呢?

【实训目的】

1. 通过实训能简述产后观察子宫复旧和恶露的目的,逐步掌握产后观察子宫复旧和恶露的方法,并通过实施操作对产后子宫复旧情况有正确的评估。
2. 学会对产褥期妇女实施会阴护理。
3. 能给予产妇产后康复和计划生育措施指导。

【实训准备】

1. 助产士(护士)准备　着装规范、仪表端庄,洗手、戴口罩。

2. 环境准备　室内光线充足、温暖、安静、隐蔽。

3. 用物准备　检查床、会阴护理模型 6~8 台、治疗车、治疗盘、无菌持物钳、无菌治疗碗、小镊子 2 把、0.5% 碘伏大棉球、5% 聚维酮碘棉签、橡胶单和治疗巾(或一次性臀垫)、便盆、医嘱卡和洗手液等。

【实训时间】

2 学时。

1. 教师讲解示范后,学生 4~6 人为一组,利用模型、会阴护理用物进行操作练习,要求每人都熟练掌握操作。

2. 教师巡回指导,实训结束前抽查,点评并小结。

3. 安排学生去医院产科病房或产后保健门诊见习。

【实训操作步骤】

(一) 问候、核对、评估及解说

1. 问候产妇(表情微笑亲切) 您好! 我是助产士小李,今天由我来为您进行产后会阴护理,还要检查子宫复旧和恶露的情况,来评估一下您的身体康复情况。

2. 核对 请问您叫什么名字? 产后几天? 请让我核对一下您的腕带。

3. 评估

(1)采集病史:主要了解产妇分娩方式及过程,了解分娩时有无子宫颈裂伤、会阴裂伤、阴道出血量等情况,以及产后 2 小时观察结果。解释操作的目的,以取得积极配合。了解具体分娩过程:小周于 2020 年 7 月 6 日 0 时 30 分经阴道自然分娩一男婴,体重 3 500g,阿普加评分 10 分,胎盘胎膜娩出完整,产后宫缩好,阴道出血约 200ml,宫颈无裂伤,会阴Ⅰ度裂伤予以常规缝合。

(2)一般情况评估:生命体征、饮食、休息、排泄、活动等。小周 T 36.5℃、P 86 次/min、R 20 次/min、BP 110/80mmHg。

4. 沟通谈话(对产妇及家属)

(1)产褥期观察及会阴护理的目的:了解子宫复旧和恶露情况以判断产后康复进展;进行会阴护理能动态评估伤口愈合情况,避免感染,促进产妇舒适。

(2)产妇的配合:说明检查前排空膀胱的目的,方便进行子宫复旧观察和会阴护理;介绍检查中产妇需配合的内容。

(二) 观察子宫复旧

1. 操作者站于产妇右侧,协助产妇平躺,暴露腹部(让产妇放松腹部肌肉),一手放在产妇子宫底部,呈环形按摩(图 3-1)。

2. 用手指宽度测量子宫底高度 以肚脐为标志,以一横指为测量单位,分别用脐上几横指、平脐、脐下几横指来记录。小周产后第一天,子宫收缩好,宫底在脐下一横指。

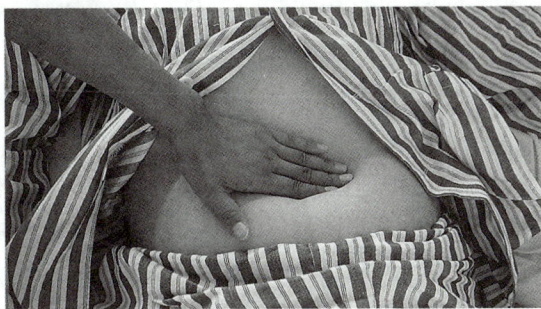

图 3-1 按压子宫

3. 解释产后子宫复旧情况 胎盘娩出后,宫底平脐或脐下一横指。产后宫底每日下降一横指或 1~2cm,10 天后在耻骨联合上摸不到宫底。小周目前子宫复旧情况正常。

(三) 观察恶露

1. 一手环形按摩子宫底并轻轻下推,观察恶露的量、性质、气味、颜色。

2. 如果 15 分钟便完全浸湿 1 块卫生巾,或者 1 小时内超过 1 块的卫生巾完全湿透,则属于产后出血现象;产后 3~4 天内恶露量多、红色、血腥味;如恶露有异味,提示有感染的可能。

(四) 会阴擦洗

1. 协助产妇脱去左侧裤腿,盖在右侧腿部,左侧大腿、胸腹部用盖被遮盖,双膝屈曲向外分开,暴露会阴部,臀下垫一次性垫单。

2. 将无菌治疗碗置于两腿间,两手各持一把小镊子,其中一把用于夹取无菌的消毒棉球,另一把接过棉球进行擦洗。

3. 擦洗顺序 第一遍:阴阜、大腿内侧 1/3、大阴唇、小阴唇、阴道前庭、会阴、肛周、肛门,由外向内、自上而下;第二遍:阴道前庭、小阴唇、大阴唇、阴阜、大腿内侧 1/3、会阴、肛周、肛门,由内向外、自上而下。

4. 第三遍的顺序同第二遍。每个棉球限用 1 次。

(五) 会阴伤口护理

1. 请产妇平躺双腿弯曲,两膝尽量外展。

2. 评估会阴伤口是否有红肿、硬结、疼痛等情况。

3. 用 5% 聚维酮碘棉签由会阴伤口向外擦拭(避免将细菌带到会阴伤口)。

4. 如果会阴部有水肿,可用 50% 硫酸镁液湿热敷,产后 24 小时后可用红外线灯照射。

(六) 产后健康指导

1. 休息与活动 指导产妇与新生儿同步休息,保持充足的睡眠。自然分娩的产妇,产后 6~12 小时即可起床做轻微活动,产后第 2 天可下床在室内活动,以增进食欲和促进恶露的排出。

2. 产后锻炼 鼓励产妇循序渐进地进行锻炼。产后第 1 天在床上做被动运动,如进行双上肢及下肢的肌肉按摩;第 2 天起开始做产后保健操,每节操做 5~10 次,并配合呼吸进行,每 1~2 天增加 1 节。出院后可继续做操直至产后 6 周。

3. 产后检查 指导产妇于产后 42 天携婴儿一起去医院做产后健康检查,了解产妇生殖器官的恢复情况、哺乳情况及新生儿发育情况。

(七) 避孕指导

产褥期禁止性生活。产后 42 天起采取避孕措施,哺乳者可采用男用避孕套,不哺乳者可选用药物避孕。

(八) 整理、宣教及记录

1. 护理结束后,助产士(护士)帮助产妇穿好衣服,整理好用物,将撤去的护理用物放在治疗车下层。

2. 产后护理宣教(微笑亲切) 会阴护理帮您做好了,您康复得很好,伤口恢复也不错! 继续注意休息,及时观察阴道流血量、腹痛、会阴疼痛情况;您有事就请按铃,我会及时过来帮助您的。

3. 助产士(护士)小李填写产后护理记录单,签全名。

4. 进行用物整理及污物处理,做好病室卫生,通风消毒。

(九) 注意事项

1. 检查前嘱产妇排空膀胱。

2. 关心体贴产妇,协助穿脱衣物,摆好体位,注意尊重产妇和保护隐私。

3. 注意保暖、检查时动作轻柔。

4. 正确执行无菌操作,避免交叉感染。

【实训报告】

1. 简述观察子宫复旧的手法以及恶露的评估要点。

2. 用图示列出会阴擦洗的操作要领。

3. 简述产后健康教育主要内容。

【产褥期观察及会阴护理操作考核】

产褥期观察及会阴护理操作考核评分标准见表 3-1。

表 3-1　产褥期观察及会阴护理操作考核评分标准

主考教师_____　　　　　　　　　　　　　　　　　　　考试日期_____年____月____日

项目总分	项目内容	考核内容及技术要求	分值	得分
素质要求 （5分）	报告内容	报告考生考试号码及考核项目	1	
	仪表举止	仪表端庄大方，态度认真和蔼	2	
	服装服饰	服装鞋帽整洁，着装符合要求	2	
操作前准备 （15分）	环境 （2分）	室内光线充足、温暖、安静	1	
		必要时设置屏风或隔帘遮挡产妇（口述）	1	
	用物	治疗车、治疗盘、无菌持物钳、小镊子2把、无菌治疗碗、0.5% 碘伏大棉球、5% 聚维酮碘棉签、橡胶单和治疗巾（或一次性臀垫）、便盆、医嘱卡、洗手液	2	
	助产士	修剪指甲，洗手（七步洗手法）、戴口罩	2	
	产妇 （9分）	核对姓名、床号、腕带及一般资料，整理病案、记录单，了解产妇分娩方式及过程	2	
		评估 T、P、R、BP、饮食、休息、排泄、活动等	2	
		了解分娩过程，有无子宫颈裂伤、会阴裂伤、阴道出血等情况及产后2小时观察结果	3	
		解释操作的目的，以取得积极配合	2	
操作步骤 （70分）	观察子宫复旧 （15分）	操作者站于产妇右侧	1	
		协助产妇平躺，暴露腹部，一手放在产妇耻骨联合上方，另一手放在子宫底部，环形按摩	6	
		用手指宽度测量子宫底。以肚脐为指标，以一横指为测量单位，分别用脐上、平脐、脐下来表示	2	
		产后子宫每日下降情况：胎盘娩出后，子宫的位置位于脐与耻骨联合连线的中点，产后12小时宫底上升平脐或稍高的水平。产后宫底每日下降一横指或1~2cm，10d后应摸不到宫底（口述）	6	
	观察恶露 （10分）	一手环形按摩子宫底并轻轻下推，观察恶露的量、性质、气味、颜色	4	
		如果15min便完全浸湿1块卫生巾，或者1h内超过1块的卫生巾完全湿透则属于产后出血现象（口述）	4	
		产后3~4d内恶露量多、红色、血腥味，如恶露有异味，提示有感染的可能（口述）	2	
	会阴擦洗 （17分）	轻轻脱去产妇左侧裤腿，盖在右侧腿部，左侧腿、胸腹部用盖被遮盖，双膝屈曲向外分开，暴露会阴部，臀下垫一次性垫单	2	
		将无菌治疗碗置于两腿间，两手各持一把小镊子，其中一把用于夹取无菌的消毒棉球，另一把接过棉球进行擦洗	3	
		擦洗顺序 第一遍：阴阜、大腿内侧1/3、大阴唇、小阴唇、阴道前庭、会阴、肛门，由外向内、自上而下	4	
		第二遍：阴道前庭、小阴唇、大阴唇、阴阜、大腿内侧1/3、会阴、肛门，由内向外、自上而下	4	
		第三遍的顺序同第二遍。每个棉球限用1次	4	

项目总分	项目内容	考核内容及技术要求	分值	得分
操作步骤（70分）	会阴伤口护理（11分）	请产妇平躺双腿弯曲，两膝尽量张开	1	
		评估会阴伤口是否有红肿、硬结、疼痛等情况	2	
		用5%聚维酮碘棉签由会阴向肛门擦拭（避免将肛门的细菌带到会阴伤口）	4	
		如果会阴部有水肿，可用50%硫酸镁液湿热敷，产后24h后可用红外线照射外阴（口述）	4	
	产后健康指导（9分）	休息与活动：指导产妇与新生儿同步休息，保持充足的睡眠。自然分娩的产妇，产后6~12h即可起床做轻微活动，产后第2天可下床在室内活动，以增进食欲和促进恶露的排出	3	
		产后锻炼：鼓励产妇循序渐进地进行锻炼。产后第1天在床上做被动运动，如进行双上肢及下肢的肌肉按摩；第2天起开始做产后保健操，每节操做5~10次，并配合呼吸进行，每1~2d增加1节。出院后可继续做操直至产后6周	3	
		产后检查：指导产妇于产后42d携婴儿一起去医院做产后健康检查，了解产妇生殖器官的恢复情况及新生儿发育情况	3	
	避孕指导	产褥期禁止性生活。产后42d起采取避孕措施，哺乳者可采用男用避孕套，非哺乳者可选用药物避孕	4	
	整理、记录、宣教（4分）	撤去用物，协助产妇穿好衣裤，更换干净卫生巾	1	
		整理床单位，分类处理用物，洗手记录	1	
		对产妇进行健康教育	1	
		报告操作结束	1	
综合评价（10分）	程序正确，动作规范，操作熟练		6	
	态度和蔼可亲、语言恰当、沟通有效，操作过程体现人文关怀		4	
总分			100	

（高 珊）

工作任务二　母乳喂养的指导

【典型案例仿真实训】

产妇何女士，29岁，G_1P_0，因"停经38周，下腹坠胀半天"，于2022年5月7日11时入院。该产妇于2022年5月8日2时51分阴道分娩一男活婴，体重3 500g。

产后诊断：G_1P_0孕38周已生产，会阴无裂伤。

何女士生了个健康的宝宝，感到既疲劳又兴奋。

【实训前思考问题】

1. 助产士（护士），对于新手妈妈，你应该如何指导产妇进行母乳喂养？

2. 对产妇及家属，你应怎样开展有关母乳喂养的健康教育？

【实训目的】

1. 通过实训，能准确评估产妇乳房情况，进行有效的乳房护理和母乳喂养指导，掌握正确的挤奶方法。

2. 能准确给予产妇及家属有关母乳喂养的生活保健知识指导。

3. 锻炼学生的护患沟通能力,培养学生具备尊重关爱母婴的职业素质。

【实训准备】

1. 助产士(护士)准备 着装规范、洗手、戴口罩。

2. 环境准备 调节室温至 24~26℃,环境安静整洁。

3. 用物准备

(1)**模型及设备**:模拟病房、床单位、乳房模型、新生儿模型。

(2)**器械及用物**:治疗车、洗手液、面盆、毛巾、热水、广口容器、吸奶器和哺乳枕(图 3-2)。

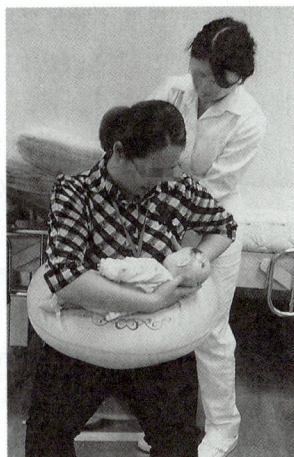

图 3-2 哺乳枕

【实训时间】

2 学时。

【实训方式】

1. 教师讲解示范后,学生 4~6 人为一组,利用乳房模型、哺乳枕等进行操作练习,要求每人都熟练掌握该操作。

2. 教师巡回指导,实训结束前抽查,点评并小结。

3. 安排学生去医院产后保健门诊见习。

【实训操作步骤】

(一)问候、核对、评估及解说

1. 问候孕妇(表情微笑亲切) 您好! 我是助产士(护士)小李,今天我来帮助您学会母乳喂养。

2. 核对 请问您叫什么名字? 住院号是多少? 让我核对一下您的手腕带信息。

(1)**采集病史**:主要了解产妇小何的妊娠过程、分娩过程,近日身体情况、饮食、睡眠、情绪等。

(2)**一般情况**:小何产后第 1 天,T 37.6℃,P 68 次/min,R 16 次/min,BP 100/70mmHg,褥汗较多,双侧乳房稍胀。一般情况良好,虽疲劳但很兴奋,与家人及来访客人叙述分娩的过程,对自己能顺利分娩感到自豪。

(3)**乳房情况**:评估双侧乳房形状、充盈度、乳头情况。

(4)了解新生儿早接触、早吸吮情况。

3. 沟通谈话(对产妇及家属)

(1)向产妇介绍操作目的,取得产妇积极配合。

(2)**心理护理**:鼓励产妇积极进行母乳喂养,帮助其树立信心。

(3)**母乳喂养指导**:做到早接触、早吸吮、早开奶、按需哺乳。在护士和家属的共同协助下,学会哺乳的技巧和方法,共同促进母儿健康。

(4)**健康指导**:指导产妇合理饮食,鼓励产妇积极有效地锻炼身体,保持充足的睡眠,学会照顾自己和新生儿。

(二)观察乳房

助产士(护士)小李将产妇的床头摇高,协助产妇解开上衣纽扣,露出乳房。先视诊双侧乳房,观察乳头并无凹陷;再触诊双侧乳房无变硬、疼痛等早期炎症表现,乳房稍有肿胀,且缺乏挤奶的技巧。助产士(护士)需为产妇做乳房护理和母乳喂养指导。

(三)清洁及热敷乳房

助产士(护士)小李一手支托乳房,另一手用温水湿毛巾由乳头开始,由内向外擦洗整个乳房,清洁毛巾后,再反复擦洗乳头数次,最后用植物油去除乳头上的痂皮。护士告知产妇哺乳前热敷乳房,可促使乳腺管畅通,方法是先涂少许润肤油于乳房,再将毛巾对折,泡入热水中拧干后环绕包住乳房,露出乳头,视需要换温水,以保持热度(热度以产妇本身能接受为宜)。

(四)按摩乳房及乳腺管

助产士(护士)小李告知产妇,按摩乳房(图3-3)可促进乳汁分泌,同时示范操作手法:先将双手大拇指与四指分开,水平按摩乳房5次,双手顺时针旋转,与水平面呈45°按摩乳房5次;然后继续沿乳房周围,螺旋按摩乳房;左右各5次;再由乳房基底沿乳腺管呈螺旋状上行推压到乳晕,最后直行到乳头,左右各5次。按摩后,用毛巾擦干乳头和乳房,协助穿好衣服。

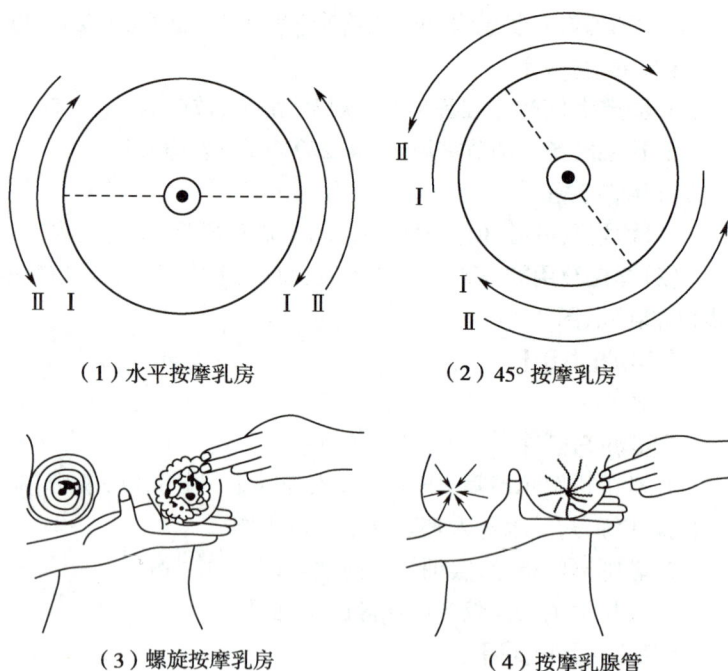

（1）水平按摩乳房　　　　　　（2）45°按摩乳房

（3）螺旋按摩乳房　　　　　　（4）按摩乳腺管

图3-3　乳房按摩

(五)母乳喂养指导

助产士(护士)观察产妇乳汁分泌情况,并指导其实施有效的母乳喂养。为新生儿更换尿布,必要时进行臀部护理。

1. 协助产妇洗净双手,用湿毛巾擦净乳头。协助产妇采取舒适的体位(如坐位或卧位),必要时安放哺乳枕,身体放松,有利于乳汁排出。

2. 产妇抱着新生儿贴近自己(胸贴胸、腹贴腹),使新生儿的头与身体呈一直线(图3-4),新生儿的脸对着妈妈乳房,鼻尖对着妈妈乳头,同时保持新生儿的头部和颈部略微伸展,以免新生儿鼻部压入柔软的乳房而影响呼吸,但也要防止头颈部过度伸展造成吞咽困难。

3. 指导产妇将拇指和其余四指分别放在乳房上、下方,"C"字形托起整个乳房喂哺。避免"剪刀式"夹托乳房(除非在射乳反射过强,乳汁流出过急,新生儿出现呛奶现象时),以免阻碍新生儿含吮乳晕而不利于充分挤压乳晕下方的乳腺导管中的乳汁。

4. 产妇用乳头轻轻触碰新生儿的嘴唇,诱发觅食反射,当新生儿口张大、舌向下的一瞬间,将新生儿靠向母亲,含住乳头及大部分乳晕,充分挤压乳窦,使乳汁排出,有效刺激乳头感觉神经末梢,促进泌乳和射乳反射。新生儿嘴张大,下唇外翻,舌成勺状环绕乳房,面颊鼓起成圆形,可见到上方的乳晕比下方多,新生儿慢而深吸吮,有吞咽动作和声音(图3-5)。产妇应能听到新生儿吞咽声音,并能明显感觉乳房逐渐排空。

5. 助产士指导、帮助产妇稳定乳房的位置和新生儿头部,用手掌根部托住新生儿颈背部,四指支撑新生儿头部,另一手的四指和拇指分别放在产妇乳房上下方,柔和地托住乳房(图3-6)。

6. 哺乳完毕,指导产妇用示指轻压新生儿下颌取出乳头,挤出一滴乳汁涂抹在乳头上,以防止乳头皲裂。告知产妇每次哺乳时让新生儿吸空一侧乳房后,再吸吮另一侧乳房。

7. 哺乳结束后,助产士(护士)或家属将新生儿抱起,轻拍背部1~2分钟,排出胃内空气以防吐奶。

8. 助产士(护士)或家属将新生儿取右侧卧位,放在产妇床边的婴儿床上。

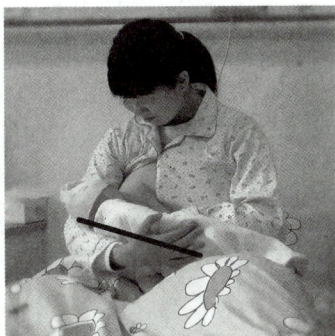

图 3-4　婴儿的抱姿

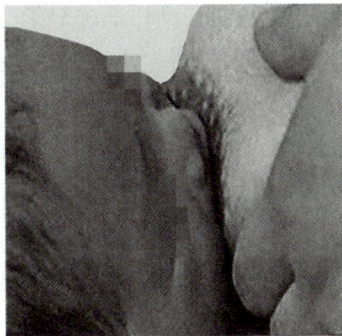

图 3-5　正确的吸吮姿势

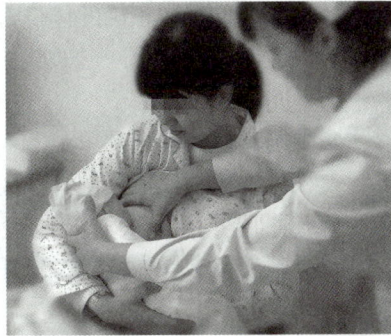

图 3-6　指导哺乳

（六）挤奶

助产士小李告诉产妇,挤奶有利于保持泌乳和减轻乳胀。助产士示范挤奶手法。先洗净双手,协助产妇身体前倾,将热毛巾敷一侧乳房 3~5 分钟后,一手置于乳房下托起乳房,另一手以小鱼际按顺时针方向螺旋式按摩乳房。然后将容器靠近乳房,把拇指及示指放在乳晕上方距乳头根部 2cm 处,两指相对,其他手指托住乳房,拇指和示指向胸壁方向轻轻下压、挤、松,反复一压一放,手指固定不滑动,注意不要压得太深,否则会引起乳腺导管阻塞,压力应作用在拇指和示指间乳晕下方的乳房组织上(即要压在乳晕下方的乳窦上)。各个方向按照同样方法挤压乳晕,使乳房内每一个乳窦的乳汁都被挤出。一侧乳房至少挤压 3~5 分钟,待乳汁明显减少后,可挤压另一侧乳房,如此反复数次,持续时间以 20~30 分钟为宜(图 3-7)。

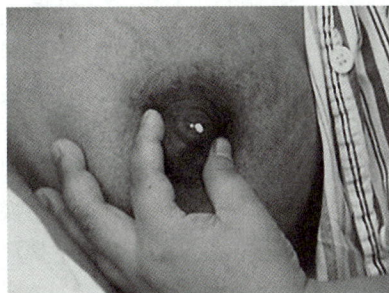

图 3-7　挤奶手法

（七）整理、宣教及记录

1. 护理结束后,助产士(护士)小李帮助产妇穿好衣服,整理好用物,将撤去的护理用物放在治疗车下层。

2. **母乳喂养宣教(微笑亲切)**　这次喂奶,您做得很好,宝宝也吃饱了,请您先休息。以后每次喂奶都要像这次一样做哦,您一定会越来越熟练的。有事请按铃,我也会及时过来帮助您。您要保持心情愉快,生活规律,保证足够睡眠,进食高蛋白营养丰富的食物,促进乳汁充沛。乳量较少时吸完一侧乳房再吸另一侧乳房,如乳量较多,每次可吸吮一侧乳房,下一次哺乳时先吸吮另一侧,做到有效吸吮。哺乳后挤出少许乳汁涂在乳头及乳晕处,预防乳头皲裂,若有乳房肿胀时,应用吸奶器吸出乳汁。切勿用肥皂水、乙醇等刺激性物品清洗乳头。不可随便给新生儿添加水及其他饮料。睡觉时注意不要使乳房受压,坚持夜间哺乳。产后最初几天内哺乳时可能有腹痛现象,这是产后子宫收缩而致,是正常现象,指导产妇不必担心,一般 3 天后会慢慢消失。

3. 向产妇介绍日常乳房护理的内容及方法,如哺乳前先清洁乳头和乳晕、母乳喂养时的技巧和乳房按摩手法等。

4. 助产士小李填写产后护理记录单,签全名。

5. 进行用物整理及污物处理,做好室内卫生,通风消毒。

（八）注意事项

1. 关心体贴产妇,协助穿脱衣物,指导产妇每次哺乳前做好手和乳房的清洁。注意保暖防止着凉。

2. 指导产妇采取正确的体位,指导哺乳手法时,动作准确轻柔,细心又耐心。

3. 关爱新生儿,指导产妇哺乳时和哺乳后做好新生儿的观察和护理。

【 实训报告 】

1. 填写产后护理记录单。

2. 根据本实训模拟案例,完成实训报告。

【 母乳喂养指导操作技能考核 】

母乳喂养指导操作技能考核评分标准见表 3-2。

表 3-2　母乳喂养指导操作考核评分标准

主考教师_____　　　　　　　　　　　　　　　　　　考试日期_____年___月___日

项目总分	项目内容	考核内容及技术要求	分值	得分
素质要求 (5分)	报告内容	报告考生考试号码及考核项目	1	
	仪表举止	仪表端庄大方,态度亲切和蔼	2	
	服装服饰	服装鞋帽整洁,着装符合要求	2	
操作前准备 (15分)	环境 (3分)	室内光线充足、清洁温暖、安静、隐蔽	1	
		必要时设置屏风或隔帘遮挡产妇(口述)	1	
		相关人员在场(口述)	1	
	用物	治疗车、洗手液、面盆、毛巾、热水、吸奶器和广口容器	1	
	助产士	修剪指甲,洗手(七步洗手法)、戴口罩	2	
	新生儿	更换尿布、臀部护理	2	
	产妇 (7分)	核对产妇姓名、床号、腕带,了解产妇分娩过程	1	
		一般情况评估:T、P、R、BP、饮食、休息、排泄等	2	
		了解目前开奶情况,评估双侧乳房形状、充盈度、乳头等情况	2	
		解释操作的目的、内容,以取得积极配合	2	
操作步骤 (70分)	评估乳房 (5分)	将产妇的床头摇高,协助产妇解开上衣纽扣,露出乳房;先视诊两乳房,再触诊	2	
		评估乳房:有无乳房胀痛	1	
		观察乳房有无炎症:乳腺炎早期可有乳房发胀、变硬、疼痛、局部潮红、腋下淋巴结压痛等	2	
	清洁、热敷乳房 (9分)	一手支托乳房,另一手用温热毛巾由乳头开始,由内向外擦洗整个乳房,左右均擦拭	2	
		必要时用植物油去除乳头痂皮(口述)	1	
		告知产妇哺乳前热敷乳房,可促使乳腺管畅通,促进乳汁分泌(口述)	1	
		涂润肤油于乳房	1	
		将温热毛巾拧干后环绕包住乳房,露出乳头	2	
		视需要换温水,以保持热度(热度以产妇本身能接受为宜)	2	
	按摩乳房 (13分)	双手大拇指与四指分开,水平按摩乳房 5 次	3	
		双手大拇指与四指分开,与水平面呈 45° 按摩乳房 5 次	3	
		沿乳房周围,螺旋按摩乳房,左右各 5 次	3	
		由乳房基底沿乳腺管呈螺旋状上行推压到乳晕,再直行到乳头 5 次	3	
		用毛巾擦干乳头和乳房,协助产妇穿好衣服	1	

项目总分	项目内容	考核内容及技术要求	分值	得分
操作步骤 （70 分）	母乳喂养指导 （22 分）	向产妇解释,观察乳汁分泌情况	1	
		洗净双手,用温热毛巾擦净乳头,协助母亲选择舒适的体位（如坐位或卧位）	1	
		协助母亲抱着新生儿贴近自己(胸贴胸、腹贴腹);新生儿的头与身体呈一直线;新生儿的脸对着乳房,鼻尖对着乳头	3	
		将拇指和四指分别放在乳房上、下方,呈"C"形托起整个乳房用拇指轻压乳房上部,易于新生儿含接	3	
		母亲用乳头碰新生儿的嘴唇,使新生儿张嘴;新生儿嘴张大后,含住乳头及大部分乳晕,有节奏地吸吮和吞咽	3	
		哺乳完毕,用示指轻压新生儿下颌取出乳头,挤出少许乳汁涂抹在乳头上,以防乳头皲裂	3	
		判断新生儿吸吮有效及吃饱的标准（口述）	3	
		指导产妇每次哺乳时让新生儿吸空一侧乳房,再吸吮另一侧（口述）	2	
		哺乳结束后,将新生儿抱起轻拍背部 1~2min,排出胃内空气以防吐奶	3	
	挤奶 （17 分）	解释挤奶的目的:挤奶有利于保持泌乳和减轻乳胀	1	
		助产士（产妇）洗净双手,产妇坐或站均可,身体前倾,以感到舒适为宜	1	
		用热毛巾敷一侧乳房 3~5min	1	
		一手置于乳房下托起乳房,另一手以小鱼际按顺时针方向螺旋式按摩乳房	2	
		将容器靠近乳房,将拇指及示指放在乳晕上方距乳头根部 2cm 处,两指相对,其他手指托住乳房	3	
		拇指和示指向胸壁方向轻轻下压、挤、松,反复一压一放,手指固定不滑动	4	
		口述:向胸壁方向下压时不可压得太深,否则将引起乳腺导管阻塞,压力应作用在拇指和示指间乳晕下方的乳房组织上	2	
		一侧乳房至少挤压 3~5min,待乳汁少了,就可挤压另一侧乳房,双侧轮流进行	2	
		口述:为挤出残余的乳汁,持续时间应以 20~30min 为宜	1	
	整理、记录、宣教 （4 分）	协助产妇穿好衣服	1	
		整理床单位,分类处理用物,洗手记录	1	
		进行健康教育	1	
		报告操作结束	1	
综合评价 （10 分）	程序正确,动作规范,操作熟练		6	
	态度和蔼可亲、语言恰当、沟通有效,操作过程体现人文关怀		4	
总分			100	

（高 珊）

实训项目四 ｜ 新生儿护理及急救技术

学习目标：

1. 掌握：新生儿卡介苗、乙肝疫苗接种适应证和禁忌证、接种后反应及注意事项；新生儿疾病筛查的最佳时间、必要性及注意事项；新生儿沐浴、抚触的操作目的、方法和注意事项；新生儿窒息复苏术的基本程序、复苏效果的判断方法。

2. 熟悉：新生儿预防接种技术、新生儿疾病筛查技术、能与产妇及家属进行有效沟通。新生儿窒息的判断和复苏术后的护理措施。

3. 具有严谨、有序、有温度的职业素养、关心爱护新生儿的职业情怀和新生儿窒息急救过程中的团队协作精神。

新生儿是指从出生时脐带结扎至满 28 天的婴儿。此期是婴儿从宫内完全依赖母体的生活方式，到宫外逐渐独立生活的适应期，各个脏器功能尚未成熟，免疫力低下，体温调节功能较差，甚至有先天性疾病，易出现感染和意外，需要护理者密切观察与精细护理，如新生儿预防接种、新生儿疾病筛查（新生儿足跟血采集、新生儿听力筛查、新生儿经皮胆红素测定）、新生儿沐浴、新生儿抚触等；如发现新生儿异常情况，应积极采取新生儿窒息复苏术，以促进新生儿健康成长。

工作任务一 新生儿预防接种

【典型案例仿真实训】

刘女士，26 岁，G_1P_1，孕 39 周，于 2023 年 8 月 26 日 6:00 经阴道自然分娩一男性活婴，阿普加评分为 10 分，羊水清。现出生后 6 小时，新生儿生命体征平稳，反应较好，哭声响亮，吸吮力强。该新生儿按医嘱给予接种卡介苗、乙肝疫苗。

【实训前思考问题】

1. 接种卡介苗、乙肝疫苗的目的和意义是什么？
2. 新生儿接种卡介苗适应证有哪些？
3. 新生儿接种卡介苗禁忌证有哪些？
4. 新生儿接种乙肝疫苗的程序是怎样的？
5. 新生儿卡介苗和乙肝疫苗的接种途径是否相同？

【实训目的】

1. 通过实训能正确实施新生儿卡介苗、乙肝疫苗的接种技术。
2. 熟悉新生儿接种卡介苗、乙肝疫苗的适应证和禁忌证。
3. 熟悉新生儿接种乙肝疫苗程序。

【实训准备】

1. 助产士（护士）准备 着装规范、仪表端庄，修剪指甲、去掉首饰，洗手、戴口罩。

2. 环境准备　室内整洁、安静、光线充足,温度为 24~26℃,湿度为 55%~65%。

3. 用物准备　模拟新生儿手臂,注射盘,快速手消毒液 1 瓶,无菌棉签,75% 乙醇,弯盘,砂轮,纱布,无菌手套,一次性兰芯注射器或卡介苗专用注射器 1 支,一次性注射器 1ml、2ml 各 1 支,药液(卡介苗、乙型肝炎疫苗、乙型肝炎免疫球蛋白),无菌盘,预防接种登记本,儿童预防接种证,新生儿病历,预防接种知情告知书,手表、笔。

4. 产妇及家属准备　了解预防接种的目的、过程和注意事项,协助核对信息并配合操作。

5. 新生儿准备　协助产妇及家属将新生儿放置治疗台上,取侧卧位。

【实训时间】
1 学时。

【实训方式】
1. 教师讲解示范后,学生 4~6 人为一组,利用模型进行卡介苗、乙肝疫苗操作练习。
2. 教师巡回指导,实训结束前抽查,点评并小结。
3. 安排学生去医院产科见习。

【实训操作步骤】

(一) 问候、核对、评估及解说

1. 问候新生儿家属(表情微笑亲切)　您好! 我是助产士小梁,今天由我来为您的宝宝进行预防接种工作。

2. 核对　请问宝宝叫什么名字? 出生时间是什么时候? 请让我核对您的腕带信息和宝宝的腕带信息。

3. 评估

(1)产妇评估:详细了解产妇的一般情况,是否为乙肝病毒携带者,对于疫苗接种目的及注意事项的认知情况。

(2)新生儿评估:新生儿出生时间、孕周、体重、黄疸、反应、生命体征等情况;有无接种禁忌证;接种部位皮肤是否完整,有无损伤、瘢痕等。

4. 沟通谈话(对产妇及家属)

(1)告知产妇及家属国家对儿童实行预防接种证制度,预防接种实行免费,对于无接种禁忌证的新生儿应在出生 24 小时内接种首针乙型肝炎疫苗、卡介苗,可以有效预防乙肝病毒、结核分枝杆菌的感染。

(2)产妇及家属的配合:说明接种的部位;接种过程中产妇或家属需配合的内容。

(3)告知产妇、家属新生儿在接种疫苗后的注意事项。

(二) 新生儿体位

协助家属将新生儿取侧卧位,暴露新生儿上臂至肩部,嘱家属一手环抱新生儿,一手固定新生儿同侧肘关节。

(三) 核查

1. 洗手,二人核对医嘱。
2. 从医用冰箱中取出药液,检查疫苗名称、包装、生产日期、有效期、批号、规格、剂量,检查安瓿有无破裂,药液是否有浑浊,冻干疫苗有无溶解等现象。
3. 一次性注射器是否在有效期内,包装有无漏气;检查消毒液、棉棒等有效期。
4. 再次与产妇及家属核实疾病史,核查新生儿详细记录,排除疫苗接种禁忌证。

（四）接种

1. 卡介苗的接种（皮内注射法）

（1）**抽吸药液**：用一次性兰芯注射器或卡介苗专用注射器抽取稀释液，沿安瓿内壁缓慢注入，轻轻摇荡，使疫苗充分溶解，抽吸取 0.1ml，排尽注射器内空气，放无菌盘备用。

（2）再次与产妇或家属确认新生儿信息，核对药液名称、剂量。

（3）**消毒**：无菌棉签蘸 75% 乙醇消毒新生儿左侧上臂三角肌外下缘皮肤，以穿刺点为中心，由内向外螺旋式消毒皮肤，直径≥5cm，待干。

（4）**注射**：排气；左手绷紧注射部位（图 4-1）皮肤，针头斜面朝上与皮肤呈 5°角刺入皮肤。右手持注射器，待针尖斜面全部刺入皮内，左手拇指固定针栓，右手推注药液 0.1ml，局部隆起一个直径 2~3mm 皮丘，皮肤变白，毛孔变大。

（5）**拔针**：注射完毕，迅速拔出针头。勿按摩注射部位。

（6）再次核对新生儿腕带、药物信息，穿好新生儿衣服，保暖。

（7）整理用物，规范处理医疗垃圾。

（8）洗手，医嘱签名，记录新生儿病历、卡介苗接种登记本。

（9）观察新生儿 30 分钟，无接种反应，将新生儿送回母亲身边，做好核对工作。

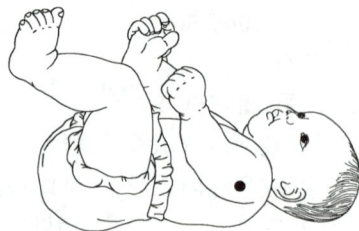

图 4-1　卡介苗接种部位

（10）告知产妇及家属注意观察新生儿反应、异常哭闹、体温、吃奶、呕吐、腹泻以及注射局部皮肤变化等情况，如有异常，及时汇报值班医护人员。

2. 乙肝疫苗的接种（肌内注射法）

（1）**抽吸药液**：用无菌棉签蘸 75% 乙醇消毒乙肝疫苗安瓿颈部，砂轮锯痕，再消毒安瓿颈部，用纱布包裹折断颈部。用 1ml 注射器抽吸药液，排尽注射器内空气，放无菌盘备用。

（2）**核对**：新生儿腕带信息（询问式）。

（3）**消毒**：无菌棉签蘸 75% 乙醇消毒新生儿右侧上臂三角肌皮肤，以穿刺点（图 4-2）为中心，由内向外螺旋式消毒皮肤，直径≥5cm，待干。

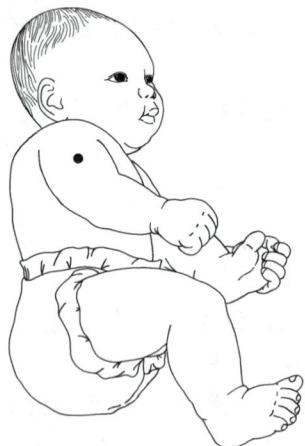

图 4-2　乙肝疫苗接种部位

（4）**核对与排气**：再次与产妇或家属确认新生儿信息，核对药液名称、剂量，排气。

（5）**注射**：左手食指与拇指捏起新生儿右侧上臂三角肌皮肤，针头与皮肤呈 90°角快速刺入皮肤，进针深度约为针梗的 1/2~2/3，右手固定针栓，左手回抽无血，缓慢推注疫苗。若有回血，应更换部位注射。

（6）**拔针**：注射完毕，用无菌干棉签轻压针刺处，迅速拔针，观察有无渗血，若有渗血，用干棉签按压片刻，无渗血即可丢弃棉签。

（7）再次核对新生儿腕带、药物信息，穿好新生儿衣服，保暖。

（8）整理用物，规范处理医疗垃圾。洗手，医嘱签名，记录新生儿病历、乙肝疫苗接种登记本。

（9）观察新生儿 30 分钟，无不良反应，将新生儿送回母亲身边，做好核对工作。

（10）告知产妇及家属注意观察新生儿反应、异常哭闹、体温、吃奶、呕吐、腹泻以及注射局部皮肤变化等情况，如有异常，及时汇报值班医护人员。

（五）填写儿童预防接种证

嘱监护人妥善保管儿童预防接种证，保证适龄儿童按时接种免疫规划疫苗。

（六）注意事项

1. 接种疫苗人员是接受县级以上卫生健康行政部门予以预防接种专业培训和考核,取得预防接种资格证的医护人员担任。接种人员应保持相对固定,实施科学接种流程。

2. 接种时动作轻柔,注意保暖。

3. 注射过程中注意观察新生儿的面色、呼吸及反应,有异常及时停止操作。

4. 菌苗于 2~8℃避光保存和运输,严禁冻结。

5. 接种告知内容包括所接种疫苗的名称、作用、禁忌、局部反应、全身反应等,有异常情况要及时就诊。

6. 同时接种两种疫苗时,应该分别接种于不同部位。

7. 卡介苗接种注意事项

（1）严禁皮下或肌内注射,无特殊情况,在左侧上臂三角肌外下缘接种。

（2）与免疫球蛋白接种间隔不做特别限制。

（3）卡介苗接种应使用一次性兰芯注射器或卡介苗专用注射器。

（4）拔针前先针管顺时针方向旋转 180°后,再拔针头。

（5）疫苗开启后 30 分钟未使用完应予废弃。

（6）告知产妇及家属,2 周左右出现局部红肿、丘疹状浸润硬块,直径 10mm 左右,其后逐渐软化成白色脓疱,可自行破溃,直径 3~5mm,8~12 周后大部分愈合结痂,痂脱落后可在局部形成一稍凹陷的瘢痕(即卡疤)。发热≤37.5℃,加强观察,适当休息,多饮水;伴其他全身症状、异常哭闹等,及时到医院诊治。发热 >37.5℃,及时到医院诊治。

8. 乙肝疫苗接种注意事项

（1）疫苗安瓿开启后未用完应盖上无菌棉球,超过 1 小时未用完,应予废弃。

（2）新生儿的母亲 HBsAg 阴性,于出生后 24 小时内、1 个月、6 个月各接种一次疫苗;新生儿的母亲 HBSAg 阳性者,于出生 12 小时内注射 HBIG(乙型肝炎免疫球蛋白)和乙型肝炎疫苗后,可接受母乳喂养。1 个月和 6 个月时再分别接种一次。

（3）在上臂外侧三角肌中部肌内注射。

（4）乙肝疫苗接种后一般没有反应,个别有局部轻度红肿、疼痛症状,很快会消退。如出现异常情况,须及时就诊。

【实训报告】

1. 绘制预防接种流程图。

2. 总结预防接种注意事项。

3. 简述卡介苗接种后的正常反应。

【新生儿卡介苗接种操作考核】

新生儿卡介苗接种操作考核评分标准见表 4-1。

表 4-1　新生儿卡介苗接种操作考核评分标准

主考教师_____　　　　　　　　　　　　　　　　考试日期_____年___月___日

项目总分	项目内容	考核内容及技术要求	分值	得分
素质要求 （5分）	报告内容	报告考生考试号码及考核项目	1	
	仪表举止	仪表端庄大方,态度认真和蔼,反应灵敏	3	
	服装服饰	服装鞋帽整洁,着装符合要求	1	

项目总分	项目内容	考核内容及技术要求	分值	得分
操作前准备（15分）	环境	室内光线充足、安静、整洁,温度为24~26℃,湿度为55%~65%	3	
	用物	新生儿或手臂模型,注射盘,快速手消毒液1瓶,无菌棉签,75%乙醇,弯盘,砂轮,纱布1块,一次性无菌手套,一次性兰芯注射器或卡介苗专用注射器1支,卡介苗1支,无菌盘,预防接种登记本,儿童预防接种证,新生儿病历,接种知情告知书,手表,笔	4	
	护士	去除首饰,修剪指甲,洗手、戴口罩	2	
	新生儿（6分）	了解新生儿精神状态、出生时间、孕周、体重、羊水、黄疸、反应、生命体征等情况;有无接种禁忌证;接种部位皮肤是否完整,有无损伤、瘢痕等	4	
		将符合接种要求的新生儿放置于治疗台上,取右侧卧位	2	
操作步骤（70分）	用物摆放	再次洗手,携带用物至床旁,合理摆放	2	
	核对（4分）	核对新生儿腕带信息,再次与产妇及家属核实疾病史,核查新生儿详细记录,排除疫苗接种禁忌证	2	
		二人核对疫苗名称、包装、生产日期、有效期、批号、规格、剂量,检查安瓿有无破裂,药液是否有浑浊,冻干疫苗有无溶解等现象;一次性兰芯注射器或卡介苗专用注射器是否在有效期内	2	
	解释	讲解操作目的及过程,取得产妇及家属理解与配合	2	
	体位	新生儿取右侧卧位,暴露新生儿左上臂至肩部,嘱家属一手环抱新生儿,一手固定新生儿同侧肘关节	2	
	接种（50分）	戴无菌手套;抽取稀释液,充分溶解疫苗	2	
		抽吸取药液0.1ml,排气,置无菌盘内	3	
		再次与产妇或家属确认新生儿信息,核对药液名称、剂量	4	
		消毒新生儿左侧上臂三角肌外下缘皮肤,以穿刺点为中心,由内向外螺旋式消毒皮肤,直径≥5cm,待干	9	
		排气,针头斜面朝上与皮肤成5°角刺入皮肤,针尖斜面全部刺入皮内后,左手固定针栓,右手推注药液0.1ml,局部隆起直径2~3mm皮丘	14	
		拔出针头,勿按摩注射部位	2	
		再次核对新生儿腕带、药物信息	4	
		观察新生儿反应	2	
		穿好新生儿衣服,保暖	4	
		告知产妇及家属注意观察新生儿反应、异常哭闹、体温、吃奶、呕吐、腹泻以及注射局部皮肤变化等情况,如有异常,及时汇报值班医护人员	6	
	接种后处理（10分）	整理用物,规范处理医疗垃圾	2	
		洗手,医嘱签名,记录新生儿病例、卡介苗接种登记本、儿童预防接种证	4	
		观察新生儿30min,无不良反应,将新生儿送回母亲身边,做好核对工作	3	
		报告操作结束	1	

项目总分	项目内容	考核内容及技术要求	分值	得分
综合评价 （10分）	程序正确,动作规范,操作熟练,无菌观念强		4	
	态度和蔼可亲、语言恰当、沟通有效,操作过程体现人文关怀		6	
总分			100	

【新生儿乙肝疫苗接种操作考核】

新生儿乙肝疫苗接种操作考核评分标准见表4-2。

表4-2 新生儿乙肝疫苗接种操作考核评分标准

主考教师_____ 考试日期_____年___月___日

项目总分	项目内容	考核内容及技术要求	分值	得分
素质要求 （5分）	报告内容	报告考生考试号码及考核项目	1	
	仪表举止	仪表端庄大方,态度认真和蔼,反应灵敏	3	
	服装服饰	服装鞋帽整洁,着装符合要求	1	
操作前准备 （15分）	环境	室内光线充足、安静、整洁,温度为24~26℃,湿度为55%~65%	2	
	用物	新生儿或手臂模型,注射盘,快速手消毒液1瓶,无菌棉签,75%乙醇,弯盘,砂轮,纱布1块,一次性无菌手套,一次性1ml注射器1支,卡介苗,无菌盘,预防接种登记本,儿童预防接种证,新生儿病历,接种知情告知书,手表、笔	4	
	护士	去除首饰,修剪指甲,洗手,戴口罩	2	
	新生儿 （7分）	评估新生儿精神状态、出生时间、孕周、体重、羊水、黄疸、反应、生命体征等情况;有无接种禁忌证;接种部位皮肤是否完整,有无损伤、瘢痕等	3	
		询问新生儿母亲是否为乙肝病毒携带者	2	
		放置新生儿于治疗台上,取左侧卧位	2	
操作步骤 （70分）	用物摆放	再次洗手,携带用物至床旁,合理摆放	1	
	核对 （5分）	核对新生儿腕带信息,再次与产妇及家属核实疾病史,核查新生儿详细记录,排除疫苗接种禁忌证	2	
		二人核对疫苗名称、包装、生产日期、有效期、批号、规格、剂量,检查安瓿有无破裂,药液是否有浑浊;一次性注射器是否在有效期内	3	
	解释	讲解操作目的及过程,取得产妇及家属理解与配合	2	
	体位	新生儿取左侧卧位,暴露新生儿右侧上臂至肩部,嘱家属一手环抱新生儿,一手固定新生儿同侧肘关节	2	
	接种 （50分）	戴无菌手套;75%乙醇消毒乙肝疫苗安瓿颈部,砂轮锯痕,再消毒安瓿颈部,用纱布包裹折断颈部	2	
		1ml注射器抽吸药液,排气,置无菌盘内	3	
		再次与产妇或家属确认新生儿信息,核对药液名称、剂量	4	
		消毒新生儿右侧上臂三角肌皮肤,以穿刺点为中心,由内向外螺旋式消毒皮肤,直径≥5cm,待干	9	

项目总分	项目内容	考核内容及技术要求	分值	得分
操作步骤 （70分）	接种 （50分）	排气，左手食指与拇指捏起新生儿右侧上臂三角肌皮肤，针头与皮肤成 90°角快速刺入皮肤，进针深度约为针梗的 1/2~2/3，右手固定针栓，左手回抽无血，缓慢推注疫苗；若有回血，应更换部位注射	14	
		注射完毕，无菌干棉签轻压针刺处迅速拔针，按压片刻	2	
		再次核对新生儿腕带、药物信息	4	
		观察新生儿反应	2	
		穿好新生儿衣服，保暖	4	
		告知产妇及家属注意观察新生儿反应、异常哭闹、体温、吃奶、呕吐、腹泻以及注射局部皮肤变化等情况，如有异常，及时汇报值班医护人员	6	
	接种后处理 （10分）	整理用物，规范处理医疗垃圾	2	
		洗手，医嘱签名，记录新生儿病历、乙肝疫苗接种登记本、儿童预防接种证	4	
		观察新生儿 30min，无不良反应，将新生儿送回母亲身边，做好核对工作	3	
		报告操作结束	1	
综合评价 （10分）	程序正确，动作规范，操作熟练，无菌观念强		4	
	态度和蔼可亲，语言恰当，沟通有效，操作过程体现人文关怀		6	
总分			100	

（梁宇鸣）

工作任务二　新生儿疾病筛查

一、新生儿经皮胆红素测定

【典型案例仿真实训】

刘女士之子，足月，出生第 2 天，出生时阿普加评分为 10 分，体重 3 000g，羊水清。目前新生儿生命体征平稳，反应较好，哭声响亮，吸吮力强，二便正常。医嘱予新生儿经皮胆红素测定。

【实训前思考问题】

1. 新生儿经皮胆红素测定的目的和意义？
2. 新生儿经皮胆红素测定的部位？

【实训目的】

1. 通过实训能正确实施新生儿经皮胆红素测定的技术。
2. 熟悉新生儿经皮胆红素测定值的意义。

【实训准备】

1. **护士准备**　着装规范、仪表端庄，修剪指甲、去掉首饰，洗手、戴口罩。
2. **环境准备**　整洁、安静，光线充足，温度为 24~26℃，湿度为 55%~65%。
3. **用物准备**　模拟新生儿，快速手消毒液 1 瓶，治疗盘，经皮黄疸测试仪 1 台，75% 医用乙醇棉片一盒(或 75% 乙醇 1 瓶、无菌棉签 1 包),新生儿病历,笔。

4. 家属准备 了解新生儿经皮胆红素检测目的、过程和注意事项,协助核对新生儿信息并配合操作。

5. 新生儿准备 处于哺乳后的安静状态。

【实训时间】

0.25 学时。

【实训方式】

1. 教师讲解示范后,学生 4~6 人为一组,利用模型进行新生儿黄疸测定操作练习。

2. 教师巡回指导,实训结束前抽查,点评并小结。

3. 安排学生去医院妇产科见习。

【实训操作步骤】

(一) 问候、核对、评估及解说

1. 问候新生儿家属(表情微笑亲切) 您好! 我是护士小梁,今天由我来为您进行新生儿黄疸检测工作。

2. 核对 请问宝宝叫什么名字? 出生时间? 请让我核对您和宝宝的腕带信息。

3. 评估

(1)**产妇或家属**:了解有无家族病史,对新生儿黄疸检测的认识和心理反应。

(2)**新生儿评估**:新生儿出生时间、反应、体重、黄疸、生命体征等情况。

(3)**环境评估**:是否安静、整洁,温度和湿度是否适宜;光线是否充足。

4. 沟通谈话(对产妇及家属)

(1)告知产妇及家属今天由我来为您进行新生儿黄疸检测工作,是通过皮肤检测胆红素,无创伤。

(2)给宝宝更换干净尿不湿,使其舒适不哭闹。

(二) 新生儿体位

新生儿放置治疗台上,取平卧头侧位,也可由家长抱在怀里。

(三) 核查

洗手,与产妇或家属核查新生儿信息。

(四) 经皮测胆红素

1. 打开经皮黄疸测试仪电源,确认屏幕黄灯是否正常亮起;检查仪器性能是否完好,电量是否充足;校对仪器。

2. 取乙醇棉片擦拭探头表面,待干,按"Reset"键。

3. 左手遮盖住新生儿眼睛,右手持黄疸测试仪,把探头垂直放置在新生儿前额眉心(图 4-3),紧贴皮肤,将探头轻轻按压,听到咔嗒声并发出闪光,读取液晶屏显示值并记录。

4. 待显示屏黄灯亮起后,按"Reset"键,同法测量新生儿面颊、胸骨上端两个部位(图 4-3),并记录数值。

5. 关闭黄疸测试仪电源开关,乙醇棉片擦拭探头表面。

6. 再次核对新生儿信息。

7. 计算三个部位数值的平均值(一般不高于 171mmol/L),记录。如有异常,汇报医生。

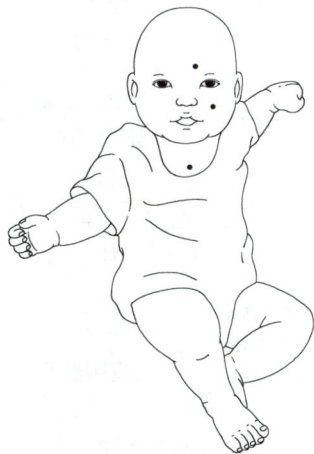

图 4-3 经皮测胆红素采集部位

8. 告知家长测量结果,并做好宣教,如测量数值在 34.2mmol/L 以内浮动属于正常现象。注意新生儿精神、皮肤颜色、体温、吃奶、二便等变化,有异常及时汇报医护人员。

9. 整理用物,洗手,记录。

(五)注意事项

1. 黄疸测试仪定时充电、定期消毒。

2. 操作时注意探头垂直放置无间隙,切勿漏光,造成数据的不准确。

3. 如果新生儿经过了蓝光治疗,这时黄疸测试仪的结果误差会增大,所以要在停止光疗 6 小时以后再测定,以减小误差。同时,每隔三天需要采血查肝功能测定胆红素的结果,防止由于经皮胆红素测定误差,导致判断失误。

4. 测试部位不同,测试数据也会有差异,选择测试部位后,不要随意改变,造成数据误差。

5. 由于经皮测定胆红素具有一定的误差,一般不超过上下 34.2mmol/L,所以在每次测定前需要用仪器自带的标准尺校准。

【新生儿经皮胆红素测定技术操作考核】

新生儿经皮胆红素测定技术操作考核评分标准见表 4-3。

表 4-3 新生儿经皮胆红素测定技术操作考核评分标准

主考教师_____ 考试日期_____年___月___日

项目总分	项目内容	考核内容及技术要求	分值	得分
素质要求 (5 分)	报告内容	报告考生考试号码及考核项目	1	
	仪表举止	仪表端庄大方,态度认真和蔼,反应灵敏	3	
	服装服饰	服装鞋帽整洁,着装符合要求	1	
操作前准备 (15 分)	环境	室内安静、整洁,光线充足,温度为 24~26℃,湿度为 55%~65%	3	
	用物	模拟新生儿,快速手消毒液 1 瓶,治疗盘,经皮黄疸测试仪 1 台,75% 医用乙醇棉片一盒(或 75% 乙醇 1 瓶,无菌棉签 1 包),新生儿病历,笔	4	
	护士	去除首饰,修剪指甲,洗手、戴口罩	2	
	新生儿 (5 分)	了解新生儿出生时间、反应、体重、黄疸、生命体征等情况;处于自然睡眠状态或哺乳后的安静状态	3	
		操作时间选择新生儿哺乳后处于安静状态	2	
	产妇或家属	了解有无家族病史,对新生儿黄疸检测的认识和心理反应	1	
操作步骤 (70 分)	准备用物	洗手,备齐用物,均在有效期内,检查仪器性能,合理摆放	2	
	核对	与产妇或家属核查新生儿信息	2	
	解释	讲解操作目的及过程,取得产妇及家属理解与配合	2	
	体位	取平卧,也可由家长抱在怀里进行测试	2	
	经皮胆红素 测定 (56 分)	洗手,再次与产妇或家属核对新生儿信息	2	
		打开黄疸测试仪电源,确认屏幕黄灯是否正常亮起;检查仪器性能是否完好,电量是否充足;校对黄疸测试仪	4	
		取乙醇棉片擦拭探头表面,待干,按 "Reset" 键	2	
		左手遮盖住新生儿眼睛,右手持黄疸测试仪,把探头垂直放置在新生儿前额眉心,紧贴皮肤,将探头轻轻按压,听到咔嗒声并发出闪光,读取液晶屏显示值并记录	12	

项目总分	项目内容	考核内容及技术要求	分值	得分
操作步骤 （70分）	经皮胆红素 测定 （56分）	待显示屏黄灯亮起后，按"Reset"键，同法测量新生儿面颊，并记录数值	12	
		待显示屏黄灯亮起后，按"Reset"键，同法测量新生儿胸骨上端，并记录数值	12	
		关闭黄疸测试仪电源开关，乙醇棉片擦拭探头表面	2	
		再次核对新生儿信息	2	
		整理用物，洗手	2	
		计算三个部位数值的平均值（一般不高于171mmol/L），记录；如有异常，汇报医生	3	
		告知家长测量结果，并做好宣教，如测量数值在34.2mmol/L以内浮动属于正常现象。注意新生儿精神、皮肤颜色、体温、吃奶、二便等变化，有异常及时汇报医护人员	3	
	测试后处理 （6分）	整理用物，规范处理医疗垃圾	2	
		洗手，记录新生儿病历	3	
		报告操作结束	1	
综合评价 （10分）	程序正确，动作规范，操作熟练		6	
	态度和蔼可亲、语言恰当、沟通有效，操作过程体现人文关怀		4	
总分			100	

二、新生儿听力筛查

【典型案例仿真实训】

刘女士之子，足月，出生3天，出生时阿普加评分10分，羊水清。目前新生儿生命体征平稳，反应较好，哭声响亮，吸吮力强，二便正常。医嘱：给予新生儿听力筛查。

【实训前思考问题】

1. 新生儿听力筛查目的和意义？

2. 新生儿听力筛查的时间？

【实训目的】

1. 通过实训能正确实施新生儿听力筛查技术。

2. 熟悉新生儿听力筛查注意事项。

【实训准备】

1. 助产士（护士）准备　着装规范、仪表端庄，修剪指甲、去掉首饰，洗手、戴口罩。

2. 环境准备　通风良好、安静、整洁的专用房间，噪声小，背景噪声≤45dB（A），温度为24~26℃，湿度为55%~65%。

3. 用物准备　模拟新生儿，快速手消毒液1瓶，治疗盘，听力筛查设备（耳声发射仪、自动听性脑干反应仪等），新生儿听力筛查登记本，测试报告单、新生儿听力筛查知情同意书，手表，笔。

4. 家属准备　了解新生儿听力筛查目的、过程和注意事项，协助核对新生儿信息并配合操作。

5. 新生儿准备　处于自然睡眠状态或哺乳后的安静状态，新生儿放置治疗台上，取平卧头侧位，检查耳朝上。也可由家长抱在怀里进行测试。

【实训时间】

0.25 学时。

【实训方式】

1. 教师讲解示范后,学生 4~6 人为一组,利用模型进行新生儿听力筛查操作练习。

2. 教师巡回指导,实训结束前抽查,点评并小结。

3. 安排学生去医院妇产科见习。

【实训操作步骤】

(一) 问候、核对、评估及解说

1. 问候新生儿家属(表情微笑亲切) 您好! 我是护士小梁,今天由我来为您的宝宝进行听力检测工作。

2. 核对 请问宝宝叫什么名字,出生时间? 请让我核对您和宝宝的腕带信息。

3. 评估

(1)**产妇或家属**:了解有无家族病史,对新生儿疾病筛查的认识和心理反应。

(2)**新生儿评估**:新生儿出生时间、反应、体重、黄疸、生命体征等情况;外耳道清洁度。

(3)**环境评估**:是否安静、整洁,温度和湿度是否适宜;通风良好。

4. 沟通谈话(对产妇及家属)

(1)告知产妇及家属《新生儿疾病筛查管理办法》的相关规定,仔细阅读知情同意书并签字。

(2)给宝宝更换干净尿不湿,使其舒适不哭闹。

(二) 核查

洗手,戴口罩,核查用物,与产妇或家属核查新生儿信息。

(三) 新生儿体位

新生儿放置治疗台上,取平卧头侧位,也可由家长抱在怀里,受检查耳朝上。

(四) 听力检测

1. 关闭检查室里产生噪声的各种仪器设备,确保安静。

2. 清洁 露出耳朵,避免遮盖,清洁新生儿两侧耳道,以消除耳道积液造成传音障碍的因素,降低假阳性率。

3. 开启仪器,紧密导线连接,检查导管孔通畅、仪器性能完好性。

4. 根据耳道大小选择型号合适的耳塞。

5. 轻轻将耳郭向下向后方牵拉,使耳道变直,将探头紧密置于外耳道外 1/3 处,其尖端小孔正对鼓膜,勿使可置换的弹性部分遮盖麦克风和扬声器,点击右键或者左键选择右耳或者左耳。

6. 做完一侧耳后,不要用力翻动宝宝以免惊醒,应轻轻翻转到对侧耳。同法检测对侧耳朵。

7. 仪器自行显示测试结果,如未通过,须重复 2~3 次测试。

8. 筛查结果记录 结果应使用"通过/pass"或"未通过/refer",不能使用"正常"或"不正常"。

9. 再次核对新生儿信息。

10. 整理用物,规范处理医疗垃圾。

(五) 注意事项

1. 测试时家长可将手轻轻扶按在宝宝肩部,使其有安全感。

2. 初筛没"通过";或初筛"可疑";甚至初筛已经"通过",但属于听力损失高危儿如重症监护病房患儿,需要进行听力复筛。

3. 初筛未通过者及漏筛者于 42 天内均应当进行双耳复筛。复筛仍未通过者应当在出生后 3

个月龄内转诊至省级卫生行政部门指定的听力障碍诊治机构接受进一步诊断。

4. 具有听力损失高危因素的新生儿，即使通过听力筛查仍应当在 3 年内每年至少随访 1 次，在随访过程中怀疑有听力损失时，应当及时到听力障碍诊治机构就诊。

【新生儿听力筛查操作考核】

新生儿听力筛查操作考核评分标准见表 4-4。

表 4-4　新生儿听力筛查操作考核评分标准

主考教师_____　　　　　　　　　　　　　　　　考试日期_____年____月____日

项目总分	项目内容	考核内容及技术要求	分值	得分
素质要求 （5 分）	报告内容	报告考生考试号码及考核项目	1	
	仪表举止	仪表端庄大方，态度认真和蔼，反应灵敏	3	
	服装服饰	服装鞋帽整洁，着装符合要求	1	
操作前准备 （15 分）	环境	室内通风良好、安静、整洁，背景噪声≤45dB（A），通风良好，温度为 24~26℃，湿度为 55%~65%	4	
	用物	模拟新生儿，快速手消毒液 1 瓶，治疗盘，听力筛查设备（耳声发射仪、自动听性脑干反应仪等），新生儿听力筛查登记本，测试报告单，新生儿听力筛查知情同意书，手表，笔	4	
	护士	去除首饰，修剪指甲，洗手、戴口罩	2	
	新生儿 （4 分）	了解新生儿出生时间、反应、体重、黄疸、生命体征等情况；处于自然睡眠状态或哺乳后的安静状态；耳道清洁度	2	
		将处于自然睡眠状态或哺乳后的安静状态的新生儿放置于治疗台上，取平卧头侧位，也可由家长抱在怀里进行测试，受检查耳朝上	2	
	产妇或家属	了解有无家族病史，对新生儿听力筛查的认识和心理反应	1	
操作步骤 （70 分）	准备用物	洗手，备齐用物，均在有效期内，检查仪器性能，合理摆放	2	
	核对	与产妇或家属核查新生儿信息	2	
	解释	讲解操作目的及过程，取得产妇及家属理解与配合	2	
	体位	取平卧头侧位，也可由家长抱在怀里进行测试，检查耳朝上	2	
	检测 （56 分）	洗手，产妇或家属核对新生儿信息	2	
		露出耳朵，避免遮盖，清洁新生儿两侧外耳道	4	
		开启仪器，紧密导线连接；检查导管孔通畅、仪器性能完好性	4	
		选择型号合适的耳塞	2	
		轻轻将耳郭向下向后方牵拉，使耳道变直，将探头紧密置于外耳道外 1/3 处，其尖端小孔正对鼓膜，勿使可置换的弹性部分遮盖麦克风和扬声器，点击右键或者左键选择右耳或者左耳	12	
		做完一侧耳后，轻轻翻转到对侧耳，同法检测对侧耳朵	12	
		仪器自行显示测试结果，如未通过，须重复 2~3 次测试	4	
		记录筛查结果，使用"通过"或"未通过"，不能使用"正常"或"不正常"	4	
		再次核对新生儿信息	2	

项目总分	项目内容	考核内容及技术要求	分值	得分
操作步骤 （70分）	检测 （56分）	告知产妇及家属，如果初筛未通过，于42d内均应当进行双耳复测；平时注意观察新生儿对声源的反应、如有异常，及时汇报当班医护人员或到医院就诊。具有听力损失高危因素的新生儿，即使通过听力筛查仍应当在3年内每年至少随访1次，在随访过程中怀疑有听力损失时，应当及时到听力障碍诊治机构就诊	10	
	检测后处理 （6分）	整理用物，规范处理医疗垃圾	2	
		洗手，记录新生儿听力筛查登记本	3	
		报告操作结束	1	
综合评价 （10分）	程序正确，动作规范，操作熟练		6	
	态度和蔼可亲、语言恰当、沟通有效，操作过程体现人文关怀		4	
总分			100	

三、新生儿足跟血采集

【典型案例仿真实训】

刘女士之子，足月，出生3天，出生时阿普加评分为10分，羊水清。目前新生儿生命体征平稳，反应较好，哭声响亮，吸吮力强，二便正常。医嘱给予新生儿足跟血采集。

【实训前思考问题】

1. 新生儿足跟血采集目的和意义是什么？

2. 新生儿足跟血采集的时间为何时？

【实训目的】

1. 通过实训能正确实施新生儿足跟血采集技术。

2. 熟悉新生儿足跟血采集的血样保管注意事项。

【实训准备】

1. 助产士（护士）准备　着装规范、仪表端庄，修剪指甲、去掉首饰，洗手、戴口罩。

2. 环境准备　室内整洁、光线充足、安静，温度为24~26℃，湿度为55%~65%。

3. 用物准备　模拟新生儿，快速手消毒液1瓶，治疗盘，一次性采血针，采血卡（填写好新生儿信息）、支架、无菌棉签，75%乙醇，弯盘，输液贴，无菌手套，锐器盒，新生儿疾病筛查登记本，新生儿疾病筛查知情同意书，新生儿病历或门诊号，手表，笔。

4. 家属准备　了解新生儿疾病筛查目的、过程和注意事项，协助核对新生儿信息并配合操作。

5. 新生儿准备　协助产妇及家属将新生儿放置治疗台上，取仰卧位，头偏向一侧。

【实训时间】

0.5学时。

【实训方式】

1. 教师讲解示范后，学生4~6人为一组，利用模型进行新生儿足跟血采集的血样操作练习。

2. 教师巡回指导，实训结束前抽查，点评并小结。

3. 安排学生去医院妇产科见习。

【实训操作步骤】
（一）问候、核对、评估及解说

1. 问候新生儿家属（表情微笑亲切） 您好！我是护士小梁，今天由我来为您进行新生儿足跟血采集血样的工作。

2. 核对 请问宝宝叫什么名字？出生时间？请让我核对您和宝宝的腕带信息。

3. 评估

（1）**产妇或家属**：了解有无家族病史，对新生儿疾病筛查的认识和心理反应。

（2）**新生儿评估**：新生儿出生时间、反应、生命体征等情况；采血部位皮肤是否完整，有无损伤、瘢痕等。

（3）**环境评估**：是否安静、整洁，温度和湿度是否适宜；光线是否充足。

4. 沟通谈话（对产妇及家属）

（1）告知产妇及家属《新生儿疾病筛查管理办法》的相关规定，采集新生儿足跟血样本是对严重危害新生儿健康的先天性、遗传代谢性疾病施行的专项检查，以达到早期诊断、早期治疗的目的。

（2）告知产妇及家属采集样本的部位，样本采集后的注意事项。

（二）新生儿体位

协助家属将新生儿取仰卧位，暴露新生儿双脚。

（三）核查

与产妇或家属核查新生儿信息，与采血卡信息一致。

（四）采血

1. **预热** 按摩或热敷新生儿足跟，用75%乙醇消毒皮肤，待干。

2. 戴一次性无菌手套，无菌棉签蘸75%乙醇消毒足跟部皮肤，以穿刺点为中心，由内向外螺旋式消毒，直径≥5cm，待干。

3. 用一次性采血针刺足跟内侧或外侧（图4-4），深度<3mm，用无菌干棉签拭去第一滴血，从第二滴血开始取血样。

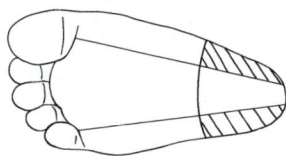

图4-4 足跟采血

4. 轻轻挤压、放松、再挤压，以形成较大的血滴，将血滴在采血卡的圆圈内，切勿触及足跟皮肤，使血自然渗透至采血卡的背面，达到正反面血斑一致。采集3个血斑，每个血斑直径>8mm，不可在同一部位的血斑上重复滴入血液。

5. 采完之后用干棉签轻压采血部位止血，用输液贴保护针眼。

6. 将采血卡置于支架上使血斑悬空，自然晾干至深褐色，避免阳光及紫外线照射、烘烤、挥发性化学物质等污染。

7. 再次核对新生儿、病历或门诊病历、采血卡信息，穿好新生儿袜子、鞋，保暖。

8. 将检查合格的干采血卡置于塑料袋内，保存在2~8℃冰箱中。

9. 整理用物，规范处理医疗垃圾。

10. 洗手，记录新生儿病历、新生儿疾病筛查登记本。

11. 观察新生儿穿刺针眼有无渗血，无渗血即可将新生儿送回母亲身边，做好核对工作。

12. 告知产妇及家属注意观察新生儿反应、体温、吃奶、穿刺部位皮肤变化等情况，如有异常，及时汇报当班医护人员或到医院就诊。

13. 4周内反馈检查结果。

（五）注意事项

1. 足跟采血标本质量直接影响实验室检测结果，因此采集标本人员必须经过培训后上岗，按规范要求完成血卡采集工作。

2. 采血时动作轻柔，注意保暖。采血过程中注意观察新生儿的面色、呼吸及反应，呕吐，有异常及时停止操作。

3. 采血部位在新生儿足跟外侧缘、内侧缘，不得在新生儿足跟中间针刺，以免损伤新生儿神经、骨骼。

4. 血滴在采血卡上，切勿触及足跟皮肤。

5. 采血卡悬空在支架上 3~4 小时自然晾干，放置太短或过久都会影响检测结果，避免热烤、日晒、紫外线照射、福尔马林或其他有机溶剂熏染、液体污染。

6. 注意采血针眼保护，避免污染，以防感染，有异常情况要及时就诊。

【新生儿足跟血采集操作考核】

新生儿足跟血采集操作考核评分标准见表4-5。

表 4-5　新生儿足跟血采集操作考核评分标准

主考教师_____　　　　　　　　　　　　　　　　考试日期_____年___月___日

项目总分	项目内容	考核内容及技术要求	分值	得分
素质要求 （5分）	报告内容	报告考生考试号码及考核项目	1	
	仪表举止	仪表端庄大方，态度认真和蔼，反应灵敏	3	
	服装服饰	服装鞋帽整洁，着装符合要求	1	
操作前准备 （15分）	环境	室内光线充足、安静、整洁，温度为 24~26℃，湿度为 55%~65%	3	
	用物	模拟新生儿，快速手消毒液 1 瓶，治疗盘，一次性采血针，采血卡（填写好新生儿信息），支架，无菌棉签，75% 乙醇，弯盘，输液贴，无菌手套，锐器盒，新生儿疾病筛查登记本，新生儿疾病筛查知情同意书，新生儿病历或门诊号，手表，笔	4	
	护士	去除首饰，修剪指甲，洗手、戴口罩	2	
	新生儿 （5分）	了解新生儿出生时间、反应、生命体征等情况；采血部位皮肤是否完整，有无损伤、瘢痕等	3	
		将新生儿放置治疗台上，取仰卧位，头偏向一侧	2	
	产妇或家属	了解有无家族病史，对新生儿疾病筛查的认识和心理反应	1	
操作步骤 （70分）	准备用物	洗手，备齐用物，均在有效期内，合理摆放	2	
	核对	与产妇或家属核查新生儿信息，与采血卡信息一致	2	
	解释	讲解操作目的及过程，取得产妇及家属理解与配合	2	
	体位	新生儿取仰卧位，头偏向一侧，暴露新生儿脚部	2	
	采血 （52分）	按摩或热敷新生儿足跟	2	
		再次与产妇或家属确认新生儿信息，核对采血卡信息	4	
		戴无菌手套；用 75% 乙醇消毒足跟部皮肤，以穿刺点为中心，由内向外螺旋式消毒，直径≥5cm，待干	4	
		用一次性采血针刺足跟内侧或外侧，深度 <3mm，用无菌干棉签拭去第一滴血，从第二滴血开始取血样	6	

项目总分	项目内容	考核内容及技术要求	分值	得分
操作步骤 （70分）	采血 （52分）	轻轻挤压、放松、再挤压，以形成较大的血滴，将血滴在采血卡的圆圈内，血自然渗透至采血卡的背面，达到正反面血斑一致。采集3个血斑，每个血斑直径>8mm	8	
		采血过程中，注意观察新生儿面色、呼吸、呕吐、反应，有异常立即停止操作（口述）	5	
		采完之后用干棉签轻压采血部位止血，用输液贴保护针眼	4	
		将采血卡置支架上使血斑悬空，自然晾干，避免阳光及紫外线照射、烘烤、挥发性化学物质等污染	4	
		再次核对新生儿腕带、病历、采血卡等信息	3	
		穿好新生儿衣服，保暖	4	
		观察新生儿穿刺针眼有无渗血，无渗血即可将新生儿送回母亲身边，做好核对工作	4	
		告知产妇及家属注意观察新生儿反应、体温、吃奶、穿刺部位皮肤变化等情况，如有异常，及时汇报当班医护人员或到医院就诊；4周内反馈检查结果	4	
	采血后处理 （10分）	将晾干的采血卡置于塑料袋内，保存在2~8℃冰箱中	2	
		整理用物，规范处理医疗垃圾	4	
		洗手，记录新生儿病历、新生儿疾病筛查登记本	3	
		报告操作结束	1	
综合评价 （10分）		程序正确，动作规范，操作熟练，无菌观念强	4	
		态度和蔼可亲、语言恰当、沟通有效，操作过程体现人文关怀	6	
总分			100	

（梁宇鸣）

工作任务三　新生儿沐浴

【典型案例仿真实训】

新生儿，李女士之女，足月活婴，自然分娩，出生体重3 550g，身长50cm，阿普加评分为10分，无畸形，无产伤，无家族特殊疾病史。该新生儿出生2天来睡眠、哺乳及大小便均正常。今晨T 36.5℃、P 108次/min、R 40次/min，心、肺听诊无异常，腹部柔软，无肝脾大。脐带残端干燥，未脱落，无臀红。

小刘作为责任助产士（护士），今日常规为新生儿进行沐浴。

【实训前思考问题】

1. 新生儿沐浴的目的有哪些？

2. 为新生沐浴时要注意什么？

3. 如何向新生儿父母做好操作前沟通与操作后宣教？

【实训目的】

1. 通过实训能简述新生儿沐浴的目的，学会正确抱放新生儿。

2.能实施新生儿沐浴及更换衣服和尿布。

3.能进行新生儿的脐部护理、臀部护理及沐浴后的观察。

4.学会关爱呵护新生儿,具备良好的职业素养和人文关怀。

【实训准备】

1.助产士(护士)准备　着装规范、仪表端庄,洗手、戴口罩。

2.环境准备　室内光线充足、温暖,室温为 26~28℃,安静、隐蔽。

3.用物准备

(1)新生儿模型、新生儿电子秤、婴儿沐浴池(图 4-5)。

(2)**器械及用物(图 4-6)**:①沐浴包:浴垫 1 块、外包被 1 件、婴儿衣裤 1 套、纸尿裤(或尿布) 1 块、大浴巾 2 条、小毛巾 2 条。②消毒方盘:额温计或耳温计、婴儿沐浴洗发露 1 瓶、脐带防水贴、婴儿爽身粉 1 瓶、护肤柔湿巾 1 包、婴儿指甲刀 1 把、75% 乙醇(安尔碘)1 瓶、5% 鞣酸软膏(或护臀霜) 1 瓶、眼药水 1 瓶、消毒棉签 1 包、木梳 1 把、水温计 1 个。③被服处理篮 1 个,污物桶若干。④病历夹 1 个、婴儿推车 1 辆。

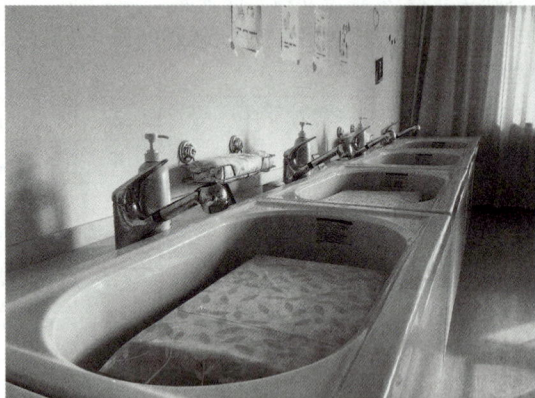

图 4-5　婴儿沐浴池

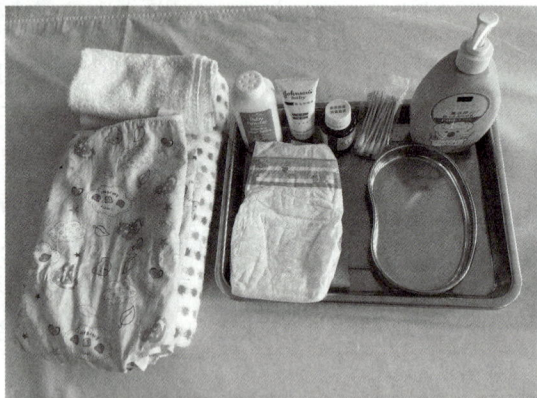

图 4-6　沐浴用物

【实训时间】

2 学时。

【实训方式】

1.教师讲解示范后,学生 2~4 人为一组,利用新生儿模型、沐浴池和沐浴用品进行操作练习,要求每人都熟练掌握操作。

2.教师巡回指导,实训结束前抽查,点评并小结。

3.安排学生去医院产科或产后保健门诊见习。

【实训操作步骤】

(一)问候、核对、评估及解说

1.问候产妇(表情微笑亲切)　您好! 我是助产士小刘,今天由我为您的宝宝进行沐浴,给宝宝洗洗澡,让宝宝更干净和舒服。

2.核对(面带微笑)　请问您叫什么名字? 住院号是多少? 请让我核对您的手腕带信息,同时核对新生儿的胸牌和腕带信息。

3.评估　了解新生儿出生情况:新生儿李芳之女,顺产后第 2 天,出生体重 3 550g,身长 50cm,

阿普加评分为 10 分,产后检查无异常。今晨测生命体征正常。新生儿脐带残端干燥,未脱落,无臀红。

4. 沟通谈话(对产妇及家属)　向产妇简要介绍新生儿沐浴过程和洗浴时长。解释新生儿沐浴的意义,使家长愿意接受,积极配合。指导母亲于沐浴前 1 小时左右将新生儿喂饱,以防止操作时因饥饿而哭闹,避免进食后洗浴造成吐奶。

(二)沐浴前准备

1. 确认沐浴室环境温度合适,淋浴器水温调至 38~42℃,沐浴用物准备齐全。

2. 将新生儿抱至沐浴准备台上,核对新生儿胸牌、腕带(手腕带、脚腕带)上的信息:母亲姓名、床号、住院号。

3. 松解衣服,测量体温。检查脐部及全身皮肤情况;松解尿布,核对外生殖器,查看有无大小便及臀部皮肤情况。脐带未脱落者,将防水护脐贴贴于脐部。

4. 将一次性浴垫铺于磅秤上,将新生儿放于电子秤上称重,记录。

(三)沐浴操作(图 4-7)

1. 助产士再次用手腕内侧测水温(38~42℃),并温热沐浴垫。

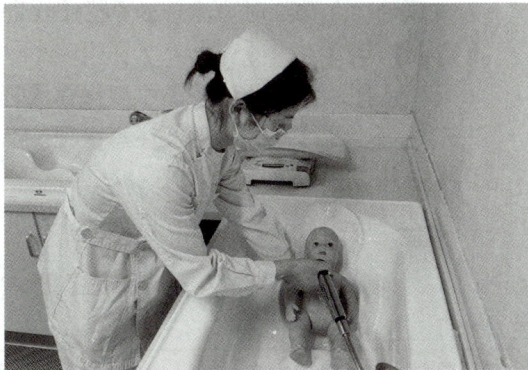

图 4-7　新生儿沐浴

2. 洗头面部　助产士用小浴巾将新生儿包裹,用左前臂托住新生儿背部,左手掌托住新生儿头颈部,将新生儿下肢夹在左腋下移至沐浴池,右手用浸湿小方巾为新生儿擦洗双眼(由内眦洗向外眦);然后洗面部,擦洗脸部的顺序为额头—鼻翼—面颊—外耳—下颏。洗头部,洗头时用左手拇指和示指将双侧耳郭向前轻压以盖住外耳道,防止水进入耳道引起感染,而后用方巾擦干头面部。

3. 洗全身　将新生儿头颈部枕在助产士左肘部,左手拇指及其余四指轻扣住新生儿左上臂和腋窝,右手轻托腰臀部,将宝宝稳妥放置于沐浴垫上。先冲湿全身,再涂上沐浴露后用水冲净。顺序依次为颈部→腋下→上肢→胸腹部→腹股沟→会阴部→双下肢。右侧翻转新生儿,新生儿趴卧在助产士左前臂,依次洗后颈部→背部→对侧下肢→近侧下肢→臀部。洗毕,朝左侧翻转新生儿,将新生儿抱回沐浴准备台上,用大毛巾包裹并拭干全身。

4. 脐部护理　充分暴露脐部,用 75% 乙醇棉签(或安尔碘)由内向外消毒脐轮、脐带残端及脐周 2 次。当包裹尿布或纸尿裤时,尿布或纸尿裤勿超过脐部,以防尿液污染脐部。

5. 五官护理　用消毒干棉签吸净外鼻孔及外耳道可能残存的水渍。

6. 臀部护理　将新生儿轻轻翻身侧卧,为宝宝涂护臀霜,穿好纸尿裤及衣服,包好小毛毯。

7. 沐浴后观察　新生儿沐浴后要观察其皮肤颜色,脐带有无渗出、异味,是否有臀红以及大小便的性状。如无异常,将新生儿送回母婴同室,与母亲再次核对胸牌、腕带。如要进行新生儿抚触的宝宝,沐浴后用干燥大浴巾包好保暖,送入新生儿抚触室进行抚触护理。

(四)整理、记录及宣教

1. 沐浴结束后,向母亲告知洗浴情况良好,宝宝脐部检查无异常。指导产妇及家属给新生儿保暖,注意及时观察宝宝吃奶、睡眠、大小便情况,如有异常及时联系医护人员。

2. 整理用物,洗手(七步洗手法),填写记录单。

（五）注意事项

1. 新生儿出生后体温未稳定前不宜沐浴。常规沐浴应于喂奶前或喂奶后 1 小时进行。

2. 婴儿秤托上及沐浴垫上每个新生儿用一张一次性中单，所有新生儿沐浴完成后，用消毒液浸泡沐浴池、沐浴垫。

3. 沐浴时动作应轻柔、迅捷，沐浴过程中不能离开新生儿，做好防护措施。

4. 整个操作过程中注意观察新生儿全身情况，如面色、皮肤、肢体活动、呼吸、精神反应等，有异常立即停止操作，及时妥善处理。

5. 洗头面部时毛巾不宜过湿，头部洗浴注意耳道的堵塞。

6. 沐浴露、洗发露应先在手上搓成泡沫状，再涂在新生儿头发或皮肤上。

7. 发现新生儿臀红时可涂抹 5% 鞣酸软膏。

【实训报告】

1. 用箭头图示新生儿沐浴的主要操作流程。

2. 简述新生儿沐浴的目的及注意事项。

【新生儿沐浴操作考核】

新生儿沐浴操作考核评分标准见表 4-6。

表 4-6　新生儿沐浴（淋浴）操作考核评分标准

主考教师_____　　　　　　　　　　　　　　　　　　考试日期_____年____月___日

项目总分	项目内容	考评内容及技术要求	分值	得分
素质要求 （5分）	报告内容	报告考生考试号码及考核项目	1	
	仪表举止	仪表端庄大方，态度认真和蔼	2	
	服装服饰	服装鞋帽整洁，着装符合要求	2	
操作前准备 （10分）	环境	安静整洁，关闭门窗，室温 26~28℃，光线充足，室内保暖措施安全（口述）	2	
	用物 （3分）	调节水温：38~42℃（口述），调整沐浴装置为工作状态，摆放沐浴垫	2	
		用物准备齐全，摆放有序，检查物品消毒时间	1	
	助产士 （5分）	洗手（七步洗手法），戴口罩	1	
		评估新生儿健康状况，产妇、家属的认知态度	2	
		解释新生儿沐浴的目的、适合的时间（口述）	2	
操作步骤 （75分）	新生儿准备 （20分）	将新生儿抱至沐浴准备台上，核对新生儿信息，测量体温，称体重并记录	4	
		松解衣服，检查脐部及全身情况；松解尿布，核对外生殖器，查看大小便及臀部情况	8	
		铺一次性垫巾于沐浴床上，测试水温，温热沐浴垫	8	
	头面部洗浴 （5分）	助产士抱好新生儿，轻放于沐浴床上，试温后用浸湿小毛巾擦洗新生儿双眼内眦—外眦—额头—鼻翼—面颊—外耳—下颏	3	
		洗头部：左手拇指和示指将双侧耳郭向前轻压以盖住外耳道，淋湿头部，取适量新生儿洗发露，轻柔按摩头部，用清水洗净，擦干	2	

项目总分	项目内容	考评内容及技术要求	分值	得分
操作步骤 （75 分）	身体洗浴 （19 分）	冲湿：顺序依次为颈部→腋下→上肢→胸腹部→腹股沟→会阴部→下肢	3	
		揉搓沐浴露并涂擦按摩全身，顺序同上（重点：颈下、腋下、腹股沟），清水冲净	8	
		轻轻翻转新生儿趴卧在助产士左前臂，握持好宝宝，依次洗后颈部→背部→对侧下肢→近侧下肢→臀部	8	
	沐浴后护理 （26 分）	洗毕，将新生儿抱回沐浴准备台上，迅速用浴巾包裹并拭干全身水渍	5	
		脐部护理：充分暴露脐部，用 75% 乙醇棉签（或安尔碘）消毒脐轮、脐带残端及脐窝 2 次	5	
		皮肤和臀部护理：必要时皮肤褶皱处扑粉，臀部涂抹护臀霜	2	
		兜好纸尿裤或尿布，穿上衣裤，裹好小毛毯	4	
		耳、鼻部护理：用消毒干棉签吸净双侧鼻孔及外耳道可能残存的水渍	3	
		检查核对新生儿胸牌、腕带信息，如字迹不清晰者仔细核对后给予补上，挂上胸牌	3	
		核对产妇与新生儿信息准确无误后，将新生儿交给产妇	2	
		新生儿体位安置妥当，对产妇进行健康指导（口述）	2	
	操作后整理 （5 分）	撤去一次性垫单，按院感要求分类处理用物	2	
		洗手，脱口罩，记录沐浴情况	2	
		报告操作结束	1	
综合评价 （10 分）		程序正确、操作规范熟练，动作轻柔敏捷	4	
		安全保护措施得当，关爱宝宝、细心耐心，与宝宝有良好的交流	4	
		体贴关心产妇，沟通良好；态度和蔼可亲、语言恰当	2	
总分			100	

（高 珊）

工作任务四　新生儿抚触

【典型案例仿真实训】

新生儿，刘女士之子，足月活婴，自然分娩，出生体重 3 700g，身长 50cm，阿普加评分为 10 分，无畸形，无产伤，无药物过敏史，无家族特殊疾病史。该新生儿出生 6 天来睡眠、哺乳及大小便均正常。今晨 T 36.5℃、P 108 次/min、R 40 次/min，心肺听诊无异常，腹部柔软，无肝脾大。脐带残端已脱落，无臀红。按今日护理常规，宝宝已做完沐浴。

【实训前思考问题】

1. 作为责任助产士（护士），应该如何给宝宝进行新生儿抚触？

2. 新生儿抚触的优点有哪些？

3. 在为新生儿抚触时应注意哪些问题？

【实训目的】

1. 学会新生儿抚触的操作,能规范地为新生儿实施抚触。

2. 培养学生具有爱心、细心、耐心的职业素养。

【实训准备】

1. 助产士(护士)准备 着装规范、仪表端庄,洗手、戴口罩。

2. 环境准备 室内光线充足、温暖温馨、安静,可适当播放轻柔音乐。

3. 用物准备 新生儿模型、新生儿操作台、新生儿润肤油、新生儿衣裤 1 套,大浴巾、小毛毯、纸尿裤(或尿布)1 块。

【实训时间】

2 学时。

【实训方式】

1. 教师讲解示范后,学生 2~4 人为一组,利用新生儿模型进行操作练习,每人都熟练掌握该操作。

2. 教师巡回指导,实训结束前抽查,点评并小结。

3. 安排学生去医院新生儿沐浴室或产后保健门诊见习。

【实训操作步骤】

(一)问候、核对、评估及解说

1. 问候产妇(表情微笑亲切) 您好! 我是助产士(护士)小王,今天由我为您的宝宝进行抚触护理,抚触会让宝宝更舒适,有利于宝宝发育。

2. 核对(面带微笑) 请问您叫什么名字? 住院号是多少? 让我核对一下您的手腕带信息,同时核对一下新生儿的胸牌和腕带信息。

3. 评估 新生儿,刘女士之子,出生体重 3 700g,身长 50cm,阿普加评分 10 分,产后至今无异常。新生儿一般情况良好,测生命体征正常。脐带残端已脱落,无臀红。按今日护理常规,宝宝已做完沐浴。

4. 沟通谈话(对产妇及家属) 简要介绍新生儿抚触的好处、抚触的时长,使家长愿意接受,积极配合。告知母亲在操作前 1 小时左右将新生儿喂饱,以防止操作时因饥饿而哭闹,也预防刚喂哺过饱而吐奶。宝宝精神状态稳定,无哭闹和异常,才能进行抚触。

(二)准备工作

1. 确认抚触室环境、用物准备齐全,可适当播放轻柔舒缓的音乐。

2. 铺消毒浴巾于抚触台上,将新生儿抱至抚触台上,再次核对母亲的姓名、床号、住院号及新生儿性别。

(三)抚触操作

1. 头面部抚触 取适量新生儿润肤油,摩擦温暖双手;头面部至下肢抚触时,新生儿取仰卧位;每个部位抚触 4~6 次,并与宝宝亲切交流互动。依次操作如下:助产士双手拇指从新生儿前额中央沿眉骨向外推压至发际(或太阳穴);双手拇指从下颌中央向两侧、向上方推压,止于耳前划出一个微笑状;两手掌指腹从前额发际抚向枕后,避开囟门,中指停止于耳后乳突处,适当轻轻按压。

2. 胸部抚触 两手分别从胸部的外下侧肋缘向对侧的外上方滑动至肩部,交替进行,在新生儿胸部画出一个"X"形大交叉。注意避开新生儿乳头。

3. 腹部抚触(图 4-8) 两手交替,从新生儿腹部的右下侧经中上腹滑向左下腹,按顺时针方向抚触腹部。最后以"ILU"(1 次)结束:右手指腹自左上腹推向左下腹,划"I"形;右手指腹自右上腹经左上推向左下腹,划倒"L"形;右手指腹自右下腹经右上腹、左上腹推向左下腹,划倒"U"形。

4. 四肢抚触 两手交替,从上臂至腕部轻轻地挤捏新生儿的手臂;双手夹着手臂,从上到下轻轻搓滚肌肉群至手腕,同法抚触另一侧上肢;双手交替握住新生儿一侧下肢,从大腿根部到踝部轻轻挤捏;双手夹着下肢,上下轻轻搓滚肌肉群至脚踝。

5. 手部、足部抚触 两手拇指指腹从手掌腕侧(跟侧)依次推向指侧(趾侧),提捏各手指(脚趾)关节。

6. 背部、臀部抚触 新生儿取俯卧位,头侧向一边。以脊椎为中分线,双手分别在脊椎向两侧滑动抚触,从肩部向下至骶部;用手掌从头部向下抚摸至臀部,双手在两侧臀部做环形按摩。

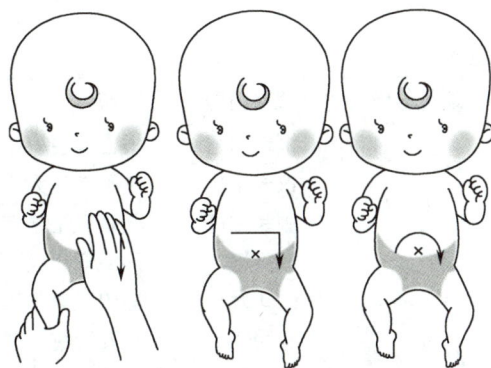

图 4-8 新生儿腹部抚触

7. 抚触操作后护理 核对新生儿性别,兜好尿布,穿上衣裤;核对新生儿信息后挂上胸牌,裹好小毛毯。送回新生儿母亲处,核对母亲与新生儿的信息。将新生儿放入婴儿床,体位安置妥当,告知母亲新生儿抚触情况。

(四)整理、记录及宣教

1. 向母亲告知给新生儿抚触过程良好,宝宝发育和全身情况正常。母亲和家属也要注意观察宝宝吃奶、睡眠、大小便情况,如有异常及时报告。

2. 整理用物,洗手,填写记录单。

(五)注意事项

1. 病情危重、全身皮疹或有脓疱疮、因病在治疗中、静卧期、太饱或太饿的新生儿禁忌抚触。

2. 环境安静,确保操作者不受打扰,可播放轻柔的音乐帮助彼此放松。

3. 按抚触顺序暴露身体部位,不可使新生儿全裸,以免新生儿产生焦虑不安。

4. 新生儿皮肤娇嫩,抚触手法轻柔,用力适当,避开乳腺和脐部,不要强迫新生儿保持固定姿势。

5. 抚触时避免新生儿眼睛接触润肤油,若不小心接触,应及时冲洗。

6. 抚触时要密切观察新生儿在抚触前后是否有消极活动的迹象,并根据新生儿的反应及时调整抚摸的方式和力量;若新生儿在抚触时出现反复哭闹、肤色变化或呕吐等情况,应立即停止抚触。

7. 抚触过程中注意与新生儿进行交流,注意新生儿健康状况及行为反应。

8. 每个动作可以重复 5 次,每日抚触 1~2 次,每次 15 分钟为宜。

【实训报告】

1. 用箭头图示新生儿抚触的主要操作流程。

2. 简述新生儿抚触目的、注意事项。

【新生儿抚触操作考核】

新生儿抚触操作考核评分标准见表 4-7。

表 4-7 新生儿抚触操作考核评分标准

主考教师_____   考试日期_____年___月___日

项目总分	项目内容	考核内容及技术要求	分值	得分
素质要求 （5分）	报告内容	报告考生考试号码及考核项目	1	
	仪表举止	仪表端庄大方，态度认真和蔼	2	
	服装服饰	服装鞋帽整洁，着装符合要求	2	
操作前准备 （10分）	环境 （3分）	环境安静、舒适，关好门窗，调节室温至 26~28℃	2	
		播放轻柔音乐（口述）	1	
	用物	备齐用物，铺好抚触台	1	
	助产士 （4分）	修剪指甲，洗手（七步洗手法）、戴口罩	2	
		选择合适抚触时间（口述）	2	
	新生儿 （2分）	核对新生儿信息、评估新生儿情况	1	
		脱去新生儿衣裤和尿布，并检查身体	1	
操作步骤 （75分）	头面部抚触 （20分）	头面部至下肢抚触时，新生儿取仰卧位	2	
		取适量新生儿润肤油，摩擦温暖双手	2	
		双手拇指从前额中央沿眉骨向外推压至发际	2	
		双手拇指从下颌中央向外，向上方推压，止于耳前划出一个微笑状	5	
		两手掌指腹从前额发际抚向枕后，中指停止于耳后乳突处，轻轻按压	5	
		操作时避开囟门	2	
		每个部位抚触 5 次	2	
	胸部抚触 （6分）	左右手从两侧肋缘交替向上滑行至新生儿对侧肩部，在新生儿胸部画出一个 "X" 形大交叉	5	
		避开新生儿乳头，每个部位抚触 5 次	1	
	腹部抚触 （9分）	双手交替，从新生儿腹部的右下侧经中上腹滑向左下腹，按顺时针方向抚触腹部，注意避开未脱落的脐带残端	5	
		"ILU"（1 次）： 左上腹至左下腹，画出字母 "I" 右上腹至左下腹，画出字母 "L" 右下腹→上腹→左下腹抚触，画出字母 "U"	4	
	四肢抚触 （15分）	两手交替，从上臂至腕部轻轻地挤捏新生儿的手臂	2	
		双手挟着手臂，上下轻轻搓滚肌肉群至手腕	2	
		同法抚触另一侧上肢	4	
		同法抚触下肢（从大腿根部至脚踝）	6	
		每个部位抚触 5 次	1	
	手足部抚触 （10分）	两手拇指指腹从手掌腕侧（跟侧）依次推向指侧（趾侧）	5	
		提捏各手指（脚趾）关节	3	
		每个部位抚触 4~6 次	2	
	背部、臀部抚触 （10分）	安置新生儿取俯卧位，头侧向一边	2	
		以脊椎为中分线，双手分别沿脊椎向两侧滑动抚触，从肩部向下至骶部	2	
		用手掌从头部向下抚摸至臀部	2	

项目总分	项目内容	考核内容及技术要求	分值	得分
操作步骤 （75分）	背部、臀部抚触 （10分）	双手在两侧臀部做环形按摩	2	
		每个部位抚触5次	2	
	抚触后处理 （5分）	为新生儿穿好衣服、尿布，裹好小毛毯，送回新生儿母亲处，核对母亲与新生儿的信息	2	
		整理用物，洗手，记录	2	
		报告操作结束	1	
综合评价 （10分）	操作流程完整、规范、熟练		3	
	动作轻柔，用力适当		2	
	新生儿安全保护措施得当，操作过程与新生儿进行情感交流		5	
总分			100	

知识拓展

法规让爱凝聚

《女职工劳动保护特别规定》明确自然分娩产妇享有98天产假，如果难产（包括剖宫产），增加15天；依法享受生育津贴；哺乳未满1周岁婴儿的女职工，用人单位不得延长劳动时间，并在每天的劳动时间内享有1小时哺乳时间等。为进一步促进母乳喂养，维护母婴权益，2021年国家卫生健康委与人力资源和社会保障部等部委印发《母乳喂养促进行动计划（2021—2025年)》，明确提出经常有母婴逗留且建筑面积超过1万平米或日客流量超过1万人的公共场所，建立功能适宜的独立母婴室。

（高 珊）

工作任务五　新生儿窒息复苏术

【典型案例仿真实训】

产妇小莉，40岁，G_2P_1，孕39周。上午10时急诊入院，诊断为"早产；胎盘早剥Ⅱ度；急性胎儿窘迫"。即刻指导产妇取左侧卧位并用面罩给氧，通知相关人员到场。20分钟后，产钳助娩一男婴，阿普加评分3分。

【实训前思考问题】

1. 如何为新生儿进行阿普加评分？
2. 阿普加评分的临床意义是什么？
3. 如何配合医生进行新生儿窒息复苏术？

【实训目的】

1. 通过实训掌握新生儿窒息复苏术的操作程序。
2. 能在团队协作下，有序完成新生儿窒息复苏术。
3. 锻炼学生的团队协作能力。

【实训准备】

1. 新生儿复苏团队　根据产前咨询情况确定人员数量,确保至少有 1 名能够实施初步复苏并启动正压通气的医护人员在场,负责护理新生儿。明确团队成员的职责和分工,做好复苏计划。

2. 环境准备　调节室温至 24~26℃,确保分娩室内无空气流动。

3. 用物准备　预热的辐射保暖台及温度传感器(足月儿设置温度为 32~34℃,早产儿时根据其中性温度设置)、预热的毛巾或毛毯、新生儿帽子、塑料袋或保鲜膜(<32 周)、预热的床垫(<32 周);肩垫、吸引球、负压吸引器、10F 和 12F 吸管、胎粪吸引管自动充气式气囊(图 4-9);监测及评估听诊器、3-导联心电监测仪和电极片、脉搏血氧饱和度仪及传感器、目标血氧饱和度参考值表格;T-组合复苏器、足月儿和早产儿面罩、6F 和 8F 胃管、注射器(图 4-10);自动充气式气囊(图 4-11);氧源、空氧混合仪、吸氧导管;喉镜、0 号和 1 号镜片(00 号可选)、导管芯(金属导丝)、不带套的气管导管(2.5mm,3.0mm,3.5mm)、软尺和气管插管深度表、防水胶布、剪刀、喉罩气道;1∶10 000(0.1mg/ml)肾上腺素,0.9% 氯化钠溶液,注射器(1ml、25ml、10ml、20ml、50ml);脐静脉导管、三通、脐静脉置管所需其他物品。

【实训时间】

2 学时。

【实训方式】

1. 教师讲解示范后,学生 4~6 人为一组,进行操作练习。

2. 教师巡回指导,实训结束前抽查,点评并小结。

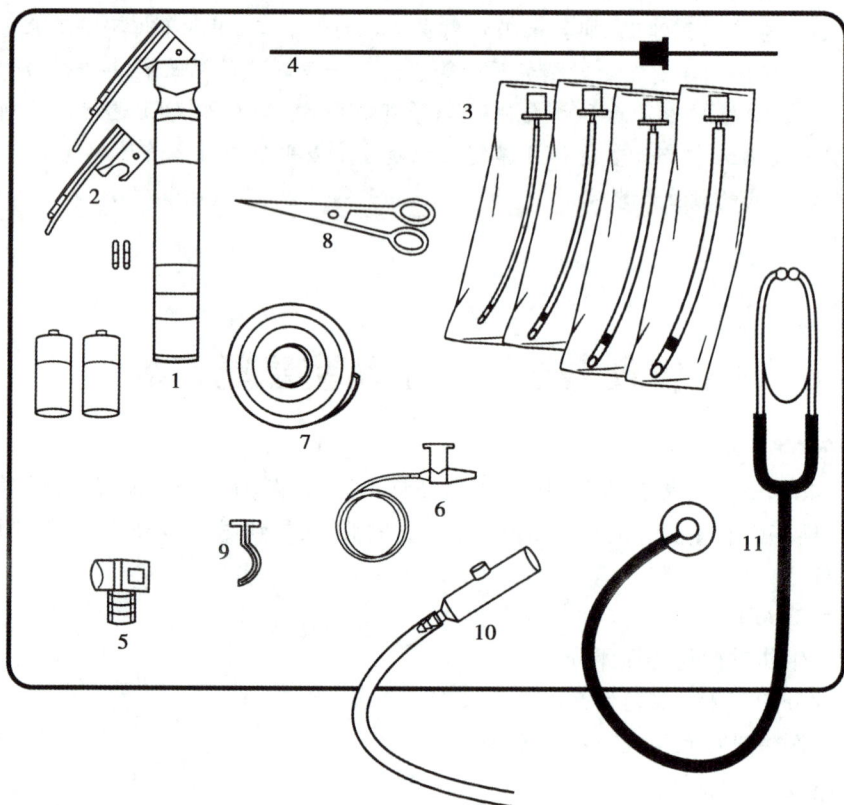

图 4-9　新生儿复苏设备和用品 1

1. 喉镜;2. 麻醉镜窥视片;3. 气管插管导管;4. 气管导管芯或导丝;5. 阀;6. 吸痰管;
7. 氧气管;8. 剪刀;9. 口咽通气管;10. 胎粪吸引管;11. 听诊器。

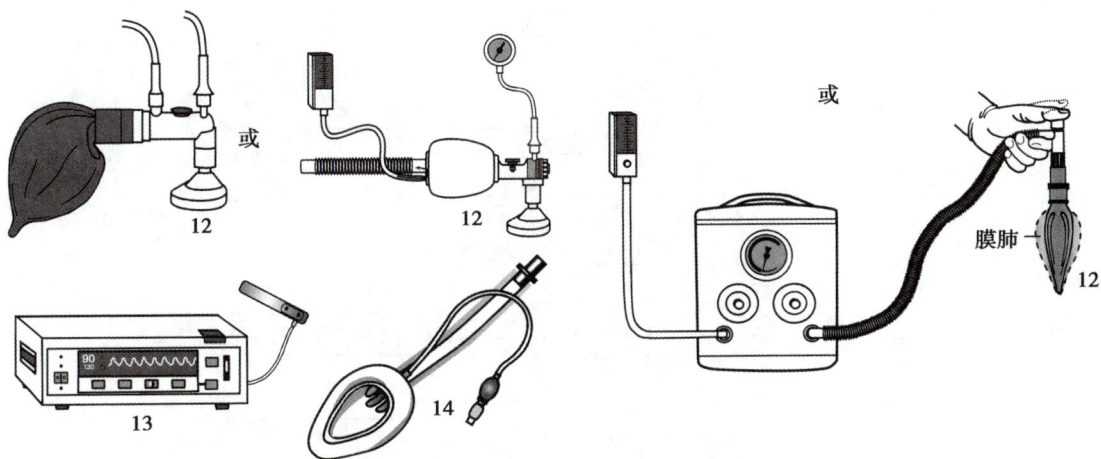

图 4-10 新生儿复苏设备和用品 2

12. 自动充气式气囊;13. 脉搏氧饱和度仪和新生儿传感器;14. 喉罩气道。

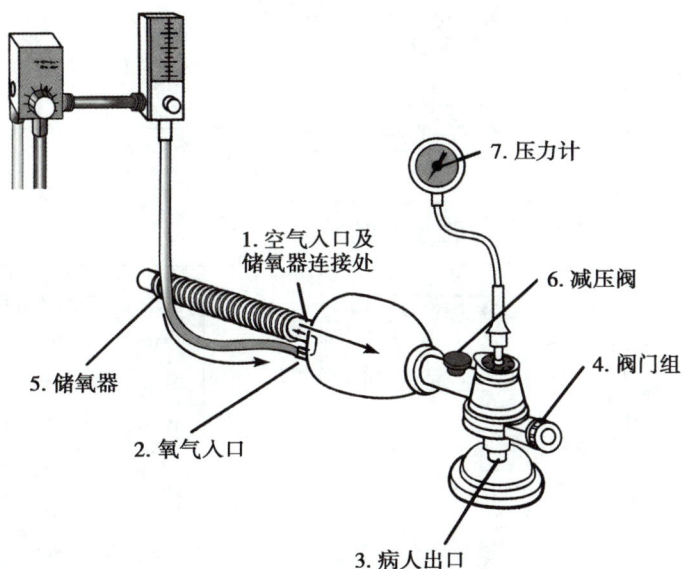

7. 压力计

1. 空气入口及
储氧器连接处

6. 减压阀

5. 储氧器

4. 阀门组

2. 氧气入口

3. 病人出口

图 4-11 自动充气式气囊的组成

【实训操作步骤】

(一) 快速评估

新生儿娩出后,即刻评估 4 项指标:足月吗? 羊水清吗? 肌张力好吗? 哭声或呼吸好吗?

如 4 项均为"是",应快速彻底擦干,与母亲皮肤接触,进行常规护理。如 4 项中有 1 项为"否",则进入复苏流程(图 4-12)。

(二) 初步复苏

1. 羊水清,无呼吸或喘息、肌张力低下者

(1)摆正体位。将新生儿头部轻度仰伸呈鼻吸气位,打开气道。

(2)清理口鼻分泌物。用吸引球或吸痰管清理气道,先口后鼻。

(3)保暖。迅速擦干新生儿头面部、胸腹部、四肢、后背,置于远红外辐射保暖台上。

(4)重新摆正体位。

出生

- 足月妊娠?
- 羊水清吗?
- 有呼吸或哭声?
- 肌张力好?

是，与母亲在一起 →

常规护理:
- 保持体温
- 清理气道（必要时）
- 擦干全身
- 评价

否 ↓

- 保暖，摆正体位
- 清理气道，擦干，刺激

30 s

心率 < 100 次/min
呼吸暂停或喘息样呼吸?

否 → 呼吸费力或持续发绀?

否 ↑（至常规护理）

是 ↓

正压通气
氧饱和度监测

是 ↓

清理气道
氧饱和度监测
常压给氧或 CPAP

60 s

心率 < 100 次/min?

否 →

是 ↓

矫正通气步骤

否 ↓（至复苏后护理）

复苏后护理

心率 < 60 次/min?

是 ↓

考虑气管插管
胸外按压
与正压通气配合

- 矫正通气步骤
- 如胸廓起伏不好气管插管

否 ↓

心率 < 60 次/min?

是 ↓

(静脉)肾上腺素

考虑
- 低血容量
- 气胸

生后导管前氧饱和度标准

1 min	60% ~ 65%
2 min	65% ~ 70%
3 min	70% ~ 75%
4 min	75% ~ 80%
5 min	80% ~ 85%
6 min	85% ~ 95%

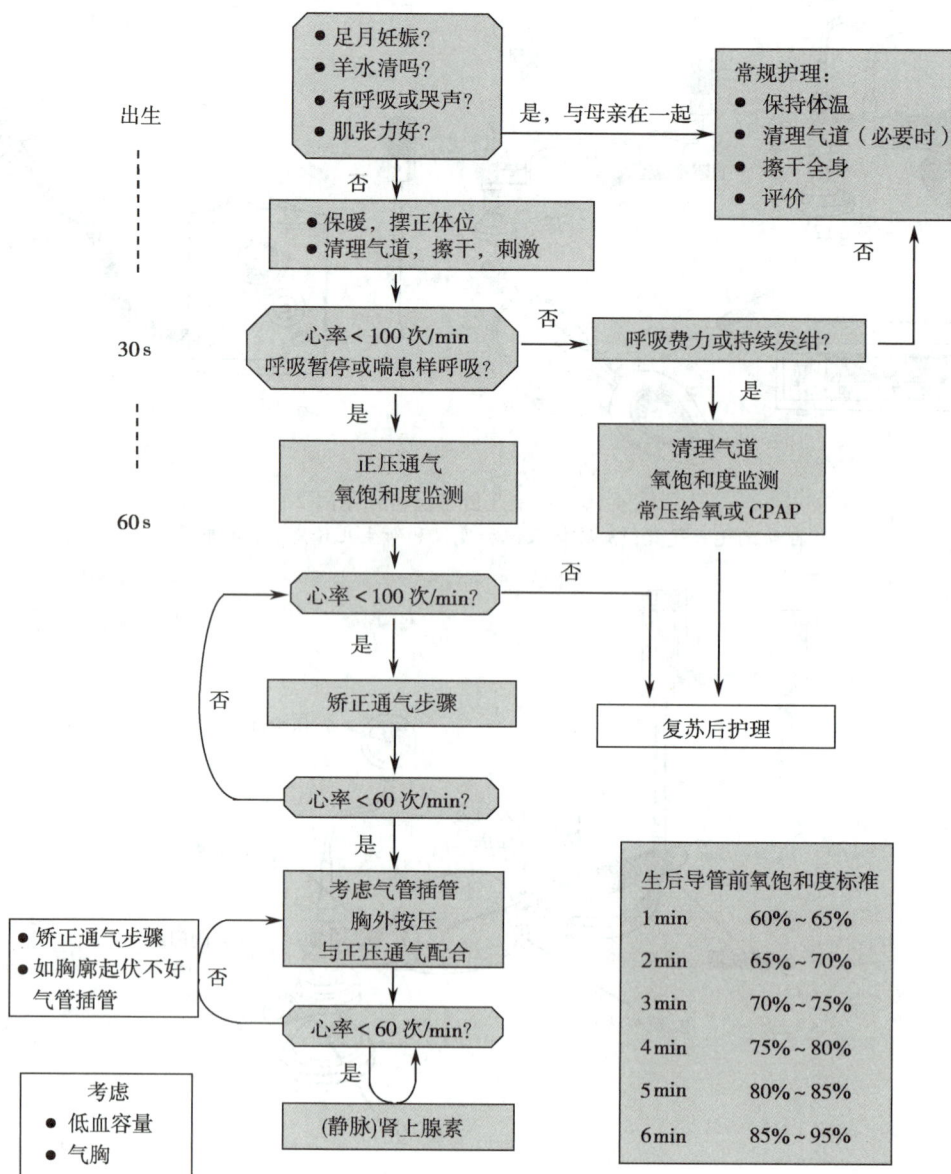

图 4-12　新生儿复苏流程图

（5）刺激。如新生儿仍无自主呼吸,用手轻拍或轻弹新生儿足底或快速摩擦新生儿背部 2 次以诱发自主呼吸。刺激后评估新生儿呼吸和心率。

2. 羊水粪染,无活力者

（1）摆正体位。

（2）气管插管下清理气道。经口气管插管后,将胎粪吸引管直接连接气管导管(图 4-13),以清除气管内残留的胎粪。

（3）擦干。

（4）重新摆正体位。

（5）观察新生儿是否有呼吸。无呼吸者给予触觉刺激后再次评估。

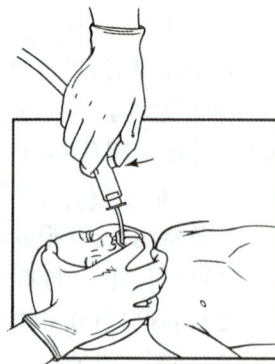

图 4-13　胎粪吸引管的使用

（三）正压通气

经过初步复苏，新生儿仍无自主呼吸，软弱，发绀，心率<100次/min者，立即给予正压通气。

操作者用提前连接好的足月儿面罩气囊封住新生儿口鼻，左手固定面罩保持密闭，右手进行正压通气，40~60次/min。助手听心率，及时将结果告知操作者，同时监测新生儿血氧饱和度。

正压通气后30秒后，助手评估心率。如心率在60~100次/min，给予矫正通气（摆正体位-清理气道-放好面罩-挤压气囊），30秒后，再次评估，若心率<60次/min，给予胸外按压。

（四）胸外按压

气管插管后连接复苏气囊，助手站在新生儿头侧，使新生儿保持鼻吸气位，手持气囊正压通气。操作者站在新生儿身体一侧，双手拇指重叠，置于新生儿胸骨体下1/3（两乳头连线中点下方），避开剑突，双手环抱新生儿胸廓支撑背部。胸外按压与正压通气的比例应为3∶1，每分钟约120个动作，即每2秒有3次胸外按压和1次正压通气。按压和放松的比例为按压时间稍短于放松时间，放松时拇指不应离开胸壁，按压深度为胸廓前后径的1/3。

胸外按压的方法有两种。①拇指法：操作者双手拇指端按压新生儿胸骨下1/3，根据新生儿体型大小，双拇指并列或重叠，双手其余四指环抱胸廓支撑背部。此法能较好地控制下压深度，并有较好的增强心脏收缩和冠状动脉灌流效果，不易疲劳，作为首选。②双指法：操作者右手示指、中指两手指指尖放在新生儿胸骨体下1/3处，左手垫于新生儿背部起支撑作用。其优点是不受新生儿体型大小以及操作者手大小的限制，脐血管给药时不影响脐部操作。

操作者持续按压45~60秒后，停止按压，助手听心率。也可在按压的同时，根据血氧饱和度仪显示的心率和血氧饱和度数值决定下一步操作。若新生儿心率仍<60次/min，给予药物。

（五）药物的应用

遵医嘱给予1∶10 000肾上腺素，可经气管导管或脐静脉给药。脐静脉给药需先安置脐静脉导管，在正压通气和胸外按压的同时，由第3名人员在严格无菌下置管。

给药后继续正压通气和胸外按压，心率>60次/min，停止胸外按压，继续正压通气，并保持40~60次/min的频率；若心率>100次/min、血氧饱和度达到目标值，停止正压通气，观察新生儿呼吸、肌张力，若新生儿有自主呼吸、肌张力恢复，可拔出气管导管，触觉刺激新生儿大声啼哭。给予复苏后护理。

必要时给予扩容。

（六）复苏后护理

继续加强新生儿护理，保证呼吸道通畅，密切观察生命体征、血氧饱和度、神志、肌张力、面色及肤色、尿量等。

（七）整理、记录及宣教

1. 根据上述案例填写产时新生儿窒息复苏术记录并签名。

2. **产后宣教（微笑亲切）** 告知产妇及家属新生儿复苏后需要加强监护，密切观察生命体征变化，取得配合。

3. 仪器、用物整理。

4. 按照医院院感要求进行污物分类处理。

（八）注意事项

1. 操作前辐射保暖台提前预热，建立复苏团队，明确分工，有效合作。

2. 初步复苏时用吸球或吸管清理分泌物，应先清理口咽再清理鼻腔，避免过度吸引。

3. 重视新生儿窒息复苏术后的护理。

【实训报告】

1. 根据上述案例填写产时新生儿窒息复苏记录。
2. 根据本实训模拟案例，完成实训报告。

【新生儿窒息复苏术操作考核】

新生儿窒息复苏术操作考核评分标准见表 4-8。

表 4-8　新生儿窒息复苏术操作评分标准

主考教师_____　　　　　　　　　　　　　　　　考试日期_____年____月____日

项目总分	项目内容	考核内容及技术要求	分值	得分
素质要求 （3分）	报告内容	报告考核者学号及考核项目	1	
	仪表举止	仪表端庄大方，态度认真和蔼	1	
	服装服饰	服装（洗手衣）、鞋帽整洁，着装符合要求	1	
操作前准备 （17分）	环境	安静、清洁，温度 24~26℃及湿度 50%~60%	1	
	用物	备齐用物，新生儿辐射台、面罩气囊、新生儿吸痰器等处于功能状态（口述）	5	
	助产士 （2分）	助产士换洗手衣、戴口罩	1	
		修剪指甲，洗手（六步洗手法）	1	
	新生儿 （4分）	核对姓名，评估新生儿母亲相关情况（口述）	2	
		了解有无胎儿宫内窘迫情况（口述）	2	
	复苏前准备 （5分）	复苏辐射台提前预热	2	
		注意人员明确分工、有效合作	2	
		助产士外科洗手消毒，穿接生衣、戴无菌手套	1	
操作步骤 （70分）	出生后快速 评估 （10分）	常规评估内容完整	4	
		评估后决策正确	2	
		胎粪污染时有无活力判断	2	
		判断后决策正确	2	
	初步复苏 （18分）	将新生儿置于已预热的保暖台上	2	
		摆正体位为"鼻吸气位"	3	
		吸引通畅气道方法、时间、吸引压力正确	4	
		擦干全身并移去湿毛巾	1	
		触觉刺激	2	
		重新摆正体位	2	
		初步复苏时间把握正确	2	
		初步复苏后评估项目正确	2	
	正压通气 （15分）	选择合适面罩，封住口鼻，保持密闭，防止漏气	2	
		通气频率	2	
		通气压力	2	

项目总分	项目内容	考核内容及技术要求	分值	得分
操作步骤 （70 分）	正压通气 （15 分）	氧浓度正确（口述）	2	
		矫正通气操作（口述）	3	
		正压通气注意事项（口述）	3	
		正压通气后评估	1	
	胸外按压 （15 分）	体位：仰卧于硬垫上，颈部适度仰伸	2	
		部位：双乳头连线中点的下方，即胸骨体下 1/3	3	
		按压深度约为前后胸直径的 1/3	3	
		方法：拇指法（首选）或两指法手法正确	3	
		胸外按压操作注意事项（口述）	3	
		胸外按压后评估	1	
	给药（2 分）	给药方法、注意事项（口述）	2	
	复苏后护理 （4 分）	保暖与吸氧	2	
		观察各项生命体征	2	
	操作后处理 （6 分）	再次与产妇、家属沟通，告知复苏成功及观察要点	3	
		关闭新生儿辐射台等设备，整理物品及物归原处	2	
		报告操作结束	1	
综合评价 （10 分）	程序正确，动作规范，操作熟练		6	
	态度和蔼可亲、语言恰当、沟通有效，操作过程体现人文关怀		4	
总分			100	

知识拓展

用精湛技能，护佑母婴安全

谭志华是湖北省妇幼保健院产科现代化产房的见证者、参与者和执行者。30 多年来，她用双手迎来数以万计的新生儿；用无数个日日夜夜，练就了镇定娴熟的接生技术；用爱心、细心、耐心和坚韧不拔的毅力，陪伴着一个个产妇安全分娩。产房是产科的重中之重，19 岁的她来到这里，便从未离开。

谭志华大力推广舒适分娩，从大产房到家庭化产房、导乐陪产、分娩镇痛和多体位分娩。所有努力都源自一颗初心——用精湛的专业知识和更加人性化的分娩环境，让分娩成为孕产妇的美好记忆。

（张海丽）

实训项目五 ｜ 阴道助产术的护理

学习目标：

  1. 掌握：会阴切开缝合术、胎头吸引术、产钳术、臀位助产术、人工剥离胎盘术的适应证、禁忌证；掌握会阴切开缝合术、胎头吸引术的操作流程。

  2. 熟悉：胎头吸引器的构造及原理、产钳的构造；产钳术、臀位助产术、人工剥离胎盘术的护理配合。

  3. 了解：产钳术、臀位助产术、人工剥离胎盘术的操作流程。

  4. 具有严谨求实、规范认真的职业素养和良好的团队协作精神。

  阴道助产术是帮助能经阴道分娩，但有一定困难的产妇完成阴道分娩的临床常用手术。其目的是减少产妇和胎儿的损伤，促进母婴安全。阴道助产术包括会阴切开缝合术、胎头吸引术、产钳术等。助产专业的学生必须理解并掌握各项手术操作规程，便于开展手术或与医生协作，完成手术配合，提高助产工作质量。

工作任务一 会阴切开缝合术

【典型案例仿真实训】

  产妇小李，28岁，G_1P_0，孕39周，阵发性腹痛2小时伴阴道少量出血，于6月3日20时入院待产。产科检查：宫高36cm，腹围96cm，胎心率140次/min，LOA，已入盆，30s/5~6min。孕期检查记录完整，无异常。产科B超估计胎儿体重3 900g。

  6月4日5时左右，胎膜破，羊水清，胎心率140次/min，宫口开全，先露S^{+4}，转入分娩室。为避免产妇软产道发生严重裂伤，助产士再次评估产妇会阴情况，结合胎儿体重等因素，决定为其实施会阴左侧斜切开缝合术。

【实训前思考问题】

  1. 会阴切开缝合术的适应证有哪些？

  2. 如何规范地为产妇实施会阴切开缝合术？

  3. 为已行会阴切开缝合术的产妇进行会阴部护理时应注意什么？

【实训目的】

  1. 通过实训熟知会阴切开缝合术的适应证。

  2. 能在模型上独自完成会阴切开缝合术，并能说出术后产妇的护理要点。

  3. 引领学生学习楷模，培养严谨认真的职业精神。

【实训准备】

  1. 助产士准备 规范着装（穿接生衣、戴无菌手套）、仪表端庄严肃、戴口罩。

  2. 环境准备 分娩室清洁、安静，调节室温至24~26℃。

3. **用物准备** 会阴切开包(内有会阴切开剪 1 把、止血钳、纱布若干)、会阴缝合包(内有持针器 1 把、有齿镊 1 把、无齿镊 1 把、治疗巾 1 块、弯盘 1 个、可显影有尾纱 1 块及纱布若干)、缝针(根据需要和条件选择普通钢针或防刺伤针)、缝线(丝线、2-0、3-0 或 4-0 可吸收缝线若干)、阴部神经阻滞麻醉及会阴组织局部浸润麻醉用药及用物、0.9% 氯化钠溶液等。

4. **产妇准备** 排空膀胱,取仰卧位,双腿屈曲分开。

【实训时间】

2 学时。

【实训方式】

1. 教师讲解示范后,学生 4~6 人为一组,进行操作练习。

2. 教师巡回指导,实训结束前抽查,点评并小结。

【实训操作步骤】

(一)问候、核对、评估及解说

1. **问候产妇(表情微笑亲切)** 您好！我是您的责任助产士小李,今天由我为您接生。

2. **核对(面带微笑)** 请问您叫什么名字？请让我核对您的腕带信息。

3. **评估** 产妇一般情况好。第一产程进展顺利,现处于第二产程,胎心率 140 次/min,胎头已拨露,会阴体长且伸展不良,估计胎儿体重 3 900g。助产士观察到产妇阴道口有少量鲜红色血液流出,为防止在分娩过程中发生严重的会阴撕裂伤,决定为其行会阴左侧斜切开缝合术。

4. **沟通谈话(对产妇及家属)**

(1)**分娩进展情况介绍**:目前您已进入第二产程,宫缩时在阴道口可以看见胎儿的头发了,但是您的会阴弹性较差,扩张不理想,我观察到阴道口下缘已经出现小裂伤,为避免您在分娩过程中出现严重的软产道撕裂伤,建议您做会阴侧切缝合术。

(2)**心理护理**:告知产妇会阴切开缝合术可以防止更严重的裂伤,减少胎头受压的时间。在手术时,医生将会进行局部麻醉。以此消除产妇紧张心理,增强产妇分娩信心。

(3)产妇及家属同意手术,并签字。

(二)实施麻醉及会阴切开

1. 常规会阴消毒,铺消毒巾。

2. **采用阴部神经阻滞麻醉和局部浸润麻醉(图 5-1)** 助产士左手中指、示指伸入阴道触及产妇左侧坐骨棘,右手持已抽吸麻药并排尽空气的注射器,在肛门与坐骨结节连线中点进针,推注起一皮丘,然后在阴道内手指的指引下,再将针头刺向坐骨棘内侧约 1cm 处,穿过骶棘韧带有突破感时停止进针,回抽无回血,注入麻醉

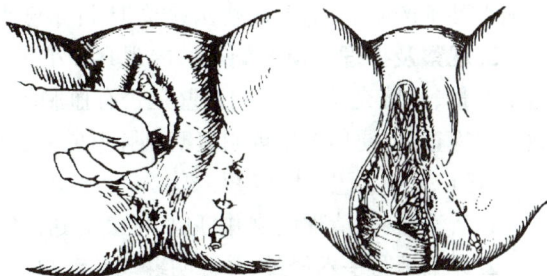

图 5-1 阴部神经麻醉穿刺术

药 1/2 量。然后边回抽针头边将剩余药液推注,针头退至皮下时再将针头沿皮下依次朝向切开侧的大小阴唇、阴道口、会阴体等方向刺入,边退边推注药液,做扇形浸润麻醉,往返 3~4 次,将剩余的药液依次注完,使会阴局部各层组织松弛、麻醉。

3. **切开时机与方法** 会阴切开缝合术常用术式有会阴侧斜切开缝合术和会阴正中切开缝合术(图 5-2)。当行会阴左侧斜切开术时,助产士在宫缩间歇期将左手中指、示指放入阴道,撑起产妇左侧阴道壁,隔开胎头与阴道壁。右手持会阴切剪,一叶置入阴道内,另一叶放入阴道外,与正中线成 45°~60°(会阴越膨隆,角度选择越大),与皮肤垂直摆好,宫缩时一次全层剪开会阴 4~5cm,切口应

整齐,内外应一致。剪开后立即用纱布压迫止血,如有小动脉出血,应立即用血管钳夹住出血点结扎止血。继续保护会阴,协助胎儿娩出。

(三) 会阴切口缝合

1. 胎盘娩出后行切口缝合。

2. 检查软产道,注意检查切口有无延裂、会阴其他部位有无裂伤。

3. 用0.9%氯化钠溶液冲洗切口,将带有尾线的纱布卷塞入阴道,阻挡宫腔血液流出。

（1）会阴左后-侧切开　　（2）会阴正中切开

图5-2　会阴切开术式

4. **阴道黏膜缝合**　助产士左手中、示两指撑开阴道壁,暴露阴道黏膜切口顶端及整个切口,右手持持针器夹持穿有2-0可吸收肠线的针在切口顶端上方越过0.5cm处开始间断或连续缝合黏膜及黏膜下组织,至处女膜环处打结。注意阴唇系带黑白交界对齐缝合,还原舟状窝。

5. **肌层、皮下组织缝合**　用2-0可吸收缝合线间断缝合肌层,再缝皮下组织。

6. **皮肤缝合**　再次消毒会阴切口皮肤,用丝线间断缝合,并记录皮肤缝线针数,或用3-0可吸收缝线行皮下包埋缝合。

7. **阴道检查**　检查阴道切口黏膜有无渗血、血肿,了解阴道壁是否光滑,了解有无遗留的孔洞、有无活动性出血、有无血肿形成。对合会阴处皮肤,取出阴道内带尾纱布。

8. 擦净外阴部及周围血渍,再次消毒切口。

9. **肛门检查**　了解肛门括约肌及肛提肌功能(嘱产妇做缩肛动作),了解有无缝线穿透直肠黏膜。如有缝线穿透则应立即拆除缝线,重新消毒缝合。

10. 评估术中出血量,清点用物和器械。

(四) 整理、术后观察及护理

1. **整理**　术后再次用碘伏棉球消毒外阴皮肤。清理器械及用物,产妇臀下更换消毒垫单,放平双腿平卧于产床上,盖上棉被,嘱产妇闭目休息或协助适量进食进饮。

2. **观察及护理**　留产妇产房内观察2小时,注意产妇血压、脉搏、子宫收缩情况、宫底高度、阴道出血量、膀胱充盈与否、阴道壁是否有血肿等情况。当产妇诉说有肛门坠胀或排便感时,应立即做肛门检查,以便尽早发现阴道壁血肿形成并进行恰当处理。协助产妇完成早接触、早吸吮。

(五) 清理、记录及宣教

1. 清洗器械,清理用物并打包,将会阴缝合包送清洗消毒。

2. 详细填写手术经过,并标明缝线及针数,术者签名。

3. 观察2小时后产妇无异常,帮助产妇穿衣裤,用平车送产妇及新生儿一同到休养室。

4. 嘱产妇健侧卧位,保持外阴清洁干燥,勤换会阴垫。

(六) 注意事项

1. 严格无菌操作,动作轻柔。

2. 掌握好会阴切开时机、切开角度和长度。

3. 缝合时注意还原阴唇系带解剖结构。

4. 术后加强护理,取健侧卧位休息。

【实训报告】

1. 根据上述案例填写会阴切开缝合术手术记录(包括外缝针数)。

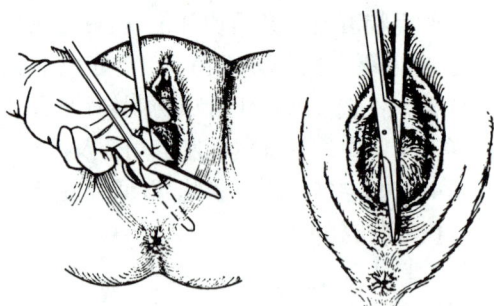

ER 5-2

会阴切开
缝合术

2. 根据本次实训模拟案例，完成实训报告。

【 会阴切开缝合术操作考核 】

会阴切开缝合术实训考核评分标准见表 5-1。

表 5-1 会阴切开缝合术操作评分标准

主考教师_____ 考试日期____年___月___日

项目总分	项目内容	考核内容及技术要求	分值	得分
素质要求 （3 分）	报告内容	报告考核者学号及考核项目	1	
	仪表举止	仪表端庄大方，态度认真和蔼	1	
	服装服饰	服装（洗手衣）、鞋帽整洁，着装符合要求	1	
操作前准备 （17 分）	环境	分娩室：安静、清洁、温度 24~28℃、湿度 50%~60%	1	
	用物	备齐用物，模型按正常分娩操作已做好外阴消毒及铺无菌巾、会阴切开缝合包在有效期内、指示胶带已变色、无破损、无潮湿（口述）	5	
	助产士 （11 分）	核对产妇	2	
		助产士外科洗手消毒，穿接生衣，戴无菌手套	2	
		评估产妇一般情况及产程（口述）	2	
		评估经阴道分娩的可行性，明确侧切的适应证和禁忌证，确定会阴切开的方式（口述）	2	
		取得产妇及家属同意手术，并签字	1	
		注意人员明确分工、有效合作	2	
操作步骤 （70 分）	实施麻醉 及会阴切开 （15 分）	再次用 0.5% 碘伏棉球常规消毒外阴 2 遍	4	
		侧切口局部再次消毒	3	
		采用阴部神经阻滞麻醉和局部浸润麻醉	5	
		切开时机与方法正确	3	
	缝合顺序 与技巧 （25 分）	检查阴道黏膜切口	5	
		生理盐水冲洗切口	2	
		阴道黏膜缝合	5	
		阴唇系带黑白交界对齐缝合	5	
		还原舟状窝	3	
		会阴肌层、皮下组织缝合	3	
		会阴皮肤缝合	2	
	对皮及检查 （8 分）	对皮	2	
		阴道检查	3	
		肛门检查	3	
	整理与术后 观察及护理 （10 分）	清理器械及用物	5	
		观察及护理	5	
	清理、记录 及宣教 （12 分）	清洗器械，清理用物并打包，将会阴缝合包送消毒	3	
		详细填写手术经过，并标明缝线及针数，术者签名	3	
		观察 2 小时后产妇无异常，帮助产妇穿衣裤，用平车送产妇及新生儿一同到休养室	3	
		嘱产妇健侧卧位（即切口对侧卧位），保持外阴清洁干燥，勤换会阴垫	3	

项目总分	项目内容	考核内容及技术要求	分值	得分
综合评价 （10分）	程序正确,动作规范,操作熟练		6	
	态度和蔼可亲、语言恰当、沟通有效,操作过程体现人文关怀		4	
总分			100	

（张海丽）

工作任务二　胎头吸引术

【典型案例仿真实训】

产妇李女士,31岁,G_1P_0,孕 39^{+3} 周,枕左横位（LOT）。2023 年 5 月 3 日 10 时临产入院。

入院后完善检查,行产科常规护理。助产士指导产妇体位纠正胎方位。16 时 10 分自然破膜,胎心率 120 次/min,羊水清。17 时 30 分宫口开全,先露 S^{+4},枕左前位（LOA）,胎心率 125 次/min,送产妇至产房。

助产士指导产妇在宫缩时使用腹压,宫缩间歇期张口哈气,产妇表现紧张,配合度差。17 时 50 分,产程无进展,胎心率 100 次/min,医生决定立即实施胎头吸引术。

【实训前思考问题】

1. 胎头吸引术适用于哪些情况？
2. 实施胎头吸引术的注意事项有哪些？

【实训目的】

1. 通过实训掌握胎头吸引术的适应证和禁忌证。
2. 通过团队协作,规范完成胎头吸引术助娩。
3. 强化学生的团队协作能力。

【实训准备】

1. 助产士准备　着装规范、举止端庄,七步法洗手、戴口罩。

2. 环境准备　调节室温为 24~26℃,调节照明。

3. 用物准备　接产器械包、一次性接产包、导尿包、会阴切开缝合包、胎头吸引器（图 5-3）、电动负压吸引器（或 50ml 注射器）、无菌润滑油、新生儿包等。

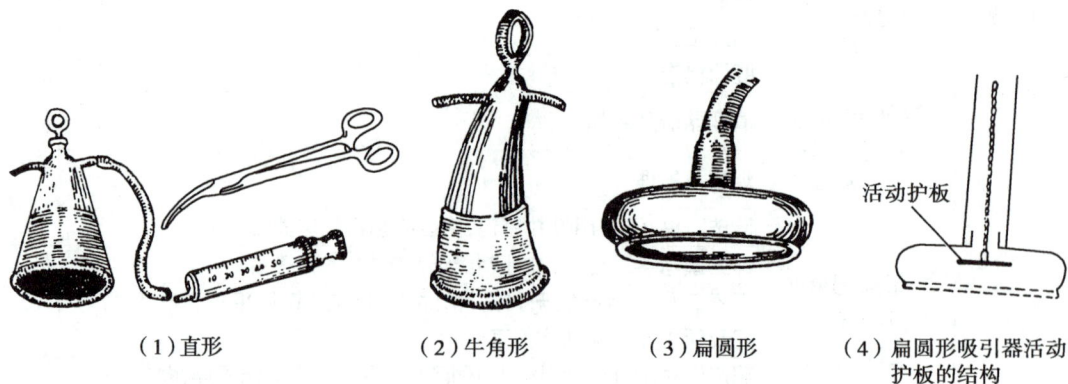

（1）直形　　　　（2）牛角形　　　　（3）扁圆形　　　（4）扁圆形吸引器活动
护板的结构

活动护板

图 5-3　胎头吸引器

【实训时间】

2学时。

【实训方式】

1. 教师讲解示范后，学生4~6人为一组，进行操作练习。

2. 教师巡回指导，实训结束前抽查，点评并小结。

【实训操作步骤】

(一)问候、核对、评估及解说

1. 问候产妇(表情微笑亲切) 您好！我是助产士小王，是您的责任助产士，今天由我来照顾您。

2. 核对(面带微笑) 请问您叫什么名字？让我核对一下您的腕带信息。

3. 评估

(1) **查看资料了解产妇一般情况及产程进展情况**：T 36.8℃，P 78次/min，R 18次/min，BP 120/75mmHg。第一产程进展顺利，现处于第二产程。

(2) **产科检查同时评估产妇精神心理状态**：宫口开全，先露S^{+4}，胎膜已破，LOA，胎心率100次/min。产妇紧张，配合差。

4. 沟通技巧及要点(对产妇及家属)

(1) **心理护理**：说明目前产科情况。并给予安慰，鼓励适当进食进水，保存体力，争取产妇的配合，增强产妇分娩信心。

(2) 简介胎头吸引术的目的、适应证、方法，缓解产妇紧张焦虑情绪。

(3) 产妇及家属同意手术，并签字。

(二)术前准备

1. 观察产程 观察宫缩及产程进展情况；监测胎心；指导产妇正确用力。

2. 操作者外科刷手，穿无菌手术衣、戴手套。

3. 帮助产妇取膀胱截石位，导尿。

4. 助产士再次评估产道及胎位情况 宫口开全；LOA，头盆相称；先露S^{+4}；活胎；胎膜已破。

5. 必要时行会阴侧斜切开缝合术。

(三)术中的配合操作

1. 放置胎头吸引器 助产士检查胎头吸引器有无损坏、漏气，随后将吸引器罩杯边缘涂无菌润滑油。左手示、中指伸入产妇阴道内，向下撑开阴道后壁，右手持涂好润滑油的吸引器，将罩杯下缘沿阴道后壁送入到胎头顶骨后部(图5-4)，随后左手示、中指依次撑开阴道右侧壁，前壁，左侧壁，将整个吸引器罩杯依次完全滑入阴道内，之后用一手扶持吸引器，用另一手示指沿吸引器罩杯周边检查一周以了解吸引器是否紧贴头皮、有无阴道壁或宫颈组织夹于吸引器及胎头之间、是否避开囟门(图5-5)。确认无误后调整吸引器横柄，使之与胎头矢状缝方向一致。

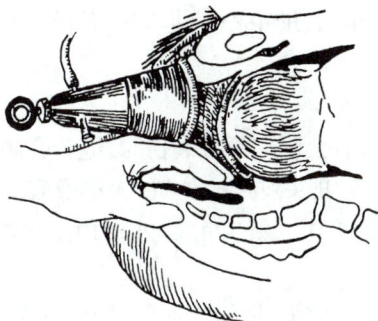

图 5-4 胎头吸引器放置　图 5-5 检查吸引器附着位置

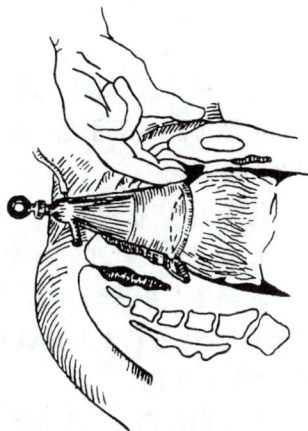

巡回护士注意观察宫缩、胎心及产妇情况。

2. 形成负压 助手将连接吸引器的软管另一端连接注射器或电动负压吸引器,形成负压。如用电动吸引器抽气法,所需负压为 40~66.7kPa(300~500mmHg);若用注射器抽气,金属吸引器抽吸 150~180ml 空气,硅胶吸引器抽吸 60~80ml 即可。形成所需负压后,用血管钳夹住连接管(图 5-6),等待 2~3 分钟,使胎头产瘤形成,吸引器牢固地吸附于胎头上。

3. 牵引 在宫缩时缓缓循产轴方向牵引。先向下、向外协助胎头俯屈下降,当胎头枕部抵达耻骨联合下方时向上、向外牵引,使胎头逐渐仰伸直至双顶径娩出(图 5-7)。在宫缩间歇应停止牵引,但保持吸引器不随胎头回缩。

牵引手法有拉式和握式两种(图 5-8)。操作时应缓慢牵拉,用力不可太大,方向不得突然变化。助手注意按常规助产接生手法保护会阴。

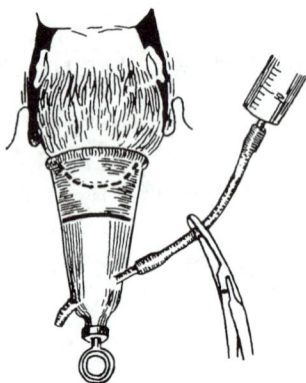

图 5-6 抽吸空气形成负压

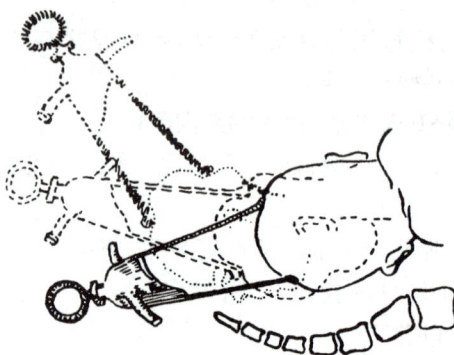

图 5-7 胎头牵引

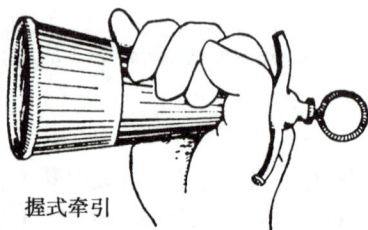

握式牵引

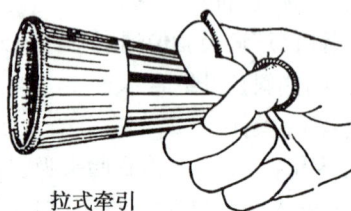

拉式牵引

图 5-8 牵引吸引器手法

巡回护士认真观察宫缩、听胎心,记录牵引时间,协助助产士将牵引分娩时间控制在 10 分钟内。

4. 取下胎头吸引器 胎头娩出后,助手松开止血钳,消除负压,取下吸引器,按分娩机转协助胎肩及胎体娩出。

(四)术后护理

1. 仔细检查软产道有无裂伤,有会阴切开或裂伤时,缝合会阴伤口。

2. 新生儿护理 仔细观察新生儿头皮产瘤位置、大小及有无头皮血肿、头皮损伤,观察新生儿有无异常,做好新生儿抢救的准备工作。新生儿 24 小时内减少搬动,遵医嘱给予维生素 K_1 肌内注射,预防颅内出血。

3. 注意观察产妇生命体征、子宫收缩、阴道出血量、膀胱有无充盈以及会阴伤口情况。

4. 告知产妇保持外阴部清洁、干燥,及时更换会阴垫,便后及时清洗。

5. 指导产妇加强营养、注意休息(如有切口应健侧卧位)。

（五）记录、宣教及整理

1. 根据上述案例填写手术护理经过记录,签名。

2. 产后宣教(微笑亲切) 小李,您的手术很顺利,您多休息。休息时要向伤口的对侧卧位,还要注意阴道流血量、腹痛、会阴伤口情况,如有异常请您及时告知医护人员。新生儿头上的产瘤是放置胎头吸引器形成负压所致,2~3 天会自然消失,您不必担心。24 小时内请您和家人尽量减少搬动新生儿。

3. 产妇在产房内观察 2 小时,如无异常情况,将产妇送回休养室。

4. 整理产包、会阴切开缝合包、胎头吸引器及其他用物等。

5. 分类处理用物。

（六）注意事项

1. 严格掌握胎头吸引术的适应证和禁忌证。

2. 胎头吸引术中负压形成不宜过快过大,吸引时间不超过 10 分钟为宜。

3. 术后严密观察,及时发现异常,预防母儿并发症。

【实训报告】

1. 填写产时记录。

2. 根据本次实训模拟案例,完成实训报告。

【胎头吸引术操作考核】

胎头吸引术操作考核评分标准见表 5-2。

表 5-2 胎头吸引术操作评分标准

主考教师_____   考试日期_____年___月___日

项目总分	项目内容	考核内容及技术要求	分值	得分
素质要求 （3分）	报告内容	报告考核者学号及考核项目	1	
	仪表举止	仪表端庄大方,态度认真和蔼	1	
	服装服饰	服装(洗手衣)、鞋帽整洁,着装符合要求	1	
操作前准备 （17分）	环境	安静、清洁,温度 24~26℃及湿度 50%~60%,调节照明	2	
	用物	备齐用物,仪器设备处于功能状态(口述)	1	
	助产士 （2分）	助产士换洗手衣、戴口罩	1	
		修剪指甲,洗手(六步洗手法)	1	
	术前准备 （12分）	观察宫缩及产程进展情况;监测胎心;指导产妇正确用力(口述)	3	
		取得产妇及家属同意手术,并签字	1	
		助产士协助医生穿清洁无菌手术衣、戴无菌手套	2	
		产妇取膀胱截石位,按分娩常规行外阴消毒、铺巾、导尿	4	
		必要时行会阴侧切(口述)	1	
		人员明确分工、有效合作	1	
操作步骤 （70分）	术中的 配合操作 （40分）	放置胎头吸引器	10	
		形成负压	10	
		牵引	10	
		取下胎头吸引器	10	

项目总分	项目内容	考核内容及技术要求	分值	得分
操作步骤 （70分）	术后护理 （20分）	检查软产道,有切开或裂伤时,缝合	4	
		新生儿的护理	4	
		产房观察2小时	4	
		保持外阴部清洁、干燥	4	
		加强营养、注意休息	4	
	记录、宣教 及整理 （10分）	填写手术护理经过记录,术者签名	4	
		产后宣教	4	
		整理用物	2	
综合评价 （10分）	程序正确,动作规范,操作熟练		6	
	态度和蔼可亲、语言恰当、沟通有效,操作过程体现人文关怀		4	
总分			100	

（张海丽）

工作任务三　产钳助产术

【典型案例仿真实训】

产妇小红,35岁,G_2P_0,孕39周,上午8时因"阵发性腹痛4小时"来院。

检查:T 36.5℃、P 78次/min、R 19次/min、BP 120/80mmHg。宫缩35s/5~6min,胎心率140次/min,LOA,浅入盆,宫口开大2cm,胎膜未破。收入院。

21时产妇宫口开全,宫缩35~40s/2~3min,胎心率130次/min,胎头S^{+3},胎膜凸出。人工破膜后,胎心监护显示胎心率160次/min,羊水清。助产士立即给产妇吸氧,同时调整产妇体位,胎心恢复正常。22时30分左右,连续监测胎心5分钟,均在100次以下,经改变体位、吸氧等措施胎心未改善。估计短时间内胎儿娩出困难,医生决定行产钳助产术。

【实训前思考问题】

1. 产钳助产术的适应证和禁忌证有哪些?

2. 产钳助产术操作时的注意事项有哪些?

3. 为产钳助产术术后的母儿护理时,应注意什么?

【实训目的】

1. 通过实训熟悉产钳助产术的适应证和禁忌证。

2. 了解产钳助产术的操作流程。

3. 掌握产钳助产术后的护理要点。

【实训准备】

1. 助产士准备　着装规范、洗手、戴口罩。

2. 环境准备　调节室温至24~26℃,环境安静整洁。

3. 用物准备

(1)**模型及设备**:分娩模型、产床。

(2)**器械及用物**:产包、新生儿包及复苏用物;会阴麻醉、切开缝合用物;灭菌产钳一把(图5-9);无菌手套、消毒润滑剂、导尿包、备皮包。

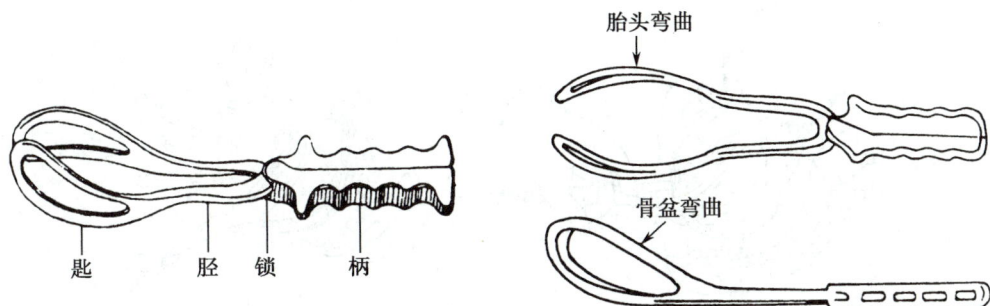

图 5-9　产钳构造

【实训时间】

0.5 学时。

【实训方式】

1. 教师讲解示范后,学生 4~6 人为一组,进行操作练习。

2. 教师巡回指导,实训结束前抽查,点评并小结。

【实训操作步骤】

(一) 问候、核对、评估及解说

1. 问候病人(表情微笑亲切)　您好！我是助产士小李。

2. 核对(面带微笑)　请问您叫什么名字？请让我核对您的腕带信息。

3. 评估　了解产妇病史,评估一般情况,了解胎儿及产程进展情况。评估产妇的心理状态。

4. 沟通谈话(对产妇及家属)

(1) **介绍目前产程情况和处理方法**:因宫缩乏力,胎儿处于急性缺氧状况需尽快娩出,最适宜处理方法是使用产钳结束分娩。讲解产钳术经过,可能出现的并发症及风险,使产妇及家属能接受。

(2) **心理护理**:增强产妇分娩信心并能配合操作。

(3) 产妇及家属同意手术,签字。

(二) 外阴消毒及铺巾

1. 外阴皮肤清洁消毒　用一次性备皮刀片在拟行会阴切开缝合术部位剃除局部阴毛,行常规外阴清洁消毒。

2. 常规铺巾　按自然分娩常规铺巾。

3. 助产的准备　按外科手术要求刷手、穿手术衣、戴无菌手套。

(三) 导尿

按护理操作常规进行导尿,排空膀胱。

(四) 会阴阻滞麻醉和会阴左侧斜切开

方法见会阴切开缝合术。拟行产钳助产术时,会阴切开长度可稍长。

(五) 产钳助产

1. 置入产钳(图 5-10)

(1) **放置左叶产钳**:术者右手四指并拢伸入胎头与阴道之间,左手握持左叶钳柄,钳叶垂直向下,沿右手掌滑入阴道与胎头之间,钳叶置于胎儿左侧面耳前(左颞部),使钳叶与钳柄处于同一水平,交由助手持钳柄握住。

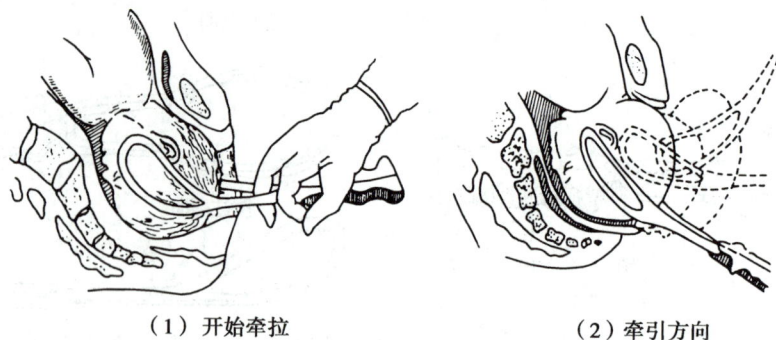

| （1）开始牵拉 | （2）牵引方向 |

图 5-10　产钳助娩术

（2）**放置右叶产钳**：左手四指伸入胎头与阴道之间，右手握右叶钳柄，同法引导右钳叶沿左手掌滑入阴道与胎头右侧方，达左钳叶对应的位置。

（3）**扣合两叶**：右钳叶在上，左钳叶在下，两钳叶柄自然对合。如不能扣合应寻找原因，进行调整（固定左叶，调整右叶），直至扣合为止。

2. 牵拉产钳

（1）牵拉前检查产钳是否夹住软组织及脐带，监听胎心有无变化。

（2）**正确牵拉**：术者坐位或站立在产妇两腿之间，双臂屈曲，合拢钳柄，双手握持钳柄缓慢试牵拉，观察有无滑脱。宫缩时缓慢沿产轴向下向外牵拉，牵拉方向随胎头下降而改变：胎头位置较高者，应稍向下牵引，然后水平牵引，当胎头枕部出现于耻骨弓下方，会阴部明显膨隆时，可缓缓向上提拉，帮助胎头仰伸娩出。牵拉用力应均匀，禁止左右摇摆产钳。嘱产妇宫缩时向下用力，宫缩间歇时，稍放松锁扣，观察胎心，待下次宫缩时再行牵拉。

（3）**助手保护会阴**：助手站于产妇右侧，保护会阴。

3. 取下产钳　当胎头仰伸，额部娩出时，松开锁扣，先取下右叶产钳，后取下左叶产钳。协助胎头、胎肩、胎体相继娩出。

（六）产后观察

分娩后产妇应在产房内观察 2 小时，及时发现有无产后出血。重点观察产妇血压、脉搏、子宫收缩情况、宫底高度、阴道流血量、膀胱是否充盈，会阴、阴道壁有无血肿。

（七）整理、记录及宣教

1. 根据上述案例填写产时记录，医生、助产士签名。

2. 整理物品。

3. 产后宣教（微笑亲切）　分娩结束了，母子平安，祝贺您！回病房休息时您要注意向切口对侧卧位。有流血量过多、肛门坠胀及其他不适请您及时通知医护人员。4 小时内排尿一次（请家属帮助，不要独自一人活动），新生儿 24 小时内避免搬动，助产士会来指导您给孩子喂奶的。

4. 分类处理用物。

（八）注意事项

1. 产钳助产术操作前需常规行会阴切开术。

2. 严格无菌操作，做好新生儿窒息复苏术的准备。

3. 术后严密监护，做好健康指导。

【实训报告】

1. 填写产时记录、手术经过、产后记录。

2. 根据本次实训模拟案例，完成实训报告。

【 产钳助产术操作考核 】

产钳助产术操作考核评分标准见表 5-3。

表 5-3 产钳助产术操作评分标准

主考教师_____   考试日期_____年___月___日

项目总分	项目内容	考核内容及技术要求		分值	得分
素质要求 （3分）	报告内容	报告考核者学号及考核项目		1	
	仪表举止	仪表端庄大方，态度认真和蔼		1	
	服装服饰	服装（洗手衣）、鞋帽整洁，着装符合要求		1	
操作前准备 （17分）	环境	安静、清洁，温度 24~26℃ 及湿度 50%~60%		1	
	用物	备齐用物，仪器设备处于功能状态（口述）		1	
	助产士 （2分）	助产士换洗手衣、戴口罩		1	
		修剪指甲，洗手（六步洗手法）		1	
	操作前准备 （13分）	评估产妇		2	
		外阴清洁消毒（口述）		2	
		注意人员明确分工、有效合作		2	
		助产士按外科手术要求穿清洁手术内衣、戴口罩，洗手、穿手术衣、戴手套		2	
		导尿		3	
		会阴阻滞麻醉和会阴左侧切开（口述）		2	
操作步骤 （70分）	产钳助产 （42分）	置入产钳	放置左叶产钳	5	
			放置右叶产钳	5	
			扣合两叶	4	
			助手听胎心	4	
		牵拉产钳	检查产钳放置位置，监听胎心	5	
			正确牵位	4	
			助手保护会阴	4	
		取下产钳	松开锁扣	2	
			先取右叶产钳	2	
			后取左叶产钳	2	
		娩出胎儿、娩出胎盘及检查（口述）		5	
	检查会阴 和阴道	检查会阴、小阴唇内侧、尿道口周围等有无裂伤，阴道切口有无延伸		5	
	会阴切口 缝合	会阴切口缝合（口述）		2	
	产后观察 （7分）	产房内观察 2 小时		2	
		重点观察有无出血		5	
	操作后处理 （14分）	填写产时记录		5	
		物品整理		2	
		根据情况进行母乳喂养指导		2	
		产后宣教		5	

项目总分	项目内容	考核内容及技术要求	分值	得分
综合评价 （10分）	程序正确,动作规范,操作熟练		6	
	态度和蔼可亲、语言恰当、沟通有效,操作过程体现人文关怀		4	
总分			100	

（张海丽）

工作任务四　臀位助产术

【典型案例仿真实训】

刘女士,28岁,G_3P_1,单活胎。因"停经39周,规则下腹痛6小时"入院待产。B超示宫内可见单活胎,混合臀位,胎儿双顶径90mm,头围330mm,腹围336mm,股骨长73mm;胎儿估计体重3 100g,消毒下阴道检查:宫口开3cm,胎先露为臀,骨盆正常。产妇2年前顺产足月女活婴,现一般情况良好,无胎膜早破,产力正常。

因胎位是臀位,刘女士很担心能否顺产。

【实训前思考问题】

1. 臀位助产的适应证、禁忌证分别有哪些?

2. 臀位助产术中开始堵臀的时机是什么时候?

3. 实施臀位助产术前产妇应做好哪些准备?

【实训目的】

1. 通过实训熟知臀位助产术的操作流程。

2. 学会臀位助产术中娩臀、娩肩、娩头的基本手法及注意事项。

3. 培养学生耐心、细心、责任心。

【实训准备】

1.助产士(护士)准备　着装规范、仪表端庄,洗手、戴口罩。

2.环境准备　室内光线充足、安静、隐蔽。调节室温至25~28℃。

3.用物准备　分娩模型、新生儿模型、产床、一次性无菌导尿包、治疗车、无菌手套,无菌产包、无菌侧切包、20ml注射器、利多卡因、0.9%氯化钠溶液等。

【实训时间】

0.25学时。

【实训方式】

1. 教师讲解示范后,学生4~6人为一组,利用模型进行操作练习,要求每人都熟悉臀位助产的方法。

2. 教师巡回指导,实训结束前抽查,点评并小结。

【实训操作步骤】

（一）问候、核对、评估及解说

1.问候孕妇(表情微笑亲切)　您好! 我是助产士小张,今天由我来为您进行接产。

2.核对　请问您叫什么名字? 怀孕多少周? 让我核对一下您的腕带信息。

3.评估

（1）**产妇状况评估**:产妇身体状况、宫缩情况、羊水情况、宫口扩张及应用腹压的方法等。

（2）**胎儿状况评估**：胎心率、臀先露类型，先露高低、胎儿大小、有无脐带脱垂或脐带先露。

4. 沟通谈话（对产妇）

（1）**解释目的**：介绍臀位助产术的操作目的与方法，签知情同意书。

（2）**产妇准备**：取膀胱截石位，排空膀胱，消毒外阴。

（3）**术者准备**：行外科洗手、穿手术衣、铺巾、戴无菌手套。

（二）产程观察及接生

1. 堵臀 助产士站在患者两腿之间，当胎臀在阴道口拨露时，术者用一消毒巾盖住阴道口，每次宫缩时以手掌紧贴产妇会阴部，向骨盆轴方向用力抵住，防止胎足早期脱出，使软产道充分扩张（图 5-11），当手掌感到相当的冲击力，会阴膨起，全部胎臀显露于阴道口时，检查确认宫口开全，做好接生准备。

2. 会阴切开 宫口开全，会阴膨起，胎儿粗隆间径已达坐骨棘以下，宫缩时逼近会阴时，酌情做会阴切开。

3. 胎儿下肢及胎臀娩出 宫缩时嘱产妇尽量用力，术者放开手，胎臀及下肢即可顺利娩出。

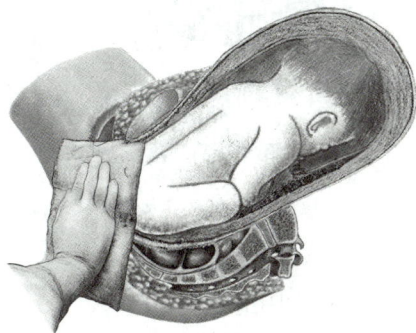

图 5-11　堵臀促宫颈扩张

4. 娩肩及胎儿上肢 胎臀娩出后，术者双手握住胎儿髋关节，拇指放置在骶部，其余四指握持髋部，向下牵引，使双肩径落于骨盆出口前后径上，边旋转边向下牵引，直至胎儿脐部露于阴道口外。将脐带轻缓向外牵出数厘米，以免牵拉过紧影响胎儿循环。继续向下向外牵拉并旋转至胎儿前肩部分到达耻骨联合下。此时可用两种方法娩出肩部及上肢。

（1）**滑脱法**（图 5-12）：助产者以示指和中指顺胎儿前肩滑至胎儿肘关节并钩住，使胎儿上肢肘关节弯曲，紧贴胎儿胸部，将前臂牵出。随后尽量提举胎体，使后肩露于阴道口，同法娩出后臂，待双臂娩出后，轻压助前肩娩出，轻抬助后肩娩出。

（2）**旋转胎体法**（图 5-12）：术者用无菌巾包裹胎儿下肢及臀部，避免胎儿因寒冷刺激引起呼吸动作致羊水和黏液的吸入，双手拇指在背侧，余四指在腹侧，握住胎臀，将胎背逆时针旋转 180°，同时向下牵拉，使前肩及前臂从耻骨弓下娩出，然后，再将胎背顺时针旋转，使后肩及后臂转至耻骨弓下娩出。

5. 娩头 将胎背转至前方，使胎头矢状缝与骨盆出口前后径一致，助手迅速在母体耻骨联合上方施压，使胎头俯屈入盆。让胎体骑跨在术者的左前臂上，四肢分别位于助产者前臂的两侧，术者将左手示指及无名指附于两侧上颌骨，协助胎头俯屈；将右手中指置于胎头枕骨使其俯屈，示指与无名指分别置于胎儿颈部两侧，先向下牵拉。当胎儿枕部低于耻骨弓下时，逐渐将胎体上举，以枕部为支点，使其下颌、口、鼻、眼、额依次娩出（图 5-13）。

（三）新生儿护理

同正常阴道分娩处理。

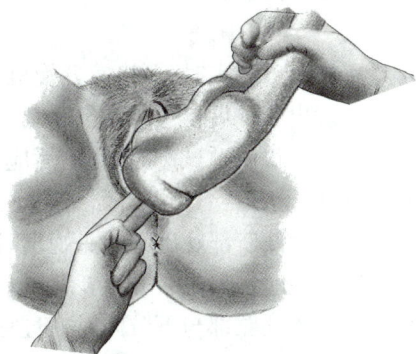

（1）滑脱法

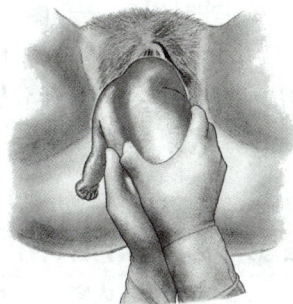

（2）旋转胎体法

图 5-12　臀位助产助娩胎肩

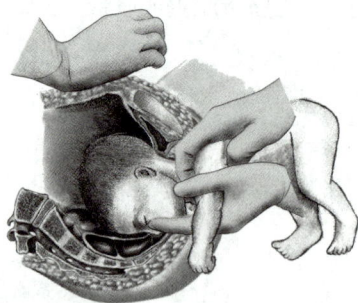 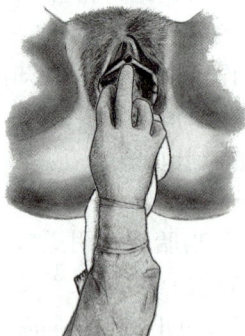 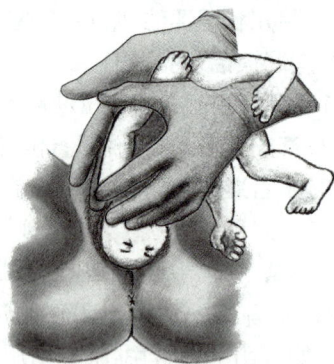

（1）正面观　　　　　　　　　（2）侧面观　　　　　　　　（3）胎头即将娩出

图 5-13　臀位助产助娩胎头

（四）协助胎盘胎膜娩出
同正常阴道分娩处理。

（五）检查软产道
同正常阴道分娩处理。

（六）产后观察
同正常阴道分娩处理。

（七）整理记录
同正常阴道分娩处理。

（八）注意事项
1. 当胎头娩出时，严格按分娩机转进行，避免暴力牵拉。

2. 娩出胎臀后要及时娩出胎腹，避免内脏出血。

3. 当臀位阴道试产时，临产后应严密监护胎心情况，有条件者行持续电子胎心监护。胎膜破裂后应立即行阴道检查，除外脐带脱垂。若发生脐带脱垂且宫口未开全，立即行剖宫产术。

4. 从胎儿脐部娩出到胎头娩出时间应严格控制在 8 分钟以内。

5. 臀位时宫口是否开全，不能以检查者之手是否触及宫颈口边缘来判断，而是以相当于胎头周径大小的胎儿臀部与下肢同时通过宫颈口为准。

【实训报告】
1. 简述臀位助产术的手法及目的。

2. 填写产时记录、产程图、产后记录。

【臀位助产术操作考核】
臀位助产术操作考核评分标准见表 5-4。

表 5-4　臀位助产术操作考核评分标准

主考教师_____　　　　　　　　　　　　　　　　　　考试日期_____年____月____日

项目总分	项目内容	考核内容及技术要求	分值	得分
素质要求 （3分）	报告内容	报告考核者姓名、学号及考核项目	1	
	仪表举止	仪表端庄大方，态度认真和蔼	1	
	服装服饰	服装（洗手衣）、鞋帽整洁，着装符合要求	1	

项目总分	项目内容	考核内容及技术要求	分值	得分
操作前准备 （17分）	环境	安静、清洁，温度为 24~26℃，湿度为 50%~60%	2	
	用物	备齐用物：产钳，无菌侧切包、无菌产包、无菌手套、20ml 注射器、利多卡因、0.9% 氯化钠溶液；新生儿辐射台处于功能状态（口述）	2	
	助产士 （4分）	助产士换洗手衣、戴口罩	2	
		修剪指甲，洗手（七步洗手法）	2	
	产妇 （9分）	核对产妇，评估产妇身体状况、宫缩情况、羊水情况、胎心率及应用腹压的方法	2	
		解释操作的目的及配合分娩的方法和要点，以取得积极配合	3	
		协助产妇脱去裤子，臀下铺一次性垫单，取膀胱截石位，充分暴露会阴部，注意保暖；评估宫口扩张及胎先露下降情况	4	
操作步骤 （70分）	会阴皮肤 清洁、消毒 （4分）	肥皂水擦洗方法正确	2	
		会阴消毒方法正确	2	
	铺巾 （4分）	术者外科洗手消毒（口述），打开产包内包巾，穿无菌手术衣、戴无菌手套	2	
		依次铺好消毒巾及腿套	2	
	"堵臀" （8分）	助产士面对产妇会阴部，坐于高度适宜的椅上	1	
		宫缩时用消毒治疗巾堵住产妇外阴部，方法正确	5	
		宫缩间歇期勤听胎心	2	
	导尿、阴道检查 （5分）	重新消毒会阴，导尿方法正确（口述）	2	
		判断宫口是否开全，核实胎方位	3	
	会阴麻醉、切开 （4分）	会阴麻醉方法正确	2	
		会阴切开角度、长度正确	2	
	臀位助娩 胎儿 （23分）	娩出胎臀、下肢	1	
		脐部娩出后将脐带向下牵拉 5~10cm	2	
		向下牵拉胎体，使胎背转向原侧方	3	
		采用滑脱法或旋转胎体法娩出胎肩、胎儿上肢，方法正确	5	
		将胎背转至前方，将胎体骑跨于术者手臂上，术者双手放于正确位置	5	
		向下牵拉，胎头枕部达耻骨联合下缘时将胎体上举娩出胎头；胎儿脐部后 2~3min 胎头娩出，最长不超过 8min	5	
		保护会阴方法正确	2	
	处理新生儿	清理呼吸道，新生儿评分，脐带结扎，身体检查	5	
	助娩胎盘	协助胎盘胎膜娩出，并检查是否完整	2	
	检查软产道	依次检查宫颈、阴道、会阴有无裂伤	3	
	缝合会阴切口	正确缝合会阴切口	2	
	产后整理	清理用物，洗手、记录手术过程	2	
	产后观察	观察生命体征、子宫收缩、出血量、外阴血肿、膀胱充盈及新生儿状况	2	

项目总分	项目内容	考核内容及技术要求	分值	得分
操作步骤 （70 分）	操作后处理 （6 分）	整理产床、产妇取舒适卧位休息	1	
		进行产褥期卫生保健及母乳喂养宣教	2	
		告知新生儿护理注意事项	2	
		报告操作结束	1	
综合评价 （10 分）		程序正确、动作规范、操作熟练	4	
		态度和蔼可亲、语言恰当、沟通有效，操作过程体现人文关怀	6	
总分			100	

（陈 丽）

工作任务五　人工剥离胎盘术

【典型案例仿真实训】

戴女士，32 岁，因停经 39^{+5} 周，下腹胀痛 5 小时入院，收入产科 V18 床。末次月经 2020 年 4 月 2 日，预产期 2021 年 1 月 9 日。产妇产程进展顺利，于 2021 年 1 月 6 日 04:32 分娩一 2 620g 单活男婴，04:50 阴道出血约 300ml，查体：P 100 次/min、R 20 次/min、BP 124/80mmHg。胎盘未自行剥离。

【实训前思考问题】

1. 人工剥离胎盘术的适应证、禁忌证分别有哪些？

2. 简述人工剥离胎盘术的操作流程。

3. 如何做好人工剥离胎盘术的术前、术中、术后护理？

【实训目的】

1. 通过实训能简述人工剥离胎盘术的目的，初步掌握人工剥离胎盘术的适应证，对人工剥离胎盘术有比较清晰的认识。

2. 熟悉人工剥离胎盘术的操作流程及术前、术中、术后护理。

3. 熟悉人工剥离胎盘术的注意事项。

【实训准备】

1. **助产士（护士）准备**　着装规范、仪表端庄，洗手、戴口罩。

2. **环境准备**　室内光线充足、温暖、安静、隐蔽。

3. **用物准备**　分娩操作模型和子宫胎盘模型、带有医疗垃圾桶及治疗用物的治疗车 1 辆、心电监护仪、哌替啶 100mg 或阿托品 0.5mg、缩宫素注射液、0.9% 氯化钠溶液 500ml、无菌导尿包 1 个、无菌清宫包 1 个（内置卵圆钳、大号刮匙各 1 把）、输血器 1 个、吸氧设备 1 套、无菌手套 2 副。

【实训时间】

0.25 学时。

【实训方式】

1. 教师讲解示范后，学生 4~6 人为一组，利用模型、无菌产包、无菌手套进行操作练习，要求每人都熟知操作。

2. 教师巡回指导，实训结束前抽查，点评并小结。

（一）核对、评估及解说

1. 核对　产妇姓名、床号、产程及病史。

2. 评估

（1）**产妇状况评估**：产妇身体、心理状况、生命体征、宫缩情况、阴道出血情况。

（2）**胎盘情况评估**：胎盘位置、是否有局部剥离及胎盘植入等情况。

3. 沟通谈话（对产妇）

（1）**解释目的**：向产妇解释胎盘滞留的原因及危害，操作的目的，安慰产妇，取得产妇的配合。

（2）**产妇准备**：消毒外阴及外露的脐带、排空膀胱，建立静脉通道，配血备用，取膀胱截石位，必要时给予麻醉镇痛。

（3）**术者准备**：术者更换穿手术衣、戴无菌手套。

（二）徒手剥离胎盘

术者在产妇两腿之间，一手放在腹部向下推压宫体，另一手手指并拢呈圆锥形，循脐带伸入宫腔，找到胎盘边缘，掌面向胎盘的母体面，以手掌的尺侧缘慢慢将胎盘自宫壁分离（图5-14）。

（三）娩出胎盘

待全部胎盘剥离后，方可握住全部胎盘取出，取出后立即肌内注射缩宫素10U。操作过程中严密观察产妇生命体征、宫缩及阴道出血情况，及时按摩子宫。

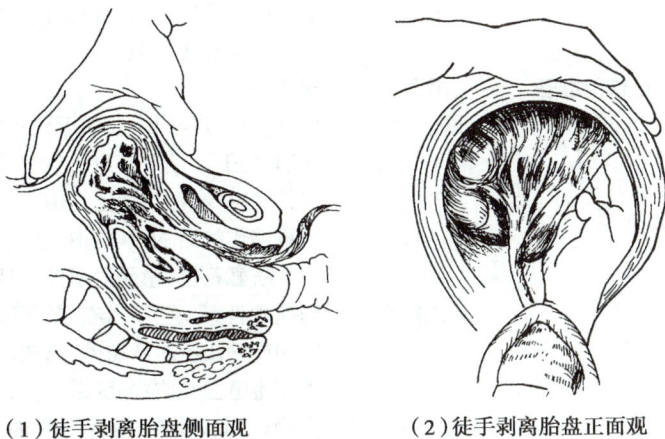

（1）徒手剥离胎盘侧面观　　　　（2）徒手剥离胎盘正面观

图5-14　徒手剥离胎盘

（四）检查

仔细检查胎盘胎膜是否完整，若有缺损，应再次徒手伸入宫腔，清除残留的胎盘及胎膜，但应尽量减少进入宫腔操作的次数。若胎盘有较多残留，加强子宫收缩的同时请医生在B超下行清宫术。

（五）术后护理

严密观察产妇生命体征、宫缩及阴道出血情况，遵医嘱应用抗生素和缩宫素。给予产妇心理支持，指导产妇及时排尿，保持外阴清洁、干燥，并给予饮食指导。

（六）整理记录

估计出血量、清洗器械、整理产床，清理用物，填写手术、产后护理记录。

（七）注意事项

1. 术前应做好大出血的应急准备，建立静脉通道和配血。

2. 术中操作轻柔，切忌暴力强行剥离或用手指抓挖子宫壁，防止子宫破裂，注意观察产妇生命体征变化。

3. 术中若发现胎盘与子宫壁之间无明显界限，可能为植入胎盘，不可强行剥离。

4. 取出的胎盘应立即检查是否完整。

5. 若宫颈内口较紧者，应遵医嘱肌内注射阿托品或盐酸哌替啶解痉镇痛。

【实训报告】

1. 简述人工剥离胎盘的目的及方法。

2. 简述人工剥离胎盘的注意事项。

【人工剥离胎盘术护理操作考核】

人工剥离胎盘术护理操作考核评分标准见表5-5。

表 5-5　人工剥离胎盘术护理操作考核评分标准

主考教师_____　　　　　　　　　　　　　　　　　　考试日期_____年___月___日

项目总分	项目内容	考核内容及技术要求	分值	得分
素质要求 （3分）	报告内容	报告考核者姓名、学号及考核项目	1	
	仪表举止	仪表端庄大方，态度认真严肃	1	
	服装服饰	服装鞋帽整洁，着装符合要求	1	
操作前准备 （20分）	环境 （3分）	环境安静、舒适、关闭门窗、光线适宜，温度为24~26℃，湿度为50%~60%（口述）	1	
		必要时设置屏风或隔帘遮挡产妇（口述）	1	
		相关人员在场（口述）	1	
	用物	备齐用物	2	
	助产士	修剪指甲，洗手（七步洗手法）、戴口罩	2	
	产妇 （13分）	核对产妇，评估产妇身体状况、生命体征	2	
		评估宫缩情况、阴道出血情况	2	
		解释操作的目的，以取得积极配合	3	
		取膀胱截石位，重新消毒外阴及外露的脐带、术前导尿	6	
操作步骤 （67分）	术者准备	帮助术者穿无菌手术衣、戴无菌手套	2	
	术中护理 （35分）	告知产妇该手术的目的、方法、关心、安慰产妇	5	
		术前应备血，建立静脉通道，做好输血准备	5	
		宫颈内口较紧时，遵医嘱肌内注射哌替啶100mg或阿托品0.5mg	5	
		术者一手放在腹部向下推压宫体，另一手手指并拢呈圆锥形，循脐带伸入宫腔，找到胎盘边缘，掌面向胎盘的母体面，以手掌的尺侧缘慢慢将胎盘自宫壁分离	5	
		严密观察产妇生命体征、宫缩及阴道出血情况	5	
		及时按摩子宫并遵医嘱应用宫缩剂	5	
		协助检查取出的胎盘、胎膜是否完整	5	
	术后护理 （23分）	产房观察2h（测血压、数脉搏；观察面色、宫缩、宫底高度、阴道流血量、膀胱充盈情况）	10	
		心理护理（缓解产妇的不安全感及焦虑感）	5	
		产后宣教（指导休息、营养、排尿，嘱产妇注意阴道流血量，保持外阴清洁、干燥，指导避孕）	5	
		协助产妇更换清洁衣物、整理用物、洗手	3	
	术后处理 （7分）	估计出血量、清洗器械、整理产床、清理用物	3	
		填写手术、产后护理记录	2	
		整理产包，报告操作结束	2	
综合评价 （10分）	程序正确，动作规范，操作熟练		6	
	操作过程中体现人文关怀、态度和蔼可亲、语言恰当、有效沟通		4	
总分			100	

（陈 丽）

实训项目六 │ 妇科常用诊疗技术的护理配合

ER 6-1

教学课件

学习目标：

1. 掌握：妇科常用诊疗技术的目的、适应证、禁忌证、护理配合、健康教育知识。
2. 熟悉：妇科常用诊疗技术的操作流程及注意事项。
3. 具有仁爱、关怀妇科患者的职业素养；具有同情心，善于与患者沟通交流。

妇科常用诊疗技术包括妇科检查、宫颈脱落细胞学检查、宫颈活组织检查、诊断性刮宫术、阴道后穹隆穿刺术、输卵管畅通检查等，是妇科临床针对女性常见病、多发病以及疑难病常采用的诊疗手段。助产专业的学生必须掌握与理解各项技术操作规程，便于临床与医生协作，完成护理配合。

工作任务一　妇科检查

【典型案例仿真实训】

小米，37 岁，因阴道分泌物增多半年，出现血性白带 1 天，来妇科门诊就诊。患者平时月经规律，周期 28~30 天，量中等，无痛经。患者既往体健，无手术史，无外伤史，无药物过敏史，21 岁结婚，G_5P_2，配偶体健。

【实训前思考问题】

1. 妇科检查的适应证、禁忌证分别有哪些？
2. 简述妇科检查的操作流程。

【实训目的】

1. 通过实训能简述妇科检查的目的，初步掌握妇科检查的禁忌证与适应证，对妇科检查有比较清晰的感性认识。
2. 学会妇科检查的方法。

【实训准备】

1. 助产士（护士）准备　着装规范、仪表端庄，洗手、戴口罩。

2. 环境准备　室内光线充足、温暖、安静、隐蔽。

3. 用物准备　妇科检查床、妇科检查模型、治疗车（配手消毒剂、生活垃圾桶、医用垃圾桶）、立灯、屏风或床帘等、无菌持物钳及罐一套，一次性阴道窥器、长镊子、无菌长棉签、试管架及小试管等，带盖无菌纱布罐 3~4 个（内置消毒棉球或纱布），一次性会阴垫，无菌手套。带盖无菌罐内放置 0.9% 氯化钠溶液、液状石蜡或软皂液等。

【实训时间】

0.5 学时。

【实训方式】

1. 教师讲解示范后，学生 4~6 人为一组，利用模型进行操作练习，要求每人都熟练掌握操作。

2. 教师巡回指导,实训结束前抽查,点评并小结。

(一) 核对、评估及解说

1. 问候患者(表情微笑亲切) 您好!我是护士小张,今天由我来为您进行妇科检查。

2. 核对 请问您叫什么名字?多大年纪了?

3. 评估

采集病史:了解有无性生活史,24小时内是否有性交、盆浴、阴道检查、阴道灌洗及局部用药,是否有阴道流血。

4. 沟通谈话(对患者及家属)

(1)**解释目的**:向患者解释妇科检查的方法、目的及注意事项。

(2)**指导配合**:说明排空膀胱的目的,介绍检查中患者需配合的内容。

(3)**指导体位**:将一次性臀垫铺在检查床上,协助患者脱去一侧裤腿并取膀胱截石位,仰卧于检查床上,两手平放于身旁,腹部放松。

(二) 外阴检查

1. 检查者站于患者右侧或两腿之间,观察外阴的发育情况、阴毛疏密及分布,有无充血、水肿、溃疡、赘生物、陈旧性裂伤,注意皮肤和黏膜色泽和质地,有无抓痕,有无增厚、变薄或萎缩。

2. 检查者戴无菌手套,一手拇指和示指分开小阴唇,暴露阴道前庭、尿道口和阴道口。观察有无赘生物,阴道口有无异常分泌物。

(三) 阴道窥器检查

1. 检查者检查一次性阴道窥器外包装,确定可以使用后,将阴道窥器前后两叶前端并合,表面涂上润滑剂,一手拇指和示指分开小阴唇,暴露阴道口,一手持阴道窥器将两叶合拢、避开尿道周围区沿阴道后壁斜行插入阴道,边插入边将两叶转平,转平后缓慢张开,完全暴露子宫颈、阴道壁及穹隆部,固定阴道窥器。

2. 检查者使用阴道窥器暴露阴道壁并缓慢旋转,观察阴道前后壁、侧壁及穹隆黏膜的颜色;暴露宫颈,观察宫颈情况,必要时可使用长棉签取分泌物送检。

3. 取出阴道窥器 旋松阴道窥器侧部及中部螺丝,将两叶合拢后,斜行缓慢退出。

(四) 双合诊检查

1. 阴道、宫颈触诊 检查者戴好无菌手套,一手示指与中指蘸润滑剂,顺阴道后壁插入,检查阴道壁深度、弹性,有无畸形、瘢痕、肿物,阴道穹隆有无触痛。触诊宫颈大小、质地、形状,有无抬举痛和摇摆痛。

2. 子宫、附件检查 检查者将阴道内两手指置于后穹隆,另一手掌心朝下,手指指腹平放患者腹部平脐处,腹部手指向下、向后按压腹壁,同时阴道内手指将宫颈向上、向前抬举,腹部手指逐渐向耻骨联合方向移动,两手手指相互协调,了解子宫位置、大小、质地、活动度、有无压痛、表面是否光滑;将阴道内手指移至一侧穹隆,腹部的手移至同侧腹壁髂嵴水平开始,由上往下按压腹部,阴道内手指配合往上向盆腔深部扪触,了解附件区有无压痛、肿块及增厚。同法检查另一侧。检查完将阴道内手指退出,看手指上是否有血迹(图6-1)。

(五)三合诊检查

若双合诊对子宫后壁、盆腔后部扪及不满意,通过三合诊(图6-2)能扪清后倾或后屈子宫大小,发现子宫后壁、宫颈旁、直肠子宫陷凹、宫骶韧带和盆腔后部病变,估计盆腔内病变范围,及其与子宫或直肠的关系,特别是癌肿与盆壁间的关系,以及扪诊阴道直肠隔、骶骨前方或直肠内有无病变。方法是,双合诊结束后,一手示指放阴道、中指放直肠,其余步骤同双合诊。

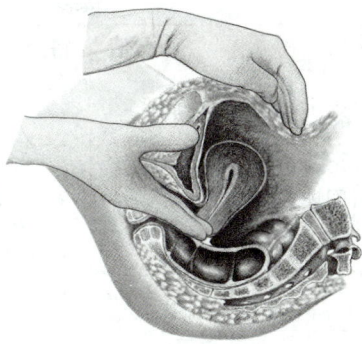

（1）双合诊（检查子宫）　　（2）双合诊（检查附件）

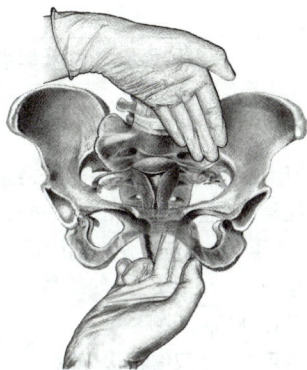

图 6-1　双合诊检查　　　　　　　　　图 6-2　三合诊检查

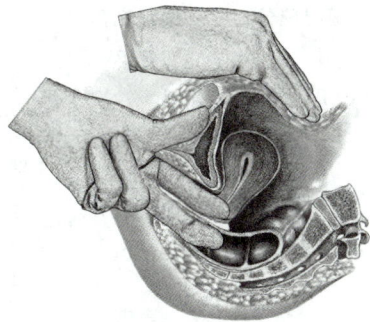

（六）直肠-腹部诊检查

对于无性生活史、阴道闭锁、经期或其他不能双合诊检查的患者，可行直肠-腹部诊。一手指放入直肠，另一手放在腹部，检查内容同双合诊。

（七）整理、记录

1. 协助患者穿好裤腿，下检查床。

2. 检查者将阴道窥器、一次性会阴垫等放入医疗垃圾袋，取下手套，放入医疗垃圾袋。

3. 洗手、记录、健康指导。

（八）注意事项

1. 无性活史的女性严禁进行阴道窥器检查、双合诊、三合诊检查。

2. 关心体贴患者，协助患者上、下床，防止摔伤。

3. 注意保暖、检查时动作轻柔。

4. 垫巾或纸巾、阴道窥器、手套、棉签等必须一人一套，防止交叉感染。

5. 规范使用阴道窥器，注意人文关怀。

【实训报告】

1. 简述妇科检查的目的及方法。

2. 简述妇科检查的注意事项。

【妇科检查操作与护理配合操作考核】

妇科检查操作与护理操作考核评分标准见表 6-1。

表 6-1　妇科检查操作与护理配合操作考核评分标准

主考教师＿＿＿＿＿　　　　　　　　　　　　　　　　考试日期＿＿＿＿年＿＿＿月＿＿＿日

项目总分	项目内容	考核内容及技术要求	分值	得分
素质要求 （3分）	报告内容	报告姓名及学号和考核项目	1	
	仪表举止	仪表端庄大方，态度认真和蔼	1	
	服装服饰	服装鞋帽整洁，着装符合要求	1	
操作前准备 （17分）	环境 （3分）	安静、舒适、门窗关闭、光线适宜、温度为 24~26℃，湿度为 50%~60%（口述）	1	
		必要时设置屏风或用隔帘遮挡患者（口述）	1	

项目总分	项目内容	考核内容及技术要求	分值	得分
操作前准备 （17分）	环境 （3分）	相关人员在场（口述）	1	
	用物	备齐各类用物，如消毒阴道窥器、长镊子、无菌长棉签、试管架及小试管，带盖无菌纱布罐3~4个等（口述并操作）	2	
	护士	修剪指甲，洗手（七步洗手法）、戴口罩	2	
	患者 （10分）	核对患者信息	2	
		评估患者身体状况	2	
		解释操作的目的，以取得积极配合	3	
		嘱患者排空膀胱，协助其脱去一条裤腿，臀下铺一次性垫单，取膀胱截石位，充分暴露会阴部，注意保暖，必要时用屏风遮挡	3	
操作步骤 （70分）	检查者位置	站在患者两腿之间（配合者站在患者身旁）	1	
	妇科检查 （口述+操作） （60分）	戴无菌手套	4	
		外阴检查：视诊、触诊	10	
		阴道窥器的使用及检查内容，方法正确	10	
		提取白带标本，方法正确	10	
		双合诊检查，口述内容完整，方法正确	10	
		三合诊检查	8	
		直肠－腹部诊	8	
	操作后护理、填写记录与整理用物 （9分）	协助患者穿衣裤、扶下检查床（口述）	1	
		器械分类归置、整理检查床（口述）	1	
		规范填写检查记录（格式正确）	4	
		报告操作结束	1	
		提问：由主考教师随机提一个问题	2	
综合评价 （10分）	动作轻巧、协调、正确；操作规范熟练、稳重		6	
	态度和蔼可亲、语言恰当、沟通有效，操作过程体现人文关怀		4	
总分			100	

（陈 丽）

工作任务二　宫颈脱落细胞学检查

【典型案例仿真实训】

　　赵女士，37岁，因阴道分泌物增多半年，出现血性白带1天，来院就诊。阴道检查：外阴正常，阴道通畅，宫颈肥大呈糜烂样改变，触诊出血，子宫前位，正常大小，质中，活动尚可，无明显压痛，附件区未扪及明显异常。赵女士担心是宫颈癌，要求做相关检查。

【实训前思考问题】

　　1.宫颈脱落细胞学检查的目的是什么？

　　2.简述宫颈脱落细胞学检查的操作流程。

【实训目的】

　　1.通过实训能简述宫颈脱落细胞学检查的目的。

2. 初步掌握宫颈脱落细胞学检查时的护理配合。

【实训准备】

1. 助产士（护士）准备　着装规范、仪表端庄，洗手、戴口罩。

2. 环境准备　室内光线充足、温暖、安静、隐蔽。

3. 用物准备　妇科检查床、妇科检查模型、治疗车、立灯、屏风或床帘等；无菌持物钳及罐一套、一次性阴道窥器、长镊子、无菌长棉签、宫颈刮板、宫颈小毛刷、干燥玻片、95% 乙醇等；一次性会阴垫、无菌手套、液状石蜡或肥皂液等。

【实训时间】

0.1 学时。

【实训方式】

1. 教师讲解示范后，学生 4~6 人为一组，利用模型进行操作练习，要求每人都熟练掌握操作。

2. 教师巡回指导，实训结束前抽查，点评并小结。

（一）核对、评估及解说

1. 问候患者（表情微笑亲切）　您好！我是小张，今天由我来为您进行检查。

2. 核对　请问您叫什么名字？多大年纪了？

3. 评估

采集病史：了解有无性生活史，24 小时内是否有性交、阴道灌洗及局部用药，是否在月经期等。

4. 沟通谈话（对患者及家属）

(1) **解释目的**：向患者解释宫颈脱落细胞取样的方法、目的及注意事项。

(2) **指导配合**：说明排空膀胱的目的，介绍检查中患者需配合的内容。

(3) **指导体位**：将一次性臀垫铺在检查床上，协助患者脱去一侧裤腿并取膀胱截石位，仰卧于检查床上，两手平放于身旁，腹部放松。

（二）超薄宫颈涂片检查

1. 检查者站于患者两腿之间，将阴道窥器前后两叶前端并合，表面涂上润滑剂，一手拇指和示指分开小阴唇，暴露阴道口，一手持阴道窥器将两叶合拢、避开尿道周围区沿阴道后壁斜行插入阴道，边插入边将两叶转平，转平后缓慢张开，完全暴露子宫颈、阴道壁及穹隆部，固定阴道窥器。

2. 子宫颈刷片　先将子宫颈表面分泌物拭净，将"细胞刷"置于子宫颈管内，达子宫颈外口上方 10mm 左右，在子宫颈管内旋转数圈后取出，旋转"细胞刷"将附着于小刷子上的标本均匀地涂布于玻片上或洗脱于保存液中。

3. 取出阴道窥器　旋松阴道窥器侧部及中部螺丝，将两叶合拢后，斜行缓慢退出。

（三）整理、记录

1. 协助患者穿好裤腿，下检查床。

2. 检查者将阴道窥器、一次性会阴垫等放入医疗垃圾袋，取下手套，放入医疗垃圾袋。

3. 洗手、记录、标本送检、健康指导。

（四）注意事项

1. 无性生活史的女性严禁进行阴道窥器检查。

2. 关心体贴患者，协助患者上、下床，防止摔伤。

3. 注意保暖、检查时动作轻柔。

4. 垫巾或纸巾、阴道窥器、手套等必须一人一套，防止交叉感染。

5. 规范使用阴道窥器,注意人文关怀。

【实训报告】

1. 简述宫颈脱落细胞学检查的目的及方法。
2. 简述宫颈脱落细胞学检查时的注意事项。

【宫颈脱落细胞学检查操作与护理配合操作考核】

宫颈脱落细胞学检查操作与护理配合操作考核评分标准见表6-2。

表6-2　宫颈脱落细胞学检查操作与护理配合操作考核评分标准

主考教师＿＿＿＿＿　　　　　　　　　　　　　　　　考试日期＿＿＿年＿＿月＿＿日

项目总分	项目内容	考核内容及技术要求	分值	得分
素质要求 （5分）	报告内容	报告姓名及学号和考核项目	1	
	仪表举止	仪表端庄大方,态度认真和蔼	2	
	服装服饰	服装鞋帽整洁,着装符合要求	2	
操作前准备 （18分）	环境 （3分）	安静、舒适、关闭门窗、光线适宜,温度为24~26℃,湿度为50%~60%（口述）	1	
		必要时设置屏风或隔帘遮挡患者（口述）	1	
		相关人员在场（口述）	1	
	用物	备齐各类用物,如无菌小毛刷、玻片及小试管等（口述并操作）	2	
	护士	修剪指甲,洗手（七步洗手法）、戴口罩	3	
	患者 （10分）	核对患者信息	2	
		评估患者身体状况	2	
		解释操作的目的,以取得积极配合	3	
		嘱患者排空膀胱,协助其脱去一条裤腿,臀下铺一次性垫单,取膀胱截石位,充分暴露会阴部,注意保暖	3	
操作步骤 （65分）	操作者位置	站在患者两腿之间（配合者站在患者身旁）	3	
	脱落细胞检查 （口述+操作） （50分）	戴无菌手套	5	
		放置阴道窥器的方法正确,动作轻柔	15	
		宫颈刷取材,操作方法正确	10	
		小试管内刷洗小毛刷,方法正确	10	
		取出阴道窥器的方法正确,动作轻柔	10	
	操作后护理、整理用物与填写记录 （12分）	协助患者穿衣裤,扶下检查床（口述）	1	
		器械分类归置,整理检查床（口述）	1	
		填写病理检查申请单、标本玻片、小试管标签（格式正确）	5	
		报告操作结束	1	
		提问：由主考教师随机提一个问题	4	
综合评价 （12分）	动作轻巧、协调、正确;操作规范熟练、稳重		6	
	态度和蔼可亲、语言恰当、沟通有效,操作过程体现人文关怀		6	
总分			100	

（陈　丽）

工作任务三　宫颈活组织检查

【典型案例仿真实训】

李女士，女，40岁，已婚，近期出现白带增多，呈脓性并带有血丝，到医院就诊，妇科检查子宫颈糜烂样改变，对李女士进行宫颈液基细胞检查，检查结果显示高级别鳞状上皮内瘤变。

李女士既往身体健康，平时月经周期为28~30天，量中等，无痛经。无药物过敏史及输血史，无手术外伤史，家族史无特殊。

【实训前思考问题】

1. 宫颈癌好发部位在哪里？
2. 宫颈活组织检查取材部位是哪里？

【实训目的】

1. 掌握宫颈活组织检查患者准备、物品准备及护理配合。
2. 熟悉宫颈活组织检查的操作步骤。
3. 能够对患者进行护理和健康指导，并及时配合医生处理。

【实训准备】

1. 护士准备　着装规范、仪表端庄，洗手、戴口罩。

2. 环境准备　室内光线充足、温暖、安静，用屏风遮挡患者。

3. 用物准备　妇科检查床、妇科检查模型、无菌手套1副、无菌阴道窥器、长镊子、无菌长棉签、宫颈活检钳、宫颈钳、小试管或小玻璃瓶4~5个（内盛95%乙醇固定液）、0.5%碘伏等。

【实训时间】

0.1学时。

【实训方式】

1. 先让学生观看教学视频，教师讲解示范后，学生4~6人为一组，利用模型进行操作练习，要求每人都熟练掌握操作。
2. 教师巡回指导，实训结束前抽查，点评并小结。
3. 安排学生去医院妇科检查室见习。

【实训操作步骤】

（一）问候、核对、评估及沟通谈话

1. 问候患者（表情微笑亲切）　您好！我是护士小张，今天由我来陪您进行宫颈活组织检查。

2. 核对　患者姓名及一般资料，核对医嘱。

3. 评估

（1）评估患者心理状况，与患者沟通，告知检查的目的、方法、注意事项及检查过程中可能出现的不适，取得其配合。

（2）评估患者生命体征并询问病史，患有急性生殖道感染者应治疗后再取活检。

（3）评估患者检查时间，妊娠期、月经期及不规则子宫出血不宜做活检。

（4）签署手术知情同意书。

4. 沟通谈话（对患者及家属）

（1）**检查的目的**：向患者及家属解释宫颈活组织检查的目的及操作方法，取得患者的积极配合。

（2）表情亲切，询问患者是否已过月经期，帮助患者消除紧张、恐惧的心理。

（3）指导患者腹部放松，配合医生检查。

（二）宫颈钳活检方法

1. 臀下垫一次性垫单,患者排空膀胱,协助脱去裤腿,取膀胱截石位,调整光源,常规消毒外阴,铺无菌巾。

2. 当医生放置阴道窥器,充分暴露宫颈后,协助医生用干棉球擦净宫颈表面黏液,消毒宫颈及阴道穹隆3次。

3. 协助医生在宫颈外口鳞-柱状上皮交界处或病变最严重区,持宫颈活检钳取适当大小的组织。临床明确为宫颈癌,只为确定病理类型或浸润程度者可以行单点取材;可疑宫颈癌者,应按时钟位置3点、6点、9点、12点4处钳取组织;为提高取材准确性,可在阴道镜指导下取材,或在宫颈阴道部涂以碘溶液,选择不着色区域取材,需注意取材深度,应钳取上皮全层及部分间质,以适合组织学评估。

4. 当手术结束时协助医生,在阴道内填塞带尾线纱布卷压迫止血。尾端留于阴道口外,留院观察1小时左右,嘱咐患者24小时后自行取出。

5. 将取出的组织分别放入装有95%乙醇小瓶内浸泡固定,贴上瓶签(标明姓名及部位)。

6. 在手术过程中应及时为医生传递所需物品,观察患者反应。

（三）整理用物记录与宣教

1. 取材完毕后,整理用物,协助患者穿衣裤、扶下检查床,及时更换检查床上已污染的一次性垫单。
2. 各类已用器械分类归置,浸泡、冲洗、消毒,按无菌原则处理。
3. 协助医生填好病检申请单,核对标本瓶签上的信息,立即送检。
4. 嘱患者阴道流血多时,及时来院就诊。
5. 指导患者术后1个月内禁止性生活、盆浴及阴道灌洗。

（四）注意事项

1. 检查前嘱患者排空膀胱。
2. 态度和蔼,有效沟通。
3. 严格执行无菌操作。
4. 取材动作轻柔。
5. 取材标本核对后立即送检。

【 实训报告 】

1. 简述宫颈活组织检查的目的、实训准备及操作步骤。
2. 简述宫颈活组织检查的注意事项。

【 宫颈活组织检查操作考核 】

宫颈活组织检查操作考核评分标准见表6-3。

表6-3　宫颈活组织检查操作考核评分标准

主考教师_____　　　　　　　　　　　　　　　　　　考试日期_____年___月___日

项目总分	项目内容	考核内容及技术要求	分值	得分
素质要求 （3分）	报告内容	报告姓名及学号和考核项目	1	
	仪表举止	仪表端庄大方,态度认真和蔼	1	
	服装服饰	服装鞋帽整洁,着装符合要求	1	
操作前准备 （17分）	环境 （3分）	安静、舒适、关闭门窗、光线适宜、温度为24~26℃、湿度为50%~60%(口述)	1	
		必要时设置屏风或隔帘遮挡患者(口述)	1	

项目总分	项目内容	考核内容及技术要求	分值	得分
操作前准备 （17分）	环境 （3分）	相关人员在场（口述）	1	
	用物	备齐各类用物，如阴道窥器，宫颈活检钳及小玻璃瓶等（口述并操作）	2	
	护士	修剪指甲，洗手（七步洗手法）、戴口罩	2	
	患者 （10分）	核对患者信息	2	
		评估患者身体状况	2	
		解释操作的目的，以取得积极配合	3	
		嘱患者排空膀胱，协助其脱去一条裤腿，臀下铺一次性垫单，取膀胱截石位，充分暴露会阴部，注意保暖	3	
操作步骤 （70分）	操作者位置	站在患者两腿之间（配合者站在患者身旁）	1	
	宫颈钳活检方法 （口述+操作） （60分）	戴无菌手套	4	
		阴道窥器的使用及检查方法	10	
		宫颈及阴道穹隆消毒，方法正确	12	
		宫颈活检取材部位，操作正确（口述注意事项）	12	
		阴道填塞带尾线纱布卷，方法正确（口述注意事项）	12	
		活检取出组织，方法正确（口述）	10	
	操作后护理、整理用物与填写记录 （9分）	协助患者穿衣裤，扶下检查床（口述）	1	
		器械分类归置，整理检查床（口述）	1	
		填写病理检查申请单、标本瓶标签（格式正确）	4	
		报告操作结束	1	
		提问：由主考教师随机提一个问题	2	
综合评价 （10分）	动作轻巧、协调、正确；操作规范、熟练		6	
	态度和蔼可亲、语言恰当、沟通有效，操作过程体现人文关怀		4	
总分			100	

（马晓耕）

工作任务四　诊断性刮宫术

【典型案例仿真实训】

张某，女，55岁，已婚，因绝经5年，阴道流血2天，到医院就诊，妇科B超检查宫腔内有不均回声区。月经史：$13\dfrac{4\sim6}{28\sim30}50$。婚育史：25岁结婚，已婚，$G_1P_1$，配偶体健。既往身体健康，无药物过敏史及输血史，无手术、外伤史，家族史无特殊。

【实训前思考问题】

1. 诊断性刮宫术的目的是什么？
2. 分段诊刮的适应证有哪些？

【实训目的】

1. 掌握诊断性刮宫患者准备、物品准备及护理配合。
2. 熟悉诊断性刮宫术的操作步骤。

3. 能够运用所学知识为术前、术后的患者进行护理和健康指导。

【实训准备】

1. 护士准备 着装规范、仪表端庄,洗手、戴口罩。

2. 环境准备 室内光线充足、温暖、安静、隐蔽。

3. 用物准备 模拟妇科检查室及妇科检查模型。无菌诊刮包:双层外包布1块、双层内包布1块、治疗巾1块、弯盘2只(内有纱布数块)、孔巾1块、小药杯2只(内有0.5%碘伏棉球若干)、阴道窥器1只、宫颈钳1把、宫腔探针1根、长镊子2把、卵圆钳1把、血管钳1把、长棉签2根、宫颈扩张器(3~7号顺号)1套、小号和中号刮匙各1把,宫腔吸管5号和6号各1支、橡皮管1条、小玻璃瓶2只、无菌手套2副。

【实训时间】

0.1学时。

【实训方式】

1. 先让学生观看教学视频,教师讲解示范后,学生4~6人为一组,利用模型进行操作练习,要求每人都初步掌握、熟悉流程操作。

2. 教师巡回指导,实训结束前抽查,点评并小结。

3. 安排学生去医院妇科检查室见习。

【实训操作步骤】

(一)问候、核对、评估及沟通谈话

1. 问候患者(表情微笑亲切) 您好!我是护士小李,今天由我来陪您进行诊断性刮宫术检查。

2. 核对 患者姓名及一般资料,核对医嘱与诊刮的时间。

3. 评估

(1)评估患者病史、T、P、R、BP、阴道流血情况,未绝经女性是否月经期。

(2)评估患者心理状况,与患者沟通,告知诊刮的目的、方法、注意事项及手术过程中可能出现的不适,取得其配合。

(3)评估患者检查时间,不同诊断目的的检查时间不同。

(4)签署手术知情同意书。

4. 沟通谈话(对患者及家属)

(1)向患者及家属解释诊断性刮宫术的目的、方法,嘱患者检查前排空膀胱。鼓励患者树立信心,以良好的心态合作。

(2)术中陪伴在患者身边,鼓励、安慰患者,指导患者配合检查,消除患者的紧张心理。

(二)诊断性刮宫术方法

1. 诊刮前准备

(1)臀下垫一次性垫巾,协助患者脱去裤子,取膀胱截石位,充分暴露会阴部,调整光源。

(2)**消毒外阴**:按自然分娩外阴消毒常规。

(3)术者戴口罩、帽子,按外科刷手法消毒双手,穿手术衣、戴无菌手套。

(4)打开无菌诊刮包,用卵圆钳夹碘伏棉球消毒阴道及外阴3遍,铺洞巾。

(5)双合诊确定子宫大小及位置。

(6)按妇科检查常规放置阴道窥器暴露宫颈后并固定。

2. 诊刮过程与方法

(1)用长镊子夹碘伏棉球消毒宫颈及穹隆。

(2)用宫颈钳夹宫颈前唇(注意勿钳夹到宫颈管内黏膜),交予左手并向下牵拉子宫,使之处于

水平位。

(3)垫一块纱布于宫颈下方。

(4)右手以持笔式握宫腔探针,顺子宫方向进入宫腔直至宫底,探测宫腔深度。

(5)扩张宫颈,右手以执笔式握宫颈扩张器逐号(4号至7号)缓慢扩张宫颈内口。

(6)用小刮匙顺子宫方向徐徐送入宫腔,到达宫底后(注意刮匙上的刻度,不应超过探针所测的深度)退出少许,按一个方向轻轻搔刮宫腔一遍,边刮边将刮下的内膜带出宫口。

(7)搔刮两侧子宫角。

(8)刮出组织暂时放在宫颈下方穹隆部的纱布上。

(9)刮毕,用探针再次测宫腔深度,了解子宫收缩情况。

(10)取出穹隆部子宫内膜组织及纱布,擦净阴道内血液,取下宫颈钳,再次消毒宫颈外口,注意观察宫颈及宫腔有无活动性出血。取下窥阴器。

(11)刮出物分别放入装有95%乙醇的小瓶内,贴上瓶签(标明姓名及部位)。

(三)整理用物及宣教

1.协助患者穿上衣裤,垫好会阴垫,扶患者离开检查床,到观察床上休息。

2.更换已污染的垫单,各类已用器械分类归置,消毒浸泡,按无菌原则处理。

3.协助医生填写好病检申请单,核对标本瓶签上的信息,立即送检。

4.术后观察1小时无异常方可离院。术后保持外阴清洁,2周内禁止性生活及盆浴。

5.告知患者取结果的地点及时间。

(四)注意事项

1.检查前嘱患者排空膀胱。

2.态度和蔼,有效沟通。

3.严格执行无菌操作,以防发生感染。

4.行分段诊刮时,先不要用探针探测宫腔,以免将宫颈管组织带入宫腔混淆诊断,注意先刮宫颈再刮宫腔。

5.术者操作时避免反复刮宫,以免伤及子宫内膜基底层,甚至刮出肌纤维组织,造成子宫内膜炎或宫腔粘连,导致闭经。

6.一般不需麻醉,对于宫颈内口较紧者,可酌情给予镇痛剂、局麻或静脉麻醉。

【实训报告】

1.简述诊断性刮宫术检查的目的、实训准备及操作步骤。

2.简述分段诊刮的操作步骤。

3.简述诊断性刮宫术的注意事项。

【诊断性刮宫术操作考核】

诊断性刮宫术操作考核评分标准见表6-4。

表 6-4　诊断性刮宫术操作考核评分标准

主考教师_____　　　　　　　　　　考试日期_____年___月___日

项目总分	项目内容	考核内容及技术要求	分值	得分
素质要求 (3分)	报告内容	报告姓名及学号和考核项目	1	
	仪表举止	仪表端庄大方,态度认真和蔼	1	
	服装服饰	服装鞋帽整洁,着装符合要求	1	

项目总分	项目内容	考核内容及技术要求	分值	得分
操作前准备 （17分）	环境 （3分）	安静、舒适、门窗关闭、光线适宜，温度为24~26℃，湿度为50%~60%（口述）	1	
		必要时设置屏风或用隔帘遮挡患者（口述）	1	
		相关人员在场（口述）	1	
	用物	备齐诊断性刮宫术各类用物，如无菌诊刮包等（口述并操作）	2	
	护士	修剪指甲，洗手（七步洗手法）、戴口罩	2	
	患者 （10分）	核对患者信息	2	
		评估患者身体状况	2	
		解释操作的目的，以取得积极配合	2	
		排空膀胱，安置患者于手术室，取膀胱截石位，充分暴露会阴部，注意保暖	2	
		外阴，臀下垫无菌垫单（口述）	2	
操作步骤 （70分）	操作者位置	站在患者两腿之间（配合者站在患者身旁）	1	
	诊断性刮宫术 （口述＋操作） （60分）	检查物品消毒时间，摆放有序	2	
		戴口罩、帽子、外科刷手消毒双手	2	
		穿手术衣、戴无菌手套	2	
		打开无菌诊刮包外包布	2	
		打开无菌诊刮包内包布	2	
		卵圆钳夹碘伏棉球消毒阴道及外阴3遍，方法正确	2	
		铺洞巾方法正确	4	
		双合诊确定子宫大小及位置	2	
		阴道窥器的使用，暴露宫颈后并固定	2	
		再次消毒宫颈及穹隆部，方法正确	2	
		宫颈钳的使用正确，夹宫颈前唇，向下牵拉子宫	2	
		垫一块纱布于宫颈下方，方法正确	1	
		探测宫腔深度，方法正确	5	
		扩张宫颈，方法正确	10	
		刮取宫腔内膜组织，方法正确（口述注意事项）	10	
		了解子宫收缩情况，方法正确（口述）	4	
		取出穹隆部子宫内膜组织及纱布，取下宫颈钳，方法正确	2	
		消毒宫颈外口，观察宫颈及宫腔有无活动出血（口述）	2	
		取下窥阴器，姿势手法正确	2	
	操作后护理、填写记录与整理用物 （9分）	刮出物放入标本瓶，立即送病理科（口述）	1	
		清点器械，整理用物，分类归置，整理检查床（口述）	1	
		填写病理检查申请单、标本瓶标签（格式正确）	4	
		报告操作结束	1	
		提问：由主考教师随机提一个问题	2	

项目总分	项目内容	考核内容及技术要求	分值	得分
综合评价 （10分）	动作轻巧、协调、正确；操作规范熟练、稳重		6	
	态度和蔼可亲、语言恰当、沟通有效，操作过程体现人文关怀		4	
总分			100	

（马晓耕）

工作任务五　阴道后穹隆穿刺术

【典型案例仿真实训】

赵某，女，28岁，已婚，平时月经规律，现停经48天，自测尿妊娠试验（+），近2天阴道流血，暗红色，少于月经量。今日晨起突然出现右下腹撕裂样疼痛，心慌、出冷汗，急诊入院。

查体：患者面色苍白、脉搏细数，BP 85/55mmHg。全腹有压痛、反跳痛。

既往身体健康，平时月经周期28~30天，量中等，无痛经。无药物过敏史及输血史，无手术、外伤史，家族史无特殊。

【实训前思考问题】

1. 阴道后穹隆穿刺术的目的是什么？

2. 阴道后穹隆穿刺术的适应证有哪些？

【实训目的】

1. 掌握阴道后穹隆穿刺术的目的及经过。

2. 熟悉阴道后穹隆穿刺术的操作步骤。

3. 能够运用所学知识为术前、术后的患者进行护理和健康指导。

【实训准备】

1. 护士准备　着装规范、仪表端庄，洗手、戴口罩。

2. 环境准备　室内光线充足、温暖、安静、隐蔽。

3. 用物准备　模拟妇科检查室及妇科检查模型。无菌后穹隆穿刺包：双层外包布1块、双层内包布1块、治疗巾1块、弯盘1只（内有纱布数块）、孔巾1块、小药杯2只（内有0.5%碘伏棉球若干）、阴道窥器1只、宫颈钳1把、长镊子2把、卵圆钳1把、无菌手套2副、5ml和10ml无菌注射器各1个、18号长穿刺针1支。

【实训时间】

0.1学时。

【实训方式】

1. 先让学生观看教学视频，教师讲解示范后，学生4~6人为一组，利用模型进行操作练习，要求每人都熟悉此操作。

2. 教师巡回指导，实训结束前抽查，点评并小结。

3. 安排学生去医院妇科检查室见习。

【实训操作步骤】

（一）问候、核对、评估及沟通谈话

1. 问候患者（表情微笑亲切）　您好！我是护士小王，今天由我来陪您进行经阴道后穹隆穿刺术的检查。

2. 核对 患者姓名及一般资料,核对医嘱。

3. 评估

(1)评估患者病史、T、P、R、BP等生命体征,对疑有盆腹腔内出血者做好急救准备。

(2)评估有无适应证和禁忌证。

(3)签署手术知情同意书。

4. 沟通谈话(对患者及家属)

(1)向患者介绍后穹隆穿刺术的经过,嘱患者术前排空膀胱。

(2)指导患者配合检查,消除患者的紧张心理。

(3)鼓励患者树立信心,以良好的心态与医生配合好。

(二)阴道后穹隆穿刺术方法

1. 穿刺前准备

(1)臀下垫一次性垫巾,协助患者脱去裤子,取膀胱截石位,充分暴露会阴部,调整光源。

(2)常规消毒外阴。

(3)术者戴口罩、帽子、洗手(七步洗手法)、戴无菌手套。

(4)打开无菌穿刺包,用卵圆钳夹碘伏棉球消毒阴道及宫颈。

(5)铺洞巾,双合诊确定子宫大小及位置。

(6)用窥阴器暴露宫颈,用长镊子夹碘伏棉球再次消毒宫颈及穹隆部。

2. 穿刺操作方法

(1)用宫颈钳夹宫颈后唇,交予左手并向上提拉子宫颈,充分暴露后穹隆。

(2)用另一长镊子夹碘伏棉球再次消毒宫颈及穹隆部。

(3)用18号穿刺针头连接5ml注射器上,检查针头有无堵塞。

(4)于阴道后壁与宫颈后唇交界处稍下方,平行宫颈管快速进针刺入2~3cm,当穿刺针通过阴道壁有落空感时,表示已进入直肠子宫陷凹,立即抽吸。

(5)若无液体抽出,可调整针头方向或进针深度或边抽吸边缓慢退针。

(6)若为包块穿刺,应选择在囊性感最明显部位进针。

(7)抽吸至满足化验检查需要为止,拔出针头,用棉球压迫局部止血。

(8)再次消毒后穹隆,取出宫颈钳、窥阴器。

(9)先肉眼观察穿刺液的性状,再送病检或培养。

(10)若穿刺物抽出暗红色不凝固血液,表示有腹腔内出血,应积极配合医生做好急救,准备手术。

(三)整理用物及宣教

1. 整理用物,协助患者穿上衣裤,垫好会阴垫,安置患者休息。

2. 及时更换污染的垫单。

3. 各类已用过的器械分类归置,按无菌原则处理。

4. 协助医生将穿刺抽出物送检。

5. 对于准备急诊手术的患者立即做好术前准备,建立静脉通道,监测生命体征及尿量。

(四)注意事项

1. 态度和蔼,有效沟通。

2. 严格执行无菌操作。

3. 穿刺点在阴道后穹隆中点,进针方向应与宫颈管平行,不可过分向前或向后,以免针头刺入宫体或进入直肠。

4. 穿刺深度要适当,一般2~3cm,过深可刺入盆腔器官或穿入血管。

5. 抽吸物若为血液,应放置5分钟,若凝固则为血管内血液;或滴在纱布上出现红晕,为血管内血液。放置6分钟后仍不凝固,可判定为腹腔内出血。

6. 抽出的液体应根据初步判断,分别进行涂片、常规检查、药敏检查、细胞学检查等;抽取组织送组织学检查。

【实训报告】

1. 简述阴道后穹隆穿刺术的目的、实训准备及操作步骤。

2. 阴道后穹隆穿刺术的注意事项。

【阴道后穹隆穿刺术操作考核】

阴道后穹隆穿刺术操作考核评分标准见表6-5。

表6-5 阴道后穹隆穿刺术操作考核评分标准

主考教师_____   考试日期_____年___月___日

项目总分	项目内容	考核内容及技术要求	分值	得分
素质要求 (3分)	报告内容	报告姓名及学号和考核项目	1	
	仪表举止	仪表端庄大方,态度认真和蔼	1	
	服装服饰	服装鞋帽整洁,着装符合要求	1	
操作前准备 (17分)	环境 (3分)	安静、舒适、门窗关闭、光线适宜、温度为24~26℃、湿度为50%~60%(口述)	1	
		必要时设置屏风或隔帘遮挡患者(口述)	1	
		相关人员在场(口述)	1	
	用物	备齐后穹隆穿刺术各类用物,如穿刺包等(口述并操作)	2	
	护士	修剪指甲,洗手(七步洗手法)、戴口罩	2	
	患者 (10分)	核对患者信息	2	
		评估患者身体状况	2	
		解释操作的目的,以取得积极配合	2	
		协助患者脱去一条裤腿,臀下铺一次性垫单,取膀胱截石位,充分暴露会阴部,注意保暖	2	
		外阴冲洗消毒后垫无菌治疗巾(口述)	2	
操作步骤 (70分)	操作者位置	站在患者两腿之间(配合者站在患者身旁)	1	
	后穹隆穿刺术 (口述+操作) (60分)	检查物品消毒时间,摆放有序	2	
		正确打开无菌穿刺包	2	
		戴无菌手套,方法正确	2	
		用卵圆钳夹碘伏棉球消毒外阴及阴道,方法正确	5	
		铺洞巾方法正确	3	
		双合诊确定子宫大小及位置	2	
		阴道窥器的使用,暴露宫颈	2	
		消毒宫颈及穹隆部,方法正确	7	
		正确宫使用颈钳,夹宫颈后唇,充分暴露后穹隆	10	
		再次消毒宫颈及后穹隆部,方法正确	5	

项目总分	项目内容	考核内容及技术要求	分值	得分
操作步骤 （70分）	后穹隆穿刺术 （口述＋操作） （60分）	用18号穿刺针头连接5ml注射器，穿刺方法正确	10	
		抽出液体后拨出针头，局部压迫止血，方法正确	4	
		取出宫颈钳、阴道窥器	2	
		肉眼观察穿刺抽出液的性状，姿势手法正确	4	
	操作后 护理、记录 与整理用物 （9分）	穿刺完毕，如需手术立即进行术前准备，将患者送往手术室。如需留标本病检，立即送病理科（口述）	1	
		清点器械，整理用物，分类归置、整理检查床（口述）	1	
		洗手，填写穿刺术记录单	4	
		报告操作结束	1	
		提问：由主考教师随机提一个问题	2	
综合评价 （10分）	动作轻巧、协调、正确；操作规范熟练、稳重		6	
	态度和蔼可亲、语言恰当、沟通有效，操作过程体现人文关怀		4	
总分			100	

（马晓耕）

工作任务六　输卵管通畅检查

【典型案例仿真实训】

王某，女，30岁，半年前患输卵管炎，药物治疗5个月，现患者计划备孕，来我院行输卵管通畅检查。

患者既往身体健康，平时月经周期为28~30天，量中等，无痛经。无药物过敏史及输血史，无手术、无外伤史，家族史无特殊。

【实训前思考问题】

1. 输卵管的位置在哪里？形态如何？
2. 输卵管通畅检查的目的是什么？

【实训目的】

1. 掌握输卵管通畅检查患者的准备、物品准备及护理配合。
2. 熟悉输卵管通畅检查的操作步骤。
3. 能够运用所学知识为检查后的患者进行护理和健康指导。

【实训准备】

1. 护士准备　着装规范、仪表端庄，洗手、戴口罩。

2. 环境准备　室内光线充足、温暖、安静、隐蔽。

3. 用物准备　妇科检查模型，妇科检查床。输卵管通液包：通液器1个、阴道窥器1个、压力表1个、弯盘1个、长弯钳1把、卵圆钳1把、宫颈钳1把、宫腔探针1根、长镊子1把、宫颈扩张器1套、20ml注射器各1支、10ml注射器1支；治疗巾1块、治疗洞巾1块、纱布6块、干棉球及长棉签若干。常用药品：0.9%氯化钠注射液20ml或0.9%氯化钠注射液20ml含庆大霉素8万U、地塞米松5mg；氧气、抢救用品、无菌手套、一次性臀垫、污物桶等。

【实训时间】

0.1 学时。

【实训方式】

1. 先让学生观看教学视频,教师讲解示范后,学生 4~6 人为一组,利用模型进行操作练习,要求每人都熟练掌握操作。

2. 教师巡回指导,实训结束前抽查,点评并小结。

3. 安排学生去医院妇科检查室见习。

【实训操作步骤】

(一) 问候、核对、评估及沟通谈话

1. 问候患者(表情微笑亲切) 您好!我是护士小刘,今天由我来陪您进行输卵管通畅检查。

2. 核对 患者姓名及一般资料,核对医嘱。

3. 评估

(1) 评估患者病史以及 T、P、R、BP 等生命体征。

(2) 评估有无适应证和禁忌证。

(3) 评估此次月经史,检查时间宜在月经干净后 3~7 天,术前 3 天禁止性生活。

(4) 签署知情同意书。

4. 沟通谈话(对患者及家属)

(1) 向患者说明输卵管通畅检查的目的和方法,术中可能出现出血、输卵管损伤等问题。

(2) 指导患者配合检查,消除患者的紧张心理。

(3) 鼓励患者树立信心,以良好的心态与医生配合。

(二) 输卵管通畅检查方法

1. 患者体位安置

(1) 臀下垫一次性垫巾,协助患者脱去裤子,取膀胱截石位,充分暴露会阴部,调整光源。

(2) 操作者站在患者两腿之间。

2. 输卵管通畅检查前操作

(1) **消毒、铺巾**:常规消毒外阴、阴道,铺无菌巾,双合诊检查子宫大小及位置。

(2) **检查 Y 型管气囊是否漏气,是否通畅**,向导管内推注 0.9% 氯化钠溶液,排空导管内空气。

(3) 放置阴道窥器暴露宫颈,直视下再次消毒阴道及穹隆部。

3. 输卵管通液术

(1) 宫颈钳夹宫颈前唇。

(2) 放置宫颈导管于宫颈内,在通气管内注入空气 2ml,使气囊与宫颈外口贴紧。

(3) 注射器抽取 0.9% 氯化钠注射液 20ml 或 0.9% 氯化钠注射液 20ml 含庆大霉素 8 万 U、地塞米松 5mg,将注射器连接于宫颈导管,排空导管内气体,缓慢推注液体。

4. 输卵管通液术结果判定

(1) **输卵管通畅**:若注入 20ml 液体阻力,或有阻力但随后阻力消失,液体没有流回注射器,患者无胀痛感,提示输卵管通畅。

(2) **输卵管堵塞**:若注入 5ml 液体患者即感下腹部胀痛,压力持续升高,停止推注后有液体回流入注射器现象,提示输卵管堵塞。

(3) **输卵管通而不畅**:若推注开始时有阻力,继续加压推注液体又能进入,提示输卵管有轻度粘连已被分离。

5. 输卵管通畅检查后操作

（1）取出通液器、宫颈钳，取出阴道窥器。

（2）用纱布擦干外阴。

（三）整理用物及宣教

1. 协助患者穿好衣裤，撤去一次性垫单并整理好床位。

2. 器械清洗、擦干、打包后高压灭菌。

3. 洗手，记录输卵管通畅检查时间，有无不适，操作者签名。

4. 术后观察 1 小时，注意有无腹痛、内出血、胸闷、呼吸困难等症状。

5. 嘱患者术后注意外阴清洁，酌情应用抗生素预防感染，禁止性生活及盆浴 2 周。

（四）注意事项

1. 严格执行无菌操作。

2. 态度和蔼，有效沟通。

3. 通液用 0.9% 氯化钠注射液应加热，温度接近体温，以免冷液体引起输卵管痉挛。

4. 通液过程中应使宫颈导管紧贴宫颈外口，防止液体外漏。

5. 推注液体时速度不可过快，压力不宜过大，防止因压力过高导致输卵管受损伤或破裂。

【实训报告】

1. 简述输卵管通畅检查的目的、实训准备及操作步骤。

2. 输卵管通畅检查的注意事项。

【输卵管通畅检查操作考核】

输卵管通畅检查操作考核评分标准见表 6-6。

表 6-6　输卵管通畅检查操作考核评分标准

主考教师_____　　　　　　　　　　　　　　　　　　考试日期_____年____月____日

项目总分	项目内容	考核内容及技术要求	分值	得分
素质要求 （3分）	报告内容	报告姓名及学号和考核项目	1	
	仪表举止	仪表端庄大方，态度认真和蔼	1	
	服装服饰	服装鞋帽整洁，着装符合要求	1	
操作前准备 （17分）	环境 （3分）	安静、舒适、门窗关闭、光线适宜，温度为 24~26℃，湿度为 50%~60%（口述）	1	
		必要时设置屏风或隔帘遮挡患者（口述）	1	
		相关人员在场（口述）	1	
	用物	备齐输卵管通畅检查各类用物，如输卵管通液包等（口述并操作）	2	
	护士	修剪指甲，洗手（七步洗手法），戴口罩	2	
	患者 （10分）	核对患者信息	2	
		评估患者身体状况	2	
		解释操作的目的，以取得积极配合	2	
		臀下铺一次性垫单，协助患者脱去裤子，取膀胱截石位，充分暴露会阴部	2	
		常规消毒外阴、阴道（口述）	2	

项目总分	项目内容	考核内容及技术要求	分值	得分
操作前准备（17分）	操作者位置	站在患者两腿之间（配合者站在患者身旁）	1	
操作步骤（70分）	输卵管通畅检查（口述+操作）（60分）	戴无菌手套，方法正确	2	
		铺无菌巾，方法正确	2	
		双合诊确定子宫大小及位置	2	
		更换手套，打开输卵管通液包	2	
		检查Y型管气囊是否漏气，是否通畅，方法正确	4	
		阴道窥器的使用，暴露宫颈	2	
		再次消毒宫颈及穹隆部，方法正确	2	
		宫颈钳的使用正确，夹宫颈前唇	2	
		放置宫颈导管于宫颈内，方法正确	7	
		注射器抽取药物，口述内容完整，方法正确	7	
		输卵管通液判定：输卵管通畅（口述）	10	
		输卵管通液判定：输卵管堵塞（口述）	10	
		取出通液器、宫颈钳	4	
		消毒阴道、宫颈，取出阴道窥器	2	
		用纱布擦干外阴	2	
	操作后护理、记录与整理用物（9分）	协助穿好衣裤，撤去一次性垫单并整理好床位（口述）	1	
		术后观察1h（口述）	2	
		清点器械，整理用物，分类归置、整理检查床（口述）	1	
		填写输卵管通畅检查时间，有无不适，操作者签名（格式正确）	2	
		报告操作结束	1	
		提问：由主考教师随机提一个问题	2	
综合评价（10分）	动作轻巧、协调、正确；操作规范熟练、稳重		6	
	态度和蔼可亲、语言恰当、沟通有效，操作过程体现人文关怀		4	
总分			100	

（马晓耕）

实训项目七 │ 妇科常用护理技术

ER 7-1

教学课件

学习目标:

1. 掌握:妇科常用护理技术的操作目的、适应证、禁忌证、操作流程和注意事项。
2. 熟悉:妇科常见炎症患者的临床表现;常用坐浴溶液的类型、配制方法。
3. 具有亲和力、耐心、爱心的职业素养。

妇科常用护理技术是妇产科护理工作中最常用的技术,属于专科技术。通过本项目的学习使学生熟悉妇科常用护理技术的目的和适应证,熟练掌握操作方法、步骤及要领。本章学习内容包括阴道擦洗、阴道或宫颈上药、坐浴。

工作任务一 阴道擦洗

【典型案例仿真实训】

王女士,52 岁,G_4P_2,因发现性交后少量阴道出血 1 个月就诊。患者 1 个月前发现性交后有阴道少量出血现象,有时白带有血丝,不伴腹痛、腹胀。既往患慢性宫颈炎 5 年,未重视,间断治疗。自发病以来无发热,饮食睡眠尚可,大小便正常,体重无明显变化。

查体:T 36.7℃,P 80 次/min,R 19 次/min,BP 135/80mmHg,心肺听诊未闻及异常。妇科检查:外阴已婚已产式,阴道畅,阴道壁光滑,宫颈呈糜烂样改变,有接触性出血,宫体正常大,双侧附件未触及异常包块。宫颈细胞学检查结果异常,在阴道镜下行宫颈活体组织检查,病理检查结果示宫颈鳞状细胞癌。定于 1 周后行子宫切除术。

【实训前思考问题】

1. 小李作为责任护士,应该如何对王女士进行术前阴道擦洗操作?
2. 应如何对王女士进行健康宣教?

【实训目的】

1. 通过实训能简述阴道擦洗的目的,掌握阴道擦洗的方法。
2. 掌握阴道擦洗的健康宣教。

【实训准备】

1. **护士准备** 着装规范、仪表端庄,洗手、戴口罩。
2. **环境准备** 室内光线充足、温暖、安静、隐蔽。
3. **用物准备** 阴道窥器 1 个、消毒弯盘 2 个、无菌长镊或无菌卵圆钳 2 把、无菌干棉球 2 个、无菌干纱布 2 块、医嘱卡,浸有 0.5% 碘伏溶液或 1∶5 000 高锰酸钾溶液无菌棉球若干个、一次性臀垫 1 块、橡胶中单 1 块、治疗巾 1 块,一次性手套 1 副,便盆 1 个。

【实训时间】

1 学时。

【实训方式】

1. 教师讲解示范后,学生 4~6 人为一组,利用阴道窥器、无菌长镊或无菌卵圆钳、浸有 0.5% 碘伏溶液或 1∶5 000 高锰酸钾溶液无菌棉球等用物进行操作练习,要求每人都熟练掌握操作。

2. 教师巡回指导,实训结束前抽查,点评并小结。

3. 安排学生去医院妇科门诊见习。

【实训操作步骤】

(一)问候、核对、评估及沟通谈话

1. 问候患者(表情微笑、有亲和力) 您好!我是护士小李,今天由我为您进行护理。

2. 核对(面带微笑) 请问您叫什么名字?住院号是多少? 请让我核对一下您的腕带信息。

3. 评估

(1)查看病历记录单、了解患者一般情况,评估病史过程、治疗方案、医嘱。

(2)一般情况评估:T、P、R、BP、饮食、休息等。T 36.7℃、P 80 次/min、R 19 次/min、BP 135/80mmHg,心肺听诊未闻及异常。

4. 沟通谈话(对患者及家属) 向患者说明阴道擦洗的目的和方法,可能出现的不适,消除患者顾虑,取得患者的配合。

(二)阴道擦洗

1. 操作前准备 嘱患者排空膀胱,协助患者脱下一条裤腿,取膀胱截石位,充分暴露会阴,为患者臀下垫橡胶中单和一次性臀垫,臀下放便盆。床旁隔帘遮挡,保护患者隐私。

2. 阴道擦洗 操作者戴一次性手套,将阴道擦洗盘置于床边,用消毒卵圆钳夹碘伏棉球,反复擦洗会阴部,擦净污物。取一次性阴道窥器轻柔插入阴道内,打开两叶充分暴露阴道、宫颈及阴道穹隆部。用卵圆钳夹浸有消毒液的棉球依次擦洗宫颈、阴道穹隆及阴道两侧壁,旋转窥器继续擦洗阴道前壁和后壁。更换碘伏棉球反复擦洗 3~5 遍后用无菌干棉球拭去药液,合拢并取出阴道窥器。擦洗完毕,撤去便盆,用无菌干纱布拭干外阴。

3. 操作后处理 协助患者穿好衣裤,为患者更换消毒会阴垫,撤去一次性垫单并整理好床单。

(三)整理、记录及宣教

1. 整理 将器械洗净、擦干、打包后送高压灭菌。补齐消耗品。

2. 记录 实施阴道擦洗的时间,操作者签名,患者有无不适等。

3. 健康宣教 放置阴道窥器时嘱患者哈气,以减轻不适。

4. 清洁室内卫生,清除污物,通风消毒。

(四)注意事项

1. 向患者解释阴道擦洗的目的和方法,消除患者顾虑,取得患者的积极配合。

2. 做好健康宣教,告知患者拔除尿管后应尽早下床活动。

【实训报告】

1. 简述阴道擦洗的方法及目的。

2. 用图标注明阴道擦洗的顺序。

【阴道擦洗操作考核】

阴道擦洗操作考核评分标准见表 7-1。

表 7-1　阴道擦洗操作考核评分标准

主考教师＿＿＿＿＿＿＿　　　　　　　　　　　　　　　　　　　　　　考试日期＿＿＿＿＿年＿＿＿月＿＿＿日

项目总分	项目内容	考核内容及技术要求	分值	得分
素质要求 （3分）	报告内容	报告考生考试号码及考核项目	1	
	仪表举止	仪表端庄大方，态度认真和蔼	1	
	服装服饰	服装鞋帽整洁，着装符合要求	1	
操作前准备 （17分）	环境	环境安静、舒适、门窗关闭、光线适宜，温度为24~26℃，湿度为50%~60%（口述）	1	
		必要时设置屏风或隔帘遮挡患者（口述）	1	
	用物	备齐用物，碘伏溶液或高锰酸钾溶液，浓度正确	2	
	护士	修剪指甲，洗手（七步洗手法）、戴口罩	2	
	患者 （11分）	核对患者姓名、住院号及一般资料	2	
		评估患者一般情况	2	
		解释操作的目的，以取得积极配合	3	
		协助患者脱去裤腿，臀下铺橡胶中单和一次性臀垫，取膀胱截石位，充分暴露会阴部，注意保暖	4	
操作步骤 （70分）	护士位置	站在患者两腿之间	1	
	阴道擦洗 （63分）	会阴擦洗3遍	3	
		操作者戴一次性手套，将阴道擦洗盘放置床边，一只手用长镊或消毒卵圆钳持药液棉球，另一只手持另一把长镊或卵圆钳夹住擦洗	8	
		自上而下、由内向外顺序擦洗。反复擦洗会阴部，擦净污物	10	
		取一次性阴道窥器插入阴道内，打开两叶充分暴露阴道、宫颈及阴道穹隆部	10	
		用卵圆钳夹浸有消毒液的棉球依次擦洗，擦洗顺序：宫颈→阴道穹隆→阴道两侧壁→旋转窥器后擦洗阴道前壁和后壁	10	
		用无菌干棉球拭去阴道中药液，顺序、方法正确。再检查宫颈、阴道穹隆部和阴道四壁	10	
		如果进行妇科手术前的阴道准备，还应用蘸有高锰酸钾的长棉签均匀涂抹宫颈。合拢阴道窥器并取出	10	
		整理用物、洗手	2	
	阴道擦洗后处理 （6分）	协助患者穿好衣裤，为患者更换消毒会阴垫（口述）	1	
		撤去一次性垫单并整理好床位。清除污物，通风换气，注意物归原处、清洁消毒以备用（口述）	4	
		报告操作结束	1	
综合评价 （10分）	程序正确，动作规范，操作熟练		6	
	态度和蔼可亲、语言恰当、沟通有效，操作过程体现人文关怀		4	
总分			100	

（周　蓉）

工作任务二　阴道或宫颈上药

【典型案例仿真实训】

患者刘女士，34岁，已婚。因"白带多，伴外阴瘙痒2周"入院。生育史：1-0-0-1。入院检查：

T 36.7℃、P 80 次/min、R 19 次/min、BP 135/80mmHg,心肺听诊未闻及异常。妇科检查:外阴皮肤有抓痕,阴道后穹隆处有多量稀薄泡沫状分泌物,阴道黏膜有多处散在红色斑点,宫颈呈糜烂样改变,宫体前位、正常大小。

阴道分泌物悬滴检查:阴道清洁度Ⅱ度,滴虫(+),霉菌(−)。

【实训前思考问题】

1. 作为护士,你可以为刘女士实施什么护理操作?
2. 阴道或宫颈给药的操作方法和注意事项是什么?

【实训目的】

1. 通过实训能简述阴道或宫颈上药的目的,掌握阴道或宫颈上药的方法。
2. 掌握阴道或宫颈上药的健康宣教。

【实训准备】

1. 护士准备 着装规范、仪表端庄,洗手、戴口罩。

2. 环境准备 室内光线充足、温暖、安静、隐蔽。

3. 用物准备 妇科检查模型,阴道擦洗或冲洗用物一套,一次性窥阴器,橡胶中单和一次性臀垫,长镊子,指套,有尾线的宫颈棉球,用于阴道或宫颈治疗的各种药品,0.5% 碘伏溶液或 1∶5 000 高锰酸钾溶液或 2%~4% 碳酸氢钠溶液。

【实训时间】

0.5 学时。

【实训方式】

1. 教师讲解示范后,学生 4~6 人为一组,利用阴道或宫颈治疗的各种药品、0.5% 碘伏溶液或 1∶5 000 高锰酸钾溶液或 2%~4% 碳酸氢钠溶液,进行操作练习,要求每人都熟练掌握操作。

2. 教师巡回指导,实训结束前抽查,点评并小结。

3. 安排学生去医院妇科门诊见习。

【实训操作步骤】

(一)问候、核对、评估及沟通谈话

1. 问候患者(表情微笑、有亲和力) 您好!我是您的责任护士小周,今天由我为您进行护理。

2. 核对(面带微笑) 请问您叫什么名字? 住院号是多少? 请让我核对一下您的腕带信息。

3. 评估

(1)查看病历记录单、了解患者一般情况,评估病史过程、治疗方案、医嘱。

(2)一般情况评估:T、P、R、BP、饮食、休息等。T 36.7℃、P 80 次/min、R 19 次/min、BP 135/80mmHg,心肺听诊未闻及异常。

4. 沟通谈话(对患者及家属) 说明阴道或宫颈上药的目的和方法,可能出现的不适,消除患者顾虑,取得患者的配合。

(二)阴道或宫颈上药

1. 操作前准备 患者臀下垫橡胶中单和一次性臀垫,协助患者脱去裤腿,取膀胱截石位,充分暴露会阴部。

2. 会阴擦洗 常规会阴擦洗,擦净外阴局部伤口的污物。

3. 阴道擦洗 常规行阴道擦洗。

4. 涂抹法 轻轻转动窥器,用长棉签蘸粉状药品或液体均匀涂在阴道壁及宫颈上。

5. 喷雾法 各种阴道用药的粉剂均可用喷雾器喷洒。将药粉置于喷雾器内,对准患处,挤压喷

雾器,使药物粉末均匀散布于炎性组织表面上。

6. 纳入法 操作者用长镊子夹取药片或药栓后置于阴道后穹隆。取下窥器、镊子,动作轻柔,避免药栓移位;也可教会患者自己上药:嘱患者上药前先洗净双手,戴上指套,用一手示指将药片或栓剂向阴道后壁推进直至示指完全伸入为止,应尽量将药栓置于阴道后穹隆。

7. 宫颈棉球上药法 用阴道窥阴器暴露宫颈后,用长镊子夹持带有尾线的宫颈棉球,浸蘸药液、药粉或涂上药膏后塞压于子宫颈患处;为防止退出窥阴器时将棉球带出造成移位,应先将阴道窥器轻轻退出阴道,然后再取出镊子,将尾线露于阴道口外,用胶布固定于阴阜侧上方;一般于放药12~24小时后,患者自行牵引棉球尾线取出即可。

(三)整理、记录及宣教

1. 协助患者穿好衣裤,为患者更换消毒会阴垫。
2. 撤去臀下垫单并整理好床位。
3. 污物及环境清洁。
4. 记录上药时间,有无不适,操作者签名。
5. 器械清洗、消毒。

【实训报告】

1. 简述阴道及宫颈上药的方法及目的。
2. 简述阴道及宫颈上药患者的健康宣教。

【阴道或宫颈上药操作考核】

阴道或宫颈上药操作考核评分标准见表7-2。

表7-2 阴道或宫颈上药操作考核评分标准

主考教师_____ 考试日期_____年___月___日

项目总分	项目内容	考核内容及技术要求	分值	得分
素质要求 (3分)	报告内容	报告考生考试号码及考核项目	1	
	仪表举止	仪表端庄大方,态度认真	1	
	服装服饰	服装鞋帽整洁,着装符合要求	1	
操作前准备 (17分)	环境 (3分)	环境安静、舒适,关闭门窗,光线适宜,温度为24~26℃,湿度为50%~60%(口述)	1	
		必要时设置屏风或隔帘遮挡患者(口述)	1	
		相关人员在场(口述)	1	
	用物	备齐用物,摆放有序,药品准备正确	1	
	护士	修剪指甲,洗手(七步洗手法),戴口罩,核对医嘱	2	
	患者 (11分)	核对患者姓名、住院号及一般资料	1	
		评估患者一般情况	1	
		解释操作的目的,以取得患者的配合	1	
		患者排空膀胱,协助患者脱去裤腿,臀下铺橡胶中单和一次性臀垫,取膀胱截石位,充分暴露会阴部,注意保暖,保护隐私	8	
操作步骤 (70分)	护士位置	站在患者两腿之间	2	
	阴道或宫颈 上药 (64分)	常规行会阴擦洗,擦净外阴	8	
		熟练、规范放置阴道窥器	2	
		双手协调配合,常规行阴道擦洗,擦净阴道及宫颈黏膜	8	

项目总分	项目内容	考核内容及技术要求	分值	得分
操作步骤 （70分）	阴道或宫颈 上药 （64分）	涂抹法：轻轻转动窥器，用长棉签蘸粉状药品或液体均匀涂在阴道壁及宫颈上	8	
		喷雾法：用喷雾器将药粉均匀喷洒在炎症组织表面	8	
		纳入法：用长镊子将药片置于阴道后穹隆	8	
		子宫颈棉球上药法：将带尾线的大棉球蘸上药液或药粉或药膏→用长镊子将棉球置于子宫颈处→将棉球尾线置于阴道外，并用胶布将尾线固定于阴阜侧上方	8	
		双手配合协调，将药物放置到位，涂抹均匀	6	
		操作过程中询问患者感觉，观察患者反应	6	
		轻轻取出阴道窥器	2	
	上药后处理 （4分）	协助患者穿好衣裤，为患者更换消毒会阴垫（口述）	1	
		清除污物，通风换气，整理用物，注意物归原处、清洁消毒以备用（口述）	1	
		交代患者注意于放药12~24h后，患者自行牵引棉球尾线取出即可，洗手，记录	1	
		报告操作结束	1	
综合评价 （10分）	程序正确，动作规范，操作熟练，无菌观念强		6	
	态度和蔼可亲、语言恰当、沟通有效，操作过程体现人文关怀		4	
总分			100	

（周 蓉）

工作任务三 坐 浴

【典型案例仿真实训】

李女士，25岁，已婚，G_2P_2。因"白带多，伴外阴瘙痒3周"入院。入院后查体：T 36.2℃、P 78次/min、R 20次/min、BP 120/65mmHg，心肺听诊未闻及异常。

妇科检查：外阴皮肤瘙痒、有抓痕，阴道黏膜有多处散在红色斑点。宫颈呈糜烂样改变，宫体前位、正常大小。

【实训前思考问题】

1. 小陈作为责任护士，如何对患者李女士实施护理操作？

2. 坐浴时的水温是多少？坐浴时间多久？

【实训目的】

1. 通过实训能简述坐浴的目的，掌握坐浴的方法。

2. 掌握坐浴的适应证、禁忌证。

【实训准备】

1. 护士准备 着装规范、仪表端庄，洗手、戴口罩。

2. 环境准备 室内光线充足、温暖、安静、隐蔽。

3. 用物准备 坐浴盆1个，坐浴椅1个（高度30cm），无菌纱布数块，消毒长镊子或卵圆钳，一次性手套，橡胶中单和一次性臀垫，水温计。

4. 药物准备 坐浴溶液 1 000~2 000ml（温度 41~43℃）。①滴虫性阴道炎：1% 乳酸溶液，0.5% 醋酸溶液，1∶5 000 高锰酸钾溶液。②外阴阴道假丝酵母菌病：2%~4% 碳酸氢钠溶液。③萎缩性阴道炎：常用 0.5%~1% 乳酸溶液。④外阴炎及其他非特异性阴道炎、外阴阴道手术的术前准备：1∶5 000 高锰酸钾溶液、1∶1 000 苯扎溴铵（新洁尔灭）溶液、0.02% 碘伏溶液、中成药液等。

【实训时间】
0.5 学时。

【实训方式】
1. 教师讲解示范后，学生 4~6 人为一组进行操作练习，要求每人都熟练掌握操作。
2. 教师巡回指导，实训结束前抽查，点评并小结。
3. 安排学生去医院妇科门诊见习。

【实训操作步骤】

（一）问候、核对、评估及沟通谈话
1. 问候患者（表情微笑、有亲和力） 您好！我是责任护士小陈，今天由我为您进行护理。
2. 核对（面带微笑） 请问您叫什么名字？住院号是多少？请让我核对一下您的腕带信息。
3. 评估
（1）查看病历记录单、了解患者一般情况，评估病史过程、治疗方案、医嘱。
（2）一般情况评估：T、P、R、BP、饮食、休息等。T 36.2℃、P 78 次/min、R 20 次/min、BP 120/65mmHg，心、肺听诊未闻及异常。
4. 沟通谈话（对患者及家属） 向患者说明坐浴的目的和方法，可能出现的不适，消除患者顾虑，取得患者的配合。

（二）坐浴
1. 操作前准备 协助患者脱去裤腿，臀下铺橡胶中单和一次性臀垫，取膀胱截石位，充分暴露会阴部，注意保暖，保护隐私。
2. 会阴擦洗 常规会阴擦洗 3 遍，擦净外阴局部污物。
3. 阴道擦洗 操作者戴一次性手套，将阴道擦洗盘置于床边，一只手用长镊或消毒卵圆钳持药液棉球，另一只手持另一把长镊或卵圆钳夹住擦洗。
4. 坐浴 根据疾病类型配制好坐浴液 2 000ml，浓度正确。温度计测试药液温度，调整药液温度，将药液倒入坐浴盆内，将坐浴盆置于坐浴椅上，嘱患者排空膀胱后将全部臀部和外阴部浸泡于溶液中。

热浴：水温 41~43℃，可先熏后坐，一般持续 20 分钟左右；

温浴：水温 35~37℃，一般持续 20 分钟左右；

冷浴：水温 14~15℃，一般持续 2~5 分钟；

干纱布擦干，由内向外，顺序、方法正确。

（三）整理、记录及宣教
1. 协助患者穿好衣裤，为患者更换消毒会阴垫。
2. 清除污物，通风换气，注意物归原处、清洁消毒以备用。
3. 程序正确，动作规范，操作熟练。
4. 态度和蔼可亲、语言恰当、沟通有效，操作过程体现人文关怀。

【实训报告】
1. 简述坐浴的方法及目的。

2. 坐浴的操作要点、禁忌证。

【坐浴操作考核】

坐浴操作考核评分标准见表 7-3。

表 7-3　坐浴操作考核评分标准

主考教师_____　　　　　　　　　　　　　　　考试日期_____年___月___日

项目总分	项目内容	考核内容及技术要求	分值	得分
素质要求 （3 分）	报告内容	报告考生考试号码及考核项目	1	
	仪表举止	仪表端庄大方，态度认真	1	
	服装服饰	服装鞋帽整洁，着装符合要求	1	
操作前准备 （17 分）	环境 （3 分）	环境安静、舒适、关闭门窗，光线适宜，温度为 24~26℃，湿度为 50%~60%（口述）	1	
		必要时设置屏风或用隔帘遮挡患者（口述）	1	
		相关人员在场（口述）	1	
	用物	备齐用物，坐浴溶液浓度、温度正确	2	
	护士	修剪指甲，洗手（七步洗手法）、戴口罩	2	
	患者 （10 分）	核对患者姓名、住院号及一般资料	2	
		评估患者一般情况	2	
		解释操作的目的，以取得积极配合	3	
		协助患者脱去裤腿，臀下铺橡胶中单和一次性臀垫，取膀胱截石位，充分暴露会阴部，注意保暖，保护隐私	3	
操作步骤 （70 分）	护士位置	站在患者两腿之间	1	
	坐浴 （66 分）	会阴擦洗 3 遍	8	
		操作者戴一次性手套，将阴道擦洗盘置于床边，一只手用长镊或消毒卵圆钳持药液棉球，另一只手持另一把长镊或卵圆钳夹住擦洗	8	
		自上而下、由内向外顺序擦洗。反复擦洗会阴部，擦净污物	8	
		根据疾病类型配制好坐浴液 2 000ml，浓度正确	8	
		温度计测试药液温度，调整药液温度，将药液倒入坐浴盆内，将坐浴盆置于坐浴椅上	8	
		嘱患者排空膀胱后将全部臀部和外阴部浸泡于溶液中	8	
		热浴：水温 41~43℃，可先熏后坐，一般持续 20min 左右 温浴：水温 35~37℃，一般持续 20min 左右 冷浴：水温 14~15℃，一般持续 2~5min	8	
		干纱布擦干，由内向外，顺序、方法正确	8	
		整理用物、洗手	2	
	坐浴后 处理 （3 分）	协助患者穿好衣裤，为患者更换消毒会阴垫（口述）	1	
		清除污物，通风换气，注意物归原处、清洁消毒以备用（口述）	1	
		报告操作结束	1	
综合评价 （10 分）	程序正确，动作规范，操作熟练		6	
	态度和蔼可亲、语言恰当、沟通有效，操作过程体现人文关怀		4	
总分			100	

（周　蓉）

实训项目八 ｜ 产科情景模拟案例综合实训

学习目标：

1. 掌握：产科常见疾病（妊娠高血压疾病、前置胎盘、胎盘早剥、妊娠合并心脏病、妊娠期糖尿病、协调性宫缩乏力、胎膜早破、脐带脱垂、先兆子宫破裂、产后出血、产褥感染）的概念、临床表现和护理措施。

2. 熟悉：产科常见疾病患者的护理评估、护理诊断及护理措施，配合医生进行救治。

3. 了解：产科常见疾病患者的治疗原则。

4. 具有关心关爱孕产妇、敬畏生命、人文关怀精神，严谨认真、稳定有序的职业情感和良好的团队协作精神。

产科情景模拟案例综合实训的目的是响应国家健康中国建设号召，强化孕产妇及新生儿急危重症救治能力建设，培养助产专业学生应急护理与配合急救意识与能力，促进妇幼健康卫生事业的发展。

工作任务一 妊娠高血压疾病患者的护理

【典型案例仿真实训】

患者高女士，35 岁，G_1P_0，孕 36 周。1 个月前两下肢浮肿，两周前血压逐渐升高，曾在门诊就诊；近 3 天自觉头痛、胸闷、视物模糊，水肿加剧，并出现嗜睡。查体：T 37.2℃，P 85 次/min，BP 150/110mmHg（基础血压 106/75mmHg）；R 18 次/min；凹陷性水肿（+++），肝肋下触及一指，质软。产科检查：宫底剑突下 3 指，LOA，胎心率 138 次/min，先露半固定。实验室检查：RBC 3.42×10^{12}/L，Hb 98g/L，WBC 12×10^9/L，红细胞压积 0.31，谷草转氨酶 42U/L，谷丙转氨酶 40U/L，乳酸脱氢酶 350U/L，总胆红素 25.5μmol/L，尿酸 7.8μmol/L，血尿素氮 307.8μmol/L，血小板计数 125×10^9/L。蛋白尿（++），为进一步治疗和护理收入产科高危病房。

【实训前思考问题】

1. 妊娠期高血压疾病患者临床表现有哪些？如何对疾病严重程度进行判断？

2. 硫酸镁用药的监护内容有哪些？

3. 子痫患者的护理措施有哪些？

【实训目的】

本次课分为 3 个情景，用以训练学生对妊娠高血压疾病患者的护理评估与临床救治能力；学生与妊娠高血压疾病患者沟通与管理能力；学生对妊娠高血压疾病患者的健康教育能力。

1. 能与患者及家属进行妊娠高血压疾病知识的宣教并制订护理计划。

2. 能在模拟的情景中遵医嘱正确给药，评估并记录硫酸镁用药中的监护指标。

3. 能动态观察患者病情变化，对子痫患者实施及时有效的护理。

4. 能在模拟的场景中分析、解决问题。

5. 能和同组同学协作完成工作,体现比较好的沟通和协作能力。

【实训准备】

1. 学生准备　课前布置学生复习妊娠高血压疾病患者的护理,特别是硫酸镁用药护理及子痫症状出现后的护理。复习病情观察、静脉输液技术、氧气吸入法、压舌板及开口器的使用、膝腱反射检查法等。

2. 分组准备　根据不同情景环节,课前推荐3个小组:

第一组5人,负责对新入院患者进行评估,分别扮演床位医生、护士A、护士B、护士C,患者家属。

第二组6人,分别扮演值班医生,护士D、护士E、护士F、护士G,患者家属。

第三组5人,分别扮演值班医生,护士H、护士I、护士J,患者家属。

3. 用物准备

用物分类	用物明细
模型	孕妇模拟人
仪器设备	超声多普勒胎心听诊仪、胎儿监护仪、胎心模型、听诊器、膝腱反射叩诊锤
操作用物	氧气吸入装置,给氧用物,10ml、20ml、50ml注射器各2个,血标本采集用物、静脉输液用物,开口器(或压舌板),吸引器(或吸痰管),眼罩,14Fr导尿管、集尿袋、量杯
药物	无菌水10ml安瓿(标签:硫酸镁注射液2.5g)若干 无菌水10ml安瓿(标签:葡萄糖酸钙注射液1g) 无菌水10ml安瓿(标签:缩宫素10U) 无菌水2ml安瓿(标签:氯丙嗪50mg) 无菌水2ml安瓿(标签:异丙嗪50mg) 无菌水2ml安瓿(标签:哌替啶100mg) 无菌水2ml安瓿(标签:利多卡因2ml) 20%甘露醇250ml若干瓶 0.9%氯化钠溶液100ml、250ml、500ml若干瓶
医疗文件	医嘱单、护理记录单等

【实训时间】

2学时。

【实训方式】

1. 教师进行情景设计,提前一周下发给学生进行分组讨论与准备。

2. 学生课上进行分组演示情景。

3. 学生与教师分别点评情景实训过程,总结提高。

4. 安排学生去医院产科病房见习。

【实训操作步骤】

情景1　入院评估及正确应用硫酸镁。

医院产科高危病房,产科医护人员接诊。患者存在哪些问题?医护人员如何评估、治疗、实施护理?

人物	措施
医生	进行全面的身体评估,评估数据和结果 辨别异常症状和体征,并解释 做出诊断,并下医嘱
护士 A	核对医嘱并执行,准备物品 检查膝腱反射 插导尿管(无菌操作)
护士 B	使用胎心监护仪(或听胎心) 核对医嘱,抽血,通知实验室检查
护士 C	核对医嘱,配制硫酸镁,备有解毒剂 10% 葡萄糖酸钙 建立静脉通路,应用硫酸镁(正确给予硫酸镁溶液和输入速度)
护士 A	观察膝腱反射、尿量、呼吸、血压
患者及家属	与医护人员沟通病情及注意事项
医生、护士 ABC、家属	注意观察病情变化,预防子痫发作

情景 2　硫酸镁应用过程中的护理。

场景交替时,护士交接班,重新评估:HR 78 次/min,BP 150/106mmHg,R 16 次/min,SPO_2 98%,尿量 26ml/h,神志略模糊,定向力正常,凹陷性水肿(+++),膝腱反射消失。

人物	措施
医生	评估数据,得出诊断:硫酸镁中毒,组织急救 下医嘱
护士 D	核对医嘱并执行 停用硫酸镁溶液 静脉推注葡萄糖酸钙
护士 E	重新评估结果和数据,并记录 监护胎心
护士 F	加强患者血压、尿量、呼吸监护
家属	加强沟通,解释

情景 3　子痫患者的护理。

患者突然发作子痫抽搐(家属描述发作情况,并呼叫医护人员),HR 80 次/min,BP 160/120mmHg,R 16 次/min,SPO_2 90%,尿量 26ml/h,凹陷性水肿(+++),昏迷,牙关紧闭,四肢屈曲。

人物	措施
医生	评估病情,做出诊断:子痫 下达医嘱
护士 G	核对并执行医嘱,制订子痫患者的护理计划 保持呼吸道通畅(头偏向一侧、吸出分泌物) 吸氧 观察宫缩、胎心、血压情况 观察并发症(DIC、胎盘早剥、肾衰竭、胎儿窘迫)相关症状与体征
护士 H	关灯、拉窗帘(光线暗)

人物	措施
护士 H	防止受伤（备好开口器并使用，拉好床挡）
	核对并执行医嘱，配制药物
	应用无菌技术开始静脉输液（冬眠合剂、甘露醇）
护士 I	检查膝腱反射
	开放另外一条静脉通路输液（硫酸镁）
	监测膝腱反射、尿量、呼吸
家属	做好沟通解释，安抚家属情绪
医生、护士、家属	患者子痫控制后，做好剖宫产准备工作
	通知新生儿科、手术室、心血管科等

【实训报告】

针对案例及各组同学表现，撰写实训报告一份。

【情景模拟实训考核】

妊娠高血压疾病患者的护理情景模拟实训考核评分标准见表 8-1。

表 8-1　妊娠高血压疾病患者的护理情景模拟综合实训操作评分标准

主考教师_____　　　　　　　　　　　　考试日期_____年___月___日

项目总分	项目内容	考核内容及技术要求	分值	得分
素质要求 （3分）	报告内容	报告考生考试号码及考核项目	1	
	仪表举止	仪表端庄大方，态度认真和蔼	1	
	服装服饰	服装鞋帽整洁，着装符合要求	1	
操作前准备 （17分）	环境 （3分）	室内清洁、光线充足、温暖、安静	1	
		必要时设置屏风或隔帘遮挡孕妇（口述）	1	
		相关人员在场（口述）	1	
	用物	孕妇模拟人、超声多普勒胎心听诊仪、胎儿监护仪、胎心模型、听诊器、膝腱反射叩诊锤、氧气吸入装置、给氧用物、10ml、20ml、50ml 注射器各 2 个、血标本采集用物、静脉输液用物、开口器（或压舌板）、吸引器（或吸痰管）、眼罩、14Fr 导尿管、集尿袋、量杯、有关药物、医嘱单、护理记录单等	5	
	助产士（护士）	修剪指甲，洗手（七步洗手法）、戴口罩	2	
	孕妇 （7分）	熟悉情景案例内容，模拟中做好配合准备	2	
		协助孕妇左侧卧位休息，保证胎儿血供	2	
		了解病情发展知识，熟悉宣教内容	3	
操作步骤 （70分）	入院评估及应用硫酸镁 （25分）	进行全面的身体评估，评估数据和结果	2	
		辨别异常症状和体征，并解释	2	
		做出诊断，并下医嘱	1	
		核对医嘱并执行，准备物品	2	
		检查膝腱反射	1	
		无菌技术插导尿管	2	
		使用胎心监护仪（或听胎心）监护胎儿情况	2	

项目总分	项目内容	考核内容及技术要求	分值	得分
操作步骤 （70分）	入院评估及应用硫酸镁 （25分）	核对医嘱，抽血，通知实验室检查	2	
		核对医嘱，配制硫酸镁，并备解毒剂10%葡萄糖酸钙	3	
		建立静脉通路，应用硫酸镁（正确给予硫酸镁溶液和输入速度）	3	
		观察膝腱反射、尿量、呼吸、血压	2	
		患者家属（由护生扮演）与医护人员沟通病情及注意事项	1	
		护士、医生、家属均需注意观察病情变化，及时发现子痫发作症状	2	
	硫酸镁应用过程中的护理 （15分）	评估数据，得出诊断：硫酸镁中毒，组织急救	2	
		下达医嘱	1	
		核对医嘱并执行	3	
		停用硫酸镁溶液，静脉推注葡萄糖酸钙	2	
		重新评估结果和数据，并记录	2	
		监护胎心	2	
		加强患者血压、尿量、呼吸监护	2	
		加强与家属病情沟通，做好解释	1	
	子痫患者的护理 （25分）	评估病情，做出诊断：子痫	2	
		下达医嘱	1	
		核对并执行医嘱，制订子痫患者的护理计划	2	
		保持呼吸道通畅（头偏向一侧、吸出分泌物）	2	
		吸氧	1	
		观察宫缩、胎心、血压情况	2	
		观察并发症（DIC、胎盘早剥、肾衰竭、胎儿窘迫）相关症状与体征	3	
		关灯、拉窗帘（光线暗）	1	
		防止受伤（备好开口器并使用，拉好床挡）	2	
		核对并执行医嘱，配制药物	2	
		应用无菌技术开始静脉输液（冬眠合剂、甘露醇）	2	
		检查膝腱反射	1	
		开放另外一条静脉通路输液（硫酸镁）	2	
		监测膝腱反射、尿量、呼吸	2	
	整理、记录及宣教 （5分）	做好沟通解释，安抚家属情绪	1	
		患者子痫控制后，做好剖宫产准备工作	1	
		通知新生儿科、手术室、心血管科等	1	
		记录病情及治疗经过	1	
		报告操作结束	1	
综合评价 （10分）	程序正确，操作熟练，急救过程中团队配合有效		5	
	态度和蔼可亲、语言恰当、沟通有效，情景模拟过程体现人文关怀		5	
总分			100	

（朱桐梅）

工作任务二　前置胎盘患者的急救与护理

【典型案例仿真实训】

患者庄女士,32岁,G_4P_1,孕38周。该患者入院前3小时突然阴道出血约800ml,头晕、心慌,急诊入院。查体:BP 70/50mmHg,P 104次/min,面色苍白,四肢冷,心肺正常,腹部柔软,子宫无压痛,有不规则宫缩,宫高32cm,LOA,头浮,胎心率102次/min,阴道有少许活动性出血。实验室检查:RBC 2.46×10^{12}/L,Hb 82g/L,WBC 13×10^9/L,N 80%,出凝血时间各1分钟。患者既往体健,3年前足月自然分娩一男婴,而后曾2次行人工流产术。为进一步治疗和护理收入产科高危病房。

【实训前思考问题】

1. 前置胎盘患者有哪些临床表现?
2. 前置胎盘急性大出血患者如何急救?
3. 前置胎盘发生的原因是什么? 如何进行健康宣教?

【实训目的】

本次课共设3个情景,分别训练学生对前置胎盘患者临床判断与配合医生开展救治能力及护理能力;学生与前置胎盘患者沟通能力;学生对前置胎盘患者的健康教育能力。

1. 能在模拟场景中对患者进行护理评估、综合分析,并配合医生施以及时有效的急救措施。
2. 能在模拟情景中动态观察患者病情变化,完成抢救护理记录,并与同组同学协作完成工作。
3. 能与患者及家属进行较好的沟通,并进行健康教育。

【实训准备】

1. 学生准备　课前布置学生复习前置胎盘患者的护理,熟悉休克患者的护理、阴道出血患者的护理;复习休克患者的病情观察、复习腹部手术的术前护理、静脉输液技术、氧气吸入法、导尿技术、监测胎心技术及观察宫缩方法等。

2. 分组准备　根据情景环节,课前推荐3个小组:

第一组5人,负责对新入院患者进行病情评估与实施急救,分别扮演床位医生,护士A、护士B,护士C,患者家属。

第二组5人,医护配合,护士对手术前的患者进行术前护理,分别扮演床位医生,护士D、护士E、护士F;患者家属。

第三组4人,对手术后的患者进行护理,并对患者及家属进行健康教育,分别扮演床位医生,护士G、护士H;患者家属。

3. 用物准备

用物分类	用物明细
模型	孕妇模拟人、阴道出血模拟装置
仪器设备	心电监护仪、胎儿电子监护仪
操作用物	氧气吸入装置、给氧用物,静脉输液用物,备皮用物,5ml、10ml、20ml注射器若干个,14Fr导尿管、集尿袋,量杯、一次性垫单、手腕带、床头卡等
药物	500ml盐水瓶(标签低分子右旋糖酐)若干瓶 250ml盐水瓶(标签50%葡萄糖溶液) 维生素C 1g 5ml 安瓿若干 200ml血制品(标签O型血)若干袋 无菌水10ml安瓿(标签抗生素)
医疗文件	医嘱单、护理记录单等

2 学时。

【实训方式】

1. 教师进行情景设计,提前一周下发给学生进行分组讨论与准备。

2. 学生课上进行分组演示情景。

3. 学生与教师分别点评情景实训过程,总结提高。

4. 安排学生去医院产科病房见习。

【实训操作步骤】

情景 1　入院评估及正确救治。

医院产科高危病房,产科医护人员接诊。患者神志清醒,面色苍白,T 37℃,P 104 次/min,R 24 次/min,BP 70/50mmHg。腹部软,子宫无压痛,有不规则宫缩;宫高 32cm,LOA,头浮,胎心率 102 次/min,阴道有少许活动性出血。医生检查后确诊该患者为:G_4P_1 孕 38 周、前置胎盘、出血性休克、胎儿宫内窘迫。

人物	措施
医生	评估病情、指挥救治工作
	下达医嘱(输注扩容药物、采集血标本)
	急查血型,绿色通道供血
	吸氧,立即行心电监护、胎心监护
护士 A	帮助患者取休克体位,吸氧
	心电监护监测生命体征并记录
护士 B	开放静脉通路、输液、准备输血
	采集血标本送实验室检查
护士 C	胎儿电子监护(或听胎心)
	密切观察患者宫缩进展情况
患者及家属	与医护人员沟通病情及注意事项

情景 2　紧急剖宫产术术前护理。

医院产科高危病房,产科医护人员抢救过程中。患者神志模糊,面色苍白,T 37℃,P 90 次/min,R 20 次/min,BP 120/70mmHg,胎心率 122 次/min。医生决定尽快为患者行紧急剖宫产术。

人物	措施
医生	下达医嘱(做好剖宫产术的术前准备)
	继续心电监护
护士 D	继续联系血库,备血
	联系手术室,紧急备剖宫产手术间
	联系新生儿科医生至剖宫产手术间,新生儿窒息可能,需急救
护士 E	术前准备(备皮、用药)
	留置导尿管
护士 F	观察患者心电监护参数
	胎儿电子监护(或听胎心)

人物	措施
护士 F	密切观察患者有无宫缩
医生、家属	加强沟通、解释

情景 3 剖宫产术后护理。

患者从剖宫产手术室被送回到产休病房，新生儿一同安返病房。

人物	措施
医生	检查评估患者，下达医嘱（抗生素静滴） 术后严密观察出血情况
护士 G	继续密切观察生命体征、阴道出血量及子宫复旧情况
护士 H	遵医嘱，静滴抗生素 对患者进行健康教育、母乳喂养指导
家属	做好沟通解释，关照患者及新生儿照顾注意事项

【实训报告】

针对案例及各组同学表现，撰写实训报告一份。

【情景模拟实训考核】

前置胎盘患者的急救与护理情景模拟实训考核评分标准见表 8-2。

表 8-2 前置胎盘患者的急救与护理情景模拟综合实训操作评分标准

主考教师_____ 考试日期_____年___月___日

项目总分	项目内容	考核内容及技术要求	分值	得分
素质要求 （3 分）	报告内容	报告考生考试号码及考核项目	1	
	仪表举止	仪表端庄大方，态度认真和蔼	1	
	服装服饰	服装鞋帽整洁，着装符合要求	1	
操作前准备 （17 分）	环境 （3 分）	室内清洁、光线充足、温暖、安静	1	
		必要时设置屏风或隔帘遮挡孕妇（口述）	1	
		相关人员在场（口述）	1	
	用物	孕妇模拟人、超声多普勒胎心听诊仪、胎儿监护仪、胎心模型、听诊器、膝腱反射叩诊锤、氧气吸入装置，给氧用物，10ml、20ml、50ml 注射器各 2 个，血标本采集用物，静脉输液用物，开口器（或压舌板），吸引器（或吸痰管），眼罩，14Fr 导尿管、集尿袋、量杯、有关药物，医嘱单、护理记录单等	5	
	助产士（护士）	修剪指甲，洗手（七步洗手法），戴口罩	2	
	孕妇 （7 分）	熟悉情景案例内容，模拟中做好配合准备	3	
		了解病情发展知识，熟悉宣教内容	2	
		协助孕妇左侧卧位休息，保证胎儿血供	2	
操作步骤 （70 分）	入院评估 及正确救治 （25 分）	评估病情、指挥救治工作	2	
		下达医嘱（输注扩容药物、采集血标本）	2	
		急查血型、绿色通道供血	1	
		吸氧，立即行心电监护、胎心监护	5	

项目总分	项目内容	考核内容及技术要求	分值	得分
操作步骤 （70分）	入院评估 及正确救治 （25分）	帮助患者取休克体位,吸氧	3	
		心电监护监测生命体征并记录	2	
		核对医嘱,开放静脉通路、采血、通知实验室检查	3	
		输液、准备输血	2	
		使用胎心监护仪（或听胎心）监护胎儿情况	2	
		密切观察患者宫缩进展情况	1	
		患者家属（由护生扮演）与医护人员沟通病情及注意事项	1	
		护士、医生、家属均需注意观察病情变化	1	
	紧急剖宫产 术术前护理 （25分）	评估病情、病情持续进展	1	
		下达医嘱（做好紧急剖宫产术的术前准备）	1	
		继续心电监护	2	
		继续联系血库、备血	2	
		联系手术室,紧急备剖宫产手术间	2	
		联系新生儿科医生至剖宫产手术间,新生儿窒息可能,需急救	3	
		术前准备（备皮、用药）	3	
		运用无菌技术留置导尿管	3	
		观察患者心电监护参数	2	
		胎儿电子监护（或听胎心）	2	
		密切观察患者有无宫缩	2	
		加强沟通解释	2	
	剖宫产术 术后护理 （15分）	检查评估患者,下达医嘱（抗生素静滴）	2	
		术后严密观察出血情况	2	
		继续密切观察生命体征、阴道出血量及子宫复旧情况	4	
		核对医嘱,静滴抗生素	3	
		对患者进行健康教育、母乳喂养指导	2	
		做好沟通解释,关照患者及新生儿照顾注意事项	2	
	整理、记录 及宣教 （5分）	整理用物	2	
		记录病情及治疗经过	2	
		报告操作结束	1	
综合评价 （10分）		程序正确,操作熟练,急救过程中团队配合有效	5	
		态度和蔼可亲、语言恰当、沟通有效,情景模拟过程体现人文关怀	5	
总分			100	

（朱桐梅）

工作任务三　胎盘早期剥离患者的护理

【典型案例仿真实训】

王女士,38岁,G_1P_0,孕37^{+5}周。在例行来院孕检途中摔倒后出现腹部间歇性疼痛、阴道少量出血,急诊来院。检查:T 37℃,P 86次/min,BP 120/80mmHg,宫高33cm,腹围85cm,子宫质软,LOA,

胎心率 120 次/min,双下肢水肿+。

B 超提示:胎盘早剥。

【实训前思考问题】

1. 胎盘早期剥离有哪些临床表现?

2. 胎盘早期剥离的病理生理变化是怎样的?

3. 胎盘早期剥离患者的护理措施有哪些?

【实训目的】

本次课共设 3 个情景,分别训练学生配合医生对胎盘早剥患者进行入院评估和初步处理、病情观察、术前准备、术中配合及术后护理的能力。

1. 能在模拟场景中配合医生完成对患者的病情监测和初步处理。

2. 能在模拟情景中正确观察患者病情,配合医生完成术前准备。

3. 能在模拟情景中完成剖宫产手术的术中配合和术后护理。

【实训准备】

1. 学生准备　课前布置学生复习胎盘早期剥离和腹部手术的护理。

2. 分组准备　根据情景环节,课前推荐 3 个小组:

第一组 5 人,负责对患者进行入院评估和初步处理,分别扮演医生、患者、护士 A、护士 B、护士 C。

第二组 5 人,观察患者病情,配合医生完成解释工作和术前人员、物品准备,分别扮演医生、护士 D、护士 E、护士 F、患者家属。

第三组 5 人,做好术后护理,分别扮演护士 G、护士 H、护士 I、护士 J、患者。

3. 用物准备

用物分类	用物明细
模型	孕妇和产妇模型
仪器设备及操作用物	抢救车、静脉输血/输液用物、供氧设备、心电监护仪、血氧仪、胎儿电子监护仪、剖宫产用物、抢救新生儿用物、换药包、会阴擦洗用物等
医疗文件	医嘱单、护理记录单等

【实训时间】

2 学时。

【实训方式】

1. 教师进行情景设计,提前一周下发给学生进行分组讨论与准备。

2. 学生课上进行分组演示情景。

3. 学生与教师分别点评情景实训过程,总结提高。

4. 安排学生去医院产科病房见习。

【实训操作步骤】

情景 1　病情监测及初步处理。

情景展示:王女士,38 岁,G_1P_0,孕 37^{+5} 周,摔倒后出现腹痛及阴道出血入院。B 超提示:胎盘早剥。立即转入产科高危病房,产科医护人员接诊。

人物	措施
医生	评估病情,下达医嘱:连续监测患者生命体征及胎儿宫内情况;实验室检查(血常规、血型、凝血功能、交叉配血);开通静脉通路
	为患者行产科检查
护士 A	与患者沟通交流
	监测母儿情况;观察患者腹痛及阴道流血情况
护士 B	采集血标本并送检
护士 C	建立静脉通道
患者及家属	与医护人员沟通病情及注意事项

情景 2　剖宫产术术前准备。

患者自诉腹痛加重。产科检查:宫缩 30~40s/5~6min,胎心率 110 次/min,颈管稍硬,颈口扩张 2cm,阴道间歇出血。估计短时间内不能完成分娩,医生决定为其行剖宫产术。

人物	措施
医生	下达医嘱:立即准备剖宫产术
护士 D	配合医生向患者及家属说明情况
	联系手术室,联系新生儿科医生
护士 E	协助患者取合适体位,帮助患者腹部备皮、留置尿管
护士 F	做药物过敏试验、交叉配血实验、备血
患者家属	与医护沟通,了解患者情况,签署手术知情同意书

情景 3　术后护理。

患者连同新生儿一同返回病房。即刻评估:患者血压 110/70mmHg,脉搏 80 次/min;新生儿生命体征平稳。

人物	措施
护士 G	协助患者取合适体位休息,评估子宫收缩及恶露情况
	为患者行拔除导尿管前会阴部护理;拔除导尿管
护士 H	评估手术切口情况,伤口换药;遵医嘱为患者用药
	指导患者饮食及活动
护士 I	评估患者乳房
	指导患者母乳喂养
护士 J	为患者做出院前健康指导
患者	配合护理人员完成各项护理操作,能准确复述各项操作护理目标

【实训报告】

针对案例及各组同学表现,撰写实训报告一份。

【情景模拟实训考核】

胎盘早期剥离患者的护理情景模拟实训考核评分标准见表 8-3。

表 8-3 胎盘早期剥离患者的护理情景模拟综合实训操作评分标准

主考教师_____　　　　　　　　　　　　　　　　考试日期_____年____月____日

项目总分	项目内容	考核内容及技术要求	分值	得分
素质要求 （3分）	报告内容	报告考生考试号码及考核项目	1	
	仪表举止	仪表端庄大方，态度认真和蔼	1	
	服装服饰	服装鞋帽整洁，着装符合要求	1	
操作前准备 （17分）	环境 （3分）	室内清洁、光线充足、温暖、安静	1	
		必要时设置屏风或隔帘遮挡孕妇（口述）	1	
		相关人员在场（口述）	1	
	用物	孕妇模型、产妇模型、供氧设备及用物、心电监护设备、新生儿抢救用物及药物、阴道分娩用物、剖宫产用物、妊娠高血压疾病患者护理常规用物及药物、产科急救用药，医嘱单、护理记录单等	5	
	助产士 （护士） （9分）	修剪指甲，洗手（七步洗手法）、戴口罩	3	
		自我介绍，与患者沟通	3	
		解释病情、对疾病知识进行宣教	3	
操作步骤 （70分）	入院评估 （25分）	进行全面的身体评估，评估数据和结果	2	
		辨别异常症状和体征，并解释	2	
		做出诊断，并下医嘱	2	
		核对医嘱并执行，准备物品	3	
		核对医嘱，评估呼吸、尿量、膝腱反射	2	
		核对医嘱，建立静脉通路，预防产前子痫（正确用药，及时准确评估，严防中毒）	5	
		使用胎心监护仪（或听胎心）监护胎儿情况	4	
		核对医嘱，抽血，通知实验室检查	3	
		患者家属（由护生扮演）与医护人员沟通病情及注意事项	2	
	剖宫产术 术前准备 （15分）	评估产程，做出决定：产程进展缓慢，有母儿受伤危险，拟行剖宫产术	1	
		下达医嘱	1	
		核对医嘱并执行	1	
		配合医生向患者及家属说明情况并取得同意，签署手术知情同意书	1	
		与手术室相关人员及新生儿科医生联系，取得配合	1	
		监护胎心	2	
		加强患者生命体征及膝腱反射、尿量监护	2	
		术前备皮	2	
		留置导尿管	2	
		做药物过敏试验	1	
		交叉配血实验、备血	1	
	剖宫产术 术后护理 （25分）	母儿生命体征平稳，做出决定：送母儿回病房	2	
		评估产后子宫收缩情况	2	
		评估产后恶露情况	2	

项目总分	项目内容	考核内容及技术要求	分值	得分
操作步骤 （70分）	剖宫产术 术后护理 （25分）	继续遵医嘱用药：硫酸镁	4	
		为患者行拔除导尿管前会阴部护理	2	
		评估手术切口情况	2	
		遵医嘱为患者用药、伤口换药	4	
		拔除导尿管	2	
		为患者行拔除导尿管后会阴部护理	2	
		为患者进行母乳喂养指导	3	
	整理、记录 及宣教 （5分）	与产妇及家属沟通，做好健康教育	2	
		记录病情及治疗经过	2	
		报告操作结束	1	
综合评价 （10分）		程序正确，操作熟练，急救过程中团队配合有效	5	
		态度和蔼可亲、语言恰当、沟通有效，情景模拟过程体现人文关怀	5	
总分			100	

（张海丽）

工作任务四　妊娠合并心脏病患者的护理

【典型案例仿真实训】

患者李女士，26岁，已婚，G_1P_0，31^{+4}周，轻微活动后气短、不能平卧2天。

现病史：既往月经规律，末次月经2021年4月20日，停经50天时自测尿HCG（+），在当地诊所诊断"早孕"。自述早孕期间无异常，无腹痛、阴道流血等。孕4个月余自觉胎动，腹渐膨隆，未做正常产检。孕中期出现乏力不适，未予以重视，孕6个月出现轻微活动后呼吸困难、喘息，就诊于当地诊所，诊所医生考虑"妊娠合并心脏病"，建议去上级医院进一步治疗。近2日李女士于睡眠中出现喘憋、呼吸困难、不能平卧，急来我院就诊，急诊以"孕31^{+4}周、LOA、妊娠合并风湿性心脏病、二尖瓣狭窄伴关闭不全、三尖瓣关闭不全、心功能Ⅲ级"收住院。患者自妊娠以来食欲食量欠佳，睡眠差，大小便正常。既往史无特殊。

入院查体：T 36.8℃，P 112次/min，R 25次/min，BP 148/80mmHg，双肺听诊未闻及明显异常，心前区无隆起，心尖区冲动增强，心界向左下扩大，心尖部可闻及泼水样杂音，腹膨隆，无压痛、反跳痛及肌紧张。产科检查：宫高26cm，腹围87cm，LOA，胎心率140次/min，无宫缩，骨盆外测量正常。辅助检查：产科超声提示：单胎，存活，胎盘功能Ⅱ级，羊水量正常，胎儿脐带绕颈一周。急诊心脏彩超提示：二尖瓣狭窄伴关闭不全、三尖瓣关闭不全。

【实训前思考问题】

1. 妊娠合并心脏病（风湿性心脏病）患者的临床表现有哪些？如何对疾病严重程度进行判断？
2. 妊娠合并心脏病（风湿性心脏病）患者的孕期重要监护内容有哪些？
3. 妊娠合并心脏病患者发生急性心衰的护理措施有哪些？

【实训目的】

本次课共设3个情景，分别训练学生对妊娠合并心脏病患者的护理评估与临床救治、病情观察和剖宫产术的术前准备、术后护理的能力。

1. 能与患者及家属进行妊娠合并心脏病知识的宣教并制订护理计划。
2. 能在模拟场景中配合医生完成对患者的病情监测和初步处理。
3. 能在模拟情景中正确观察患者病情,配合医生完成术前准备。
4. 能在模拟情景中完成剖宫产术的术后护理。
5. 能和小组同学协作完成工作,体现较好的沟通和协作能力。

【实训准备】

1. 学生准备　课前布置学生复习妊娠合并心脏病患者的护理,特别是急性心衰症状出现后的护理。复习病情观察、静脉输液技术、氧气吸入法、心电监护仪的使用等。

2. 分组准备　根据情景环节,课前推荐 3 个小组:

第一组 5 人,负责对新入院患者进行评估,分别扮演主治医生、护士 A、护士 B、护士 C、护士 D、患者家属。

第二组 5 人,分别扮演值班医生,护士 E、护士 F、护士 G,患者家属。

第三组 6 人,分别扮演值班医生,护士 H、护士 J、护士 K,患者家属。

3. 用物准备

用物分类	用物明细
仪器设备	孕妇模拟人、电除颤仪、听诊器、心电监护仪、胎心听诊仪、电子胎心监护仪、微量注射泵、手腕带、床头卡等
操作用物	氧气吸入装置,给氧用物,10ml、20ml、50ml 注射器各 2 个,血标本采集用物、静脉输液用物,一次性备皮包、一次性导尿包、会阴擦洗用物
药物	无菌水 1ml 安瓿(标签:硝酸甘油注射液 5mg) 无菌水 1ml 安瓿(标签:盐酸吗啡注射液 10mg) 无菌水 1ml 安瓿(标签:盐酸肾上腺素注射液 1mg) 无菌水 1ml 安瓿(标签:重酒石酸去甲肾上腺素注射液 2mg) 无菌水 2ml 安瓿(标签:去乙酰毛花苷注射液 0.4mg) 无菌水 2ml 安瓿(标签:呋塞米 20mg) 无菌水 2ml 安瓿(标签:哌替啶 100mg) 无菌水 2ml 安瓿(标签:利多卡因 2ml) 无菌水 1ml 安瓿(标签:地塞米松注射液 2mg) 无菌水 10ml 安瓿(标签:维生素 C 1g)若干 20% 甘露醇 250ml 若干瓶 5% 葡萄糖溶液 100ml、250ml、500ml 若干瓶 200ml 盐水瓶(标签:20% 乙醇) 500ml 盐水瓶(标签:乳酸林格液)若干瓶 250ml 盐水瓶(标签:50% 葡萄糖溶液) 250ml 盐水瓶(标签:25% 葡萄糖溶液) 250ml 盐水瓶(标签:0.9% 氯化钠溶液) 其他粉剂安瓿:磷酸肌酸钠、复合辅酶 退乳中药(炒麦芽)
医疗文件	医嘱单、护理记录单等

【实训时间】

2 学时。

【实训操作步骤】

情景 1　入院评估,正确进行心电监护、胎心监护、病情监护。

医院产科高危病房,产科医护人员接诊该患者。该孕妇患者存在哪些问题? 医护人员如何评估、治疗和实施护理?

人物	措施
医生	进行全面的身体评估,评估数据和结果
	做出初步诊断,并下医嘱,申请心脏内科、心血管外科紧急会诊
护士 A	核对医嘱并执行,准备物品
	为患者吸氧,安置体位
护士 B	进行心电监护、胎心监护
	核对医嘱,抽血,通知实验室检查
护士 C	核对医嘱,配制药物
	建立静脉通路,应用强心、利尿、营养心肌的药物
护士 D	观察心率、尿量、呼吸、血压
	留置尿管,记录 24h 出入量
患者及家属	与医护人员沟通病情及注意事项
医生、护士、家属	注意观察病情变化,预防急性心衰发作

情景 2　急诊子宫下段剖宫产术前护理。

患者出现急性胎儿宫内窘迫,由于心功能Ⅲ级,不能耐受阴道试产,且患者不具备短时间内阴道分娩条件,急诊行子宫下段剖宫产术。

人物	措施
医生	评估病情与数据,下达医嘱
	与患者和家属进行术前谈话
护士 E	核对医嘱并执行
	安抚患者情绪,简要讲解手术过程
护士 F	术前备皮,告知患者即刻起禁食禁饮
	进行抗生素皮试
护士 G	吸氧、心电监护
	严密胎心监护
家属	加强沟通,解释
医生、护士、家属	严密监测病情同时,做好急诊剖宫产准备工作

情景 3　妊娠合并心脏病患者的产后护理。

患者剖宫产手术过程顺利,术后转入重症监护室(ICU)病房,新生儿转入新生儿重症监护室(NICU)病房。患者于术后 3 日病情平稳后转回产科病房,予以 Ⅰ 级护理,目前患者病情平稳。

人物	措施
医生	评估病情
	下医嘱
护士 H	核对并执行医嘱
	继续心电监护,监测心率、呼吸、血压变化

人物	措施
护士 J	监测病情,监测尿量、呼吸 核对并执行医嘱,配制药物,进行静脉输液给药
护士 K	指导患者及家属促进睡眠及休息,退乳用药及生活指导 防止感染:保持外阴清洁,每日会阴擦洗 2 次
家属	做好沟通解释,安抚家属情绪
医生、护士、家属	患者病情控制后,做好转科工作

【实训报告】

针对案例及各组同学表现,撰写实训报告一份。

【情景模拟实训考核】

妊娠合并心脏病患者的护理情景模拟实训考核评分标准见表 8-4。

表 8-4　妊娠合并心脏病患者的护理情景模拟综合实训操作评分标准

主考教师_____　　　　　　　　　　　　　　　　考试日期_____年____月___日

项目总分	项目内容	考核内容及技术要求	分值	得分
素质要求 (3 分)	报告内容	报告考生考试号码及考核项目	1	
	仪表举止	仪表端庄大方,态度认真和蔼	1	
	服装服饰	服装鞋帽整洁,着装符合要求	1	
操作前准备 (17 分)	环境 (3 分)	室内清洁、光线充足、温暖、安静	1	
		必要时设置屏风或隔帘遮挡孕妇(口述)	1	
		相关人员在场(口述)	1	
	用物	孕妇穿戴装备、心电监护仪、电除颤仪、听诊器、心电监护仪、胎心听诊仪、电子胎心监护仪、氧气吸入装置、微量注射泵、给氧用物、静脉输液用物、血标本采集用物、注射器(10ml、20ml、50ml)各 2 个、一次性备皮包、一次性导尿包、会阴擦洗用物、手腕带、床头卡等;相关药物、医嘱单、护理记录单等	5	
	助产士(护士)	修剪指甲,洗手(七步洗手法)、戴口罩	2	
	孕妇 (7 分)	熟悉情景案例内容,模拟中做好配合准备	3	
		了解病情发展知识,熟悉宣教内容	2	
		协助孕妇左侧卧位休息,保证胎儿血供	2	
操作步骤 (70 分)	入院评估 (25 分)	进行全面的身体评估,评估数据和结果	2	
		做出初步诊断,并下医嘱,申请心脏内科、心血管外科紧急会诊	2	
		核对医嘱并执行,准备物品	1	
		为患者吸氧,安置体位	2	
		进行心电监护、胎心监护	2	
		核对医嘱,抽血,通知实验室检查	2	
		核对医嘱,配制药物,建立静脉通路,遵医嘱用药	2	
		观察心率、尿量、呼吸、血压	3	
		留置尿管,记录 24h 出入量	3	

项目总分	项目内容	考核内容及技术要求	分值	得分
操作步骤（70分）	入院评估（25分）	患者家属（由护生扮演）与医护人员沟通病情及注意事项	3	
		护士、医生注意观察病情变化，预防心衰发作	3	
	急诊子宫下段剖宫产术前护理（20分）	评估病情与数据，下达医嘱	2	
		与患者和家属进行术前谈话	2	
		核对医嘱并执行	3	
		安抚患者情绪，简要讲解手术过程	2	
		术前备皮，告知患者即刻起禁食禁饮	2	
		进行抗生素皮试	3	
		吸氧、心电监护、胎心监护	5	
		加强与家属病情沟通，做好解释	1	
	妊娠合并心脏病患者的产后护理（20分）	评估病情，下医嘱	2	
		核对并执行医嘱	2	
		继续心电监护，监测心率、血压变化	2	
		监测病情，监测尿量	2	
		核对并执行医嘱，配制药物，进行静脉输液给药	3	
		指导患者及家属促进睡眠及休息，退乳用药及生活指导	4	
		防止感染：保持外阴清洁，每日会阴擦洗2次	5	
	整理、记录及宣教（5分）	做好沟通解释，安抚家属情绪	1	
		患者病情控制后，做好剖宫产术前术后护理工作	1	
		通知新生儿科、手术室及相关科室等	1	
		记录病情及治疗经过	1	
		报告操作结束	1	
综合评价（10分）		程序正确，操作熟练，急救过程中团队配合有效	5	
		态度和蔼可亲、语言恰当、沟通有效，情景模拟过程体现人文关怀	5	
总分			100	

（高 珊）

工作任务五　妊娠期糖尿病患者的护理

【典型案例仿真实训】

患者刘女士，42岁，G_3P_2，孕34周，因自觉胎动减少、视物模糊1天，急诊入院。入院时T 36.8℃，P 92次/min，R 20次/min，BP 130/80mmHg，胎心率106次/min，无宫缩。该孕妇既往有2型糖尿病史5年，妊娠前血糖控制在正常范围。妊娠后开始出现血糖波动，孕期一直在医生的指导下注射胰岛素控制血糖。近3天出现口渴，饥饿感明显，偶有头晕、恶心，进食后缓解。门诊查孕妇随机血糖18mmol/L，尿酮体阳性，医嘱给予胰岛素静脉注射，吸氧，入住高危病房。住院后，医嘱予生命体征监测、吸氧、降糖、NST等处理。患者突然出现面色苍白，恶心，头晕，眼花，出冷汗，测T 36.0℃，P 108次/min，BP 96/65mmHg，R 20次/min，胎心率104次/min，NST 6分，无宫缩，医嘱给予立即行剖宫产术终止妊娠。

【实训前思考问题】

1. 妊娠合并糖尿病有哪两种情况？

2. 妊娠与糖尿病之间的相互影响是什么？

3. 糖尿病孕妇治疗首选药物？用药的观察要点？

4. 糖尿病孕妇围生期护理要点有哪些？

5. 低血糖患者如何进行应急处理？

6. 糖尿病酮症酸中毒如何进行早期识别与护理？

【实训目的】

本次课共设 3 个情景,分别训练学生对妊娠合并糖尿病患者的护理评估与临床救治能力;学生与妊娠合并糖尿病患者沟通与管理能力;学生对妊娠合并糖尿病患者的健康教育能力。

1. 能与患者及家属进行妊娠合并糖尿病知识的宣教并制订护理计划。

2. 能在模拟的情景中遵医嘱正确给患者用药,评估血糖动态变化、胎儿宫内储备能力、低血糖急救、胎儿宫内窘迫识别。

3. 能动态观察患者病情变化,对患者实施及时有效的护理。

4. 能在模拟的场景中分析、解决问题。

5. 能和同组同学协作完成工作,体现比较好的沟通和团队协作能力。

【实训准备】

1. 学生准备 课前布置学生复习妊娠合并糖尿病患者的护理,特别是胰岛素用药护理、酮症酸中毒、低血糖、胎儿宫内窘迫等护理。复习病情观察、静脉输液技术、氧气吸入法、注射泵、输液泵的使用、血糖监测、四步触诊、多普勒听胎心、胎儿电子监护等。

2. 分组准备 根据情景环节,课前推荐 3 个小组:

第一组 5 人,负责对新入院患者进行评估,分别扮演门诊医生、护士 A、护士 B、助产士 A,患者家属。

第二组 5 人,分别扮演值班医生,护士 C、护士 D、助产士 B,患者家属。

第三组 5 人,分别扮演值班医生,护士 E、护士 F、助产士 C,患者家属。

3. 用物准备

用物分类	用物明细
模型	孕妇模拟人,手臂模型
仪器设备	多普勒胎心仪、胎儿电子监护仪、胎心模型,血糖测试仪(试纸)、注射泵、输液泵、心电监护仪
操作用物	氧气吸入装置,给氧用物,50ml、20ml、1ml 注射器各 1 个,血标本采集用物,静脉注射用物,留置针,耦合剂 1 瓶,快速手消毒液,无菌棉签,75% 乙醇、采血针、输液贴、胶贴、电极片、手腕带、床头卡、病历等
药物	无菌水 20ml 安瓿(标签:葡萄糖注射液 1g)若干 无菌水 1ml 安瓿(标签:胰岛素 40U)若干 5% 葡萄糖溶液 500ml 若干瓶 0.9% 氯化钠溶液 500ml 若干瓶 5% 葡萄糖氯化钠溶液 500ml 若干瓶
医疗文件	医嘱单、护理记录单等

【实训时间】

2 学时。

【实训方式】

1. 教师进行情景设计,提前一周下发给学生进行分组讨论与准备。

2. 学生课上进行分组演示情景。

3. 学生与教师分别点评情景实训过程, 总结提高。

4. 安排学生去医院产科病房见习。

【 实训操作步骤 】

情景 1　病情评估、四步触诊、听胎心、正确测血糖、注射泵注射胰岛素。

医院产科门诊, 高危产科门诊接诊。患者主诉、症状、体征? 医护人员如何评估及治疗, 实施护理措施?

人物	措施
医生	进行病史采集, 评估生命体征, 产检, 评估数据和结果 综合助产士、护士评估数据, 辨别异常症状、体征, 并解释 做出诊断, 并下医嘱初步处理, 请眼科医生急会诊, 开住院单
护士 A	协助患者取左侧卧位, 安慰患者, 消除紧张情绪 核对医嘱, 测血糖
助产士 A	四步触诊, 听胎心, 汇报医生评估数据, 给予吸氧
护士 B	核对医嘱, 注射泵注射胰岛素
患者及家属	与医护人员沟通病情及注意事项, 办理住院手续
医生、护士 A、护士 B、助产士 A、家属	密切观察病情变化, 动态观察血糖、胎心、胎动动态变化; 送患者入住产科高危病房

情景 2　入住病房, 应用胎儿电子监护、输液泵用胰岛素。

当场景交替时, 门诊护士护送患者到病房, 与病房护士交接班。床位医生重新评估: 患者神清, T 36.2 ℃, P 92 次/min, BP 134/84mmHg, R 18 次/min, 胎心率 110 次/min, 血糖 13mmol/L, 无宫缩。

人物	措施
医生	进一步评估胎儿宫内情况 下医嘱
护士 C	核对医嘱并执行 输液泵滴注胰岛素
助产士 B	进行胎儿电子监护, 分析图纸, 记录, 汇报医生
护士 D	安慰患者, 观察孕妇病情、生命体征变化, 并记录
家属	加强沟通, 解释, 配合医护诊疗

情景 3　低血糖护理、剖宫产术前护理。

患者神志清楚, 突然出现面色苍白, 恶心, 头晕, 眼花, 出冷汗, T 35.8 ℃, P 108 次/min, BP 96/65mmHg, R 20 次/min, 胎心率 104 次/min, NST 6 分, 无宫缩。

人物	措施
医生	综合评估病情, 做出诊断: 低血糖, 胎儿宫内窘迫 下医嘱: 测血糖, 50% 葡萄糖注射液 20ml 静脉推注, 剖宫产术前准备 与患者及家属谈话
护士 E	核对并执行医嘱, 推注葡萄糖注射液 心电监护, 观察病情、血糖动态变化

人物	措施
护士 E	剖宫产围手术期护理计划 安慰患者
护士 F	给予保留导尿 电话通知手术室、新生儿科
助产士 C	取左侧卧位 吸氧 胎儿电子持续监护 准备新生儿用物
家属	做好沟通解释，安抚家属情绪
医生、护士、家属	行术前谈话、签字，患者血糖稳定后，送手术室行剖宫产术

【实训报告】

针对案例及各组同学表现，撰写实训报告一份。

【情景模拟实训考核】

妊娠期糖尿病患者的护理情景模拟实训考核评分标准见表 8-5。

表 8-5 妊娠期糖尿病患者的护理情景模拟实训考核评分标准

主考教师_____   考试日期_____年____月___日

项目总分	项目内容	考核内容及技术要求	分值	得分
素质要求 （3 分）	报告内容	报告考生考试号码及考核项目	1	
	仪表举止	仪表端庄大方，态度认真和蔼	1	
	服装服饰	服装鞋帽整洁，着装符合要求	1	
操作前准备 （17 分）	环境 （3 分）	室内清洁、光线充足、温暖、安静	1	
		必要时设置屏风或隔帘遮挡孕妇（口述）	1	
		相关人员在场（口述）	1	
	用物	孕妇模拟人、手臂模型、多普勒胎心仪、胎儿电子监护仪、胎心模型、血糖测试仪（试纸）、注射泵、输液泵、心电监护仪氧气吸入装置，给氧用物，50ml、20ml、1ml 注射器各 1 个，血标本采集用物，静脉注射用物，留置针，无菌水 20ml 安瓿若干，无菌水 1ml 安瓿（标签：胰岛素 40U）若干 5% 葡萄糖液500ml、500ml、5% GNS 500ml 若干瓶、耦合剂 1 瓶、速干手消毒液，无菌棉签，75% 乙醇、采血针、输液贴、3M 胶贴、电极片、手腕带、床头卡、病历等；医嘱单、护理记录单等	5	
	助产士（护士）	修剪指甲，洗手（七步洗手法）、戴口罩	2	
	孕妇 （7 分）	熟悉情景案例内容，模拟中做好配合准备	3	
		了解病情发展知识，熟悉宣教内容	2	
		协助孕妇左侧卧位休息，保证胎儿血供	2	
操作步骤 （70 分）	门诊评估 及应用胰岛素 （25 分）	进行全面的身体评估，评估数据和结果	2	
		辨别异常症状和体征，并解释	2	
		做出诊断，并下医嘱	1	
		取左侧卧位，给予吸氧，安慰患者	3	

项目总分	项目内容	考核内容及技术要求	分值	得分
操作步骤 （70分）	门诊评估 及应用胰岛素 （25分）	核对医嘱,测血糖	2	
		注射泵注射胰岛	2	
		患者家属（由护生扮演）与医护人员沟通病情及注意事项	1	
		观察病情变化,动态观察血糖、胎心、胎动动态变化	8	
		通知产科高危病房,护送患者入住	4	
	胰岛素 维持治疗 的护理 （15分）	进一步评估胎儿宫内情况	1	
		下达医嘱	1	
		核对医嘱并执行	3	
		输液泵滴注胰岛素	2	
		做胎儿电子监护,分析图纸,记录,汇报医生	3	
		安慰患者,观察孕妇病情、生命体征变化,	3	
		加强沟通,解释,配合医护诊疗	2	
	低血糖、 剖宫产术前的 护理 （25分）	评估病情,做出诊断:低血糖,胎儿宫内窘迫	2	
		下达医嘱	1	
		核对并执行医嘱,取左侧卧位,吸氧,与家属谈话	8	
		心电监护、胎儿电子监护、观察病情、血糖动态变化	8	
		剖宫产围手术期护理计划	2	
		安慰患者,保留导尿管	2	
		电话通知手术室、新生儿科	1	
		准备新生儿用物	1	
	整理、记录 及宣教 （5分）	做好沟通解释,安抚家属情绪	2	
		记录病情及治疗经过	2	
		报告操作结束	1	
综合评价 （10分）		程序正确,操作熟练,急救过程中团队配合有效	5	
		态度和蔼可亲、语言恰当、沟通有效、情景模拟过程体现人文关怀	5	
总分			100	

（梁宇鸣）

工作任务六　协调性宫缩乏力患者的护理

【典型案例仿真实训】

患者赵女士,37岁,初产妇。"停经40⁺³周,阵发性下腹痛10小时"于2021年5月1日5:00入院待产,查体:T 36.4℃,P 85次/min,BP 92/60mmHg,R 20次/min,体重68kg。产科彩超:头位,胎头双顶径（BPD）91mm,头臀长（FL）70mm,羊水指数:18.8cm（4cm+5.3cm+3.9cm+5.6cm）,股骨长73mm,胎心率153次/min,心律整齐,脐动脉S/D:2.4。胎盘附着于子宫后壁,厚30mm,胎儿颈前可见"U"形压迹。产科检查:宫高32cm,腹围95cm,头先露,入盆,胎儿估重3 240克,胎心率145次/min,宫缩25s/7~8min,骨盆外测量26cm-28cm-19cm-9cm。消毒下阴道指检:宫口开大2cm,头先露S⁻²,胎膜未破。

【实训前思考问题】

1. 协调性宫缩乏力患者的临床表现有哪些？处理原则是什么？

2. 缩宫素用药过程中该如何进行监护？

3. 急性胎儿宫内窘迫该如何处理？

【实训目的】

本次课共设 3 个情景，分别训练学生对协调性宫缩乏力患者的护理评估与临床处理能力；学生与协调性宫缩乏力患者的沟通与管理能力；学生对协调性宫缩乏力患者的健康教育能力。

1. 能对患者及家属进行协调性宫缩乏力知识的宣教并制订护理计划。

2. 能在模拟的情景中遵医嘱正确给患者用药，评估并记录缩宫素用药中的监护指标。

3. 能动态观察患者病情变化，对协调性宫缩乏力患者实施及时有效的护理。

4. 能在模拟的场景中分析、解决问题。

5. 能和同组同学协作完成工作，体现较好的沟通和协作能力。

【实训准备】

1. 学生准备　课前布置学生复习协调性宫缩乏力患者的护理，特别是缩宫素用药护理。复习产程观察、静脉输液技术、输液泵的使用、生命体征监测技术、胎心监护技术、产科腹部检查等。

2. 分组准备　根据情景环节，课前推荐 3 个小组：

第一组 5 人，负责对新入院患者进行评估，分别扮演床位医生、助产士 A、护士 A、护士 B，患者家属。

第二组 5 人，分别扮演值班医生，护士 C、助产士 B、护士 D，患者家属。

第三组 5 人，分别扮演值班医生，助产士 C、护士 E、护士 F，患者家属。

3. 用物准备

用物分类	用物明细
模型	适合模拟人的血压袖带，孕妇模拟人
仪器设备	多普勒胎心听诊仪、胎心模型、听诊器、胎心监护仪、四步触诊模型
操作用物	氧气吸入装置，给氧用物，1ml、5ml、10ml 注射器各 2 个，血标本采集用物，静脉输液用物，输液泵，一次性便盆
药物	无菌水 2ml 安瓿（标签：安定注射液 10mg） 无菌水 1ml 安瓿（标签：缩宫素 10U） 无菌水 2ml 安瓿（标签：哌替啶 100mg） 无菌水 2ml 安瓿（标签：维生素 C 0.5g） 5% 碳酸氢钠 250ml 1 瓶 0.9% 的氯化钠溶液 500ml、10% 葡萄糖溶液 500ml 若干瓶
医疗文件	医嘱单、治疗单、护理记录单、缩宫素静脉滴注监护单等

【实训时间】

2 学时。

【实训方式】

1. 教师进行情景设计，提前一周下发给学生进行分组讨论与准备。

2. 学生课中进行分组演示情景。

3. 学生与教师分别点评情景实训过程，总结提高。

4. 安排学生去医院产科病房见习。

【实训操作步骤】

情景1　入院评估及正确应用哌替啶。

医院待产室,产科医护人员接诊。患者存在哪些问题？医护人员该如何评估、治疗及护理？

人物	措施
医生	进行全面的身体评估,采集数据和结果
	辨别异常结果,并解释
	做出诊断,并下医嘱
助产士A	评估宫缩
	患者腹部检查、上胎心监护仪(或听胎心)
	完成入院护理评估单记录
护士A	患者生命体征监测
	给予患者健康指导
护士B	核对医嘱,抽血,通知实验室检查,抽取哌替啶
	正确给药
助产士A	观察产程进展
患者及家属	与医护人员沟通病情及注意事项
医生、助产士、护士、患者及家属	交代病情、严密观察产程进展

情景2　正确应用缩宫素。

医院待产室,患者宫缩是否正常？医护人员如何评估、治疗及护理？

人物	措施
医生	评估数据,得出诊断:协调性宫缩乏力
	下医嘱
护士C	核对医嘱并执行
	配制缩宫素溶液
	建立静脉通道,输液泵控制滴速
助产士B	评估宫缩、胎心、血压及产程进展等状况,根据宫缩情况调整缩宫素的用量
	做好缩宫素静脉滴注监护单的记录
护士D	解释用药目的及注意事项,给予患者健康教育指导
家属	配合医护人员的处理,加强与医护人员的沟通

情景3　急性胎儿宫内窘迫患者的护理。

患者满头大汗,情绪激动,大声呻吟,诉胎动频繁,腹痛难忍;查宫口开大10cm,宫缩50~60s/1~2min,胎膜已破,羊水呈浅绿色;头先露 S^{+1},胎位 LOA,胎心率170次/min。P 90次/min,BP 120/90mmgh,R 20次/min,胎心监护图形提示晚期减速。

人物	措施
医生	评估病情,做出诊断:急性胎儿宫内窘迫
	下医嘱
护士E	核对并执行医嘱,制订急性胎儿宫内窘迫患者的护理计划
	嘱左侧卧位、吸氧

続表

人物	措施
护士 E	观察宫缩、胎心、胎动、血压 安抚患者情绪
助产士 C	停止缩宫素静脉滴注,改用 10% 葡萄糖溶液 500ml 静脉滴注补液 做好术前准备或阴道助娩准备 持续胎心监护
护士 F	做好沟通解释,安抚家属情绪 指导患者拉玛泽呼吸减痛 局部按摩减轻产痛
医生、助产士、护士、家属	交代病情,胎心、胎动正常,继续严密观察产程进展

【实训报告】

针对案例及各组同学表现,撰写实训报告一份。

【情景模拟实训考核】

协调性宫缩乏力患者的护理情景模拟实训考核评分标准见表 8-6。

表 8-6 协调性宫缩乏力患者的护理情景模拟综合实训操作评分标准

主考教师_____　　　　　　　　　　考试日期_____年___月___日

项目总分	项目内容	考核内容及技术要求	分值	得分
素质要求 （3 分）	报告内容	报告考生考试号码及考核项目	1	
	仪表举止	仪表端庄大方,态度认真和蔼	1	
	服装服饰	服装鞋帽整洁,着装符合要求	1	
操作前准备 （17 分）	环境 （3 分）	室内清洁、光线充足、温暖、安静	1	
		必要时设置屏风或隔帘遮挡孕妇（口述）	1	
		相关人员在场（口述）	1	
	用物	孕妇模拟人、血压计、氧气吸入装置、给氧用物、静脉输液用物、输液泵、1ml、5ml、10ml 注射器若干个、多普勒胎心听诊仪、胎心模型、听诊器、胎心监护仪、四步触诊模型、血标本采集用物、一次性便盆、一次性垫单、手腕带、床头卡等;相关药物、入院评估单、医嘱单、护理记录单、缩宫素静滴监护单等	5	
	助产士（护士）	修剪指甲,洗手（七步洗手法）、戴口罩	2	
	孕妇 （7 分）	熟悉情景案例内容,模拟中做好配合准备	3	
		了解病情发展知识,熟悉宣教内容	2	
		协助孕妇左侧卧位休息,保证胎儿血供	2	
操作步骤 （70 分）	入院评估 及正确应用 哌替啶 （25 分）	进行全面的身体评估,评估数据和结果	2	
		辨别异常症状和体征,并解释	2	
		做出诊断,并下医嘱	1	
		核对医嘱并执行,准备物品	2	
		四步触诊、评估宫缩、胎心、产程观察	4	
		生命体征监测;健康教育指导有针对性	3	
		使用胎心监护仪监护胎儿情况	3	

项目总分	项目内容	考核内容及技术要求	分值	得分
操作步骤 （70分）	入院评估 及正确应用 哌替啶 （25分）	核对医嘱，抽血，通知实验室检查	2	
		核对医嘱，抽取哌替啶，正确给药	2	
		患者家属（由护生扮演）与医护人员沟通病情及注意事项	2	
		护士、医生均需注意观察产程进展	2	
	正确应用 缩宫素 （17分）	评估数据，得出诊断：协调性宫缩乏力	2	
		下达医嘱	1	
		核对医嘱并执行	2	
		建立静脉通道，输液泵控制滴速，配制缩宫素溶液	5	
		评估宫缩、胎心、血压及产程进展等状况，根据宫缩情况调整缩宫素的用量，做好缩宫素静滴监护单的记录	5	
		解释用药目的及注意事项，给予产妇健康教育指导	2	
	急性胎儿宫内 窘迫产妇的 护理 （19分）	评估病情，做出诊断：急性胎儿宫内窘迫	2	
		下达医嘱	1	
		核对并执行医嘱，制订急性胎儿宫内窘迫产妇的护理计划	3	
		停止缩宫素静脉点滴	2	
		嘱左侧卧位、吸氧	2	
		观察宫缩、胎心、血压	2	
		安抚产妇情绪	1	
		做好术前准备或阴道助娩准备	2	
		胎心监护20min	2	
		胎心正常，胎心监护结果正常	2	
	整理、记录 及宣教 （9分）	做好沟通解释，安抚家属情绪	2	
		指导产妇拉玛泽呼吸减痛、局部按摩减轻产痛	3	
		严密观察产程进展、宫缩及胎心情况	2	
		记录病情及治疗经过	1	
		报告操作结束	1	
综合评价 （10分）		程序正确，操作熟练，急救过程中团队配合有效	5	
		态度和蔼可亲、语言恰当、沟通有效，情景模拟过程体现人文关怀	5	
总分			100	

（陈 丽）

工作任务七　胎膜早破、脐带脱垂患者的急救与护理

【典型案例仿真实训】

患者张女士，28岁，G_1P_0，孕38周，臀位。于1小时前出现阴道排液，量中等，色清，无腹痛及阴道流血等，遂急诊入院。查体：T 36.7℃，P 80次/min，BP 110/70mmHg，R 20次/min，营养中等，无贫血貌，水肿（－）。产科检查：腹围100cm，宫高33cm，臀位，胎心率140次/min，无宫缩。阴道检查：触不到前羊水囊，上推胎先露，阴道排液量增多。阴道窥器检查：见后穹隆少量羊水池，色清，pH试纸变色。实验室检查：WBC 8.8×10^9/L，RBC 4.2×10^{12}/L，Hb 120g/L，N 70%。产科B超显示：羊水指

数:18cm。近期饮食睡眠尚可,大小便正常。

【实训前思考问题】

1. 胎膜早破患者有哪些临床表现?

2. 胎膜早破对母儿有哪些影响?

3. 引起胎膜早破的病因是什么? 如何进行健康宣教?

【实训目的】

本次课共设 3 个情景,分别训练学生与胎膜早破患者沟通与护理能力;学生对胎膜早破患者防治措施,配合医生进行脐带脱垂的临床救治能力;学生对胎膜早破患者的健康教育能力。

1. 能在模拟场景中对患者进行护理评估,并配合医生施以有效的护理措施。

2. 能在模拟的情景中动态观察患者病情变化,及时发现,有效参与抢救。

3. 能与同组同学协作完成工作,体现团队合作精神。

4. 能在模拟的场景中分析、解决问题。

【实训准备】

1. 学生准备 课前布置学生复习胎膜早破患者的护理,复习胎膜早破对母儿的影响,复习脐带脱垂的急救处理,复习腹部手术的术前护理等。

2. 分组准备 根据情景环节,课前推荐 3 个小组:

第一组 5 人,负责对新入院患者进行评估,分别扮演床位医生、护士 A、护士 B、助产士 A、患者家属;

第二组 6 人,分别扮演值班医生、护士 C、护士 D、助产士 B,助产士 C,患者家属;

第三组 4 人,分别扮演值班医生、护士 E、护士 F,患者家属。

3. 用物准备

用物分类	用物明细
模型	孕妇模拟人
仪器设备	心电监护仪、胎儿电子监护仪
操作用物	氧气吸入装置,给氧用物,1ml、5ml、10ml、20ml 注射器若干,备皮用物,静脉输液用物,新生儿复苏气囊,14Fr 导尿管、集尿袋,一次性垫单、无菌手套、碘伏棉球、手腕带、床头卡。
药物	0.9% 氯化钠溶液 100ml、250ml、500ml 若干瓶 无菌水 2ml 安瓿(标签:1∶10 000 肾上腺素) 无菌水 10ml 安瓿(标签:抗生素) 5% 葡萄糖溶液 100ml、250ml、500ml 若干瓶
医疗文件	医嘱单、护理记录单等

【实训时间】

2 学时。

【实训方式】

1. 教师进行情景设计,提前一周下发给学生进行分组讨论与准备。

2. 学生课上进行分组演示情景。

3. 学生与教师分别点评情景实训过程,总结提高。

4. 安排学生去医院产科病房见习。

【实训操作步骤】

情景 1　入院评估及给予胎膜早破患者的护理措施。

医院产科高危病房，产科医护人员接诊。患者出现哪些异常临床表现？医护人员如何评估、治疗及实施护理？

人物	措施
医生	进行全面的身体评估，评估数据和结果 辨别异常评估，并解释 做出诊断，并下医嘱
助产士 A	帮助患者抬高臀部，左侧卧位 行胎儿电子监护
护士 A	核对医嘱，抽血，通知实验室检查
护士 B	将呼叫器放在患者可及的地方 协助患者床上排泄，保持会阴清洁
患者及家属	与医护人员沟通病情及注意事项

情景 2　患者病情继续发展，医生决定行紧急剖宫产术。

医院产科高危病房，助产士观察胎儿监护仪显示胎心 90 次/min，患者自诉阴道排液量增多，有不规律宫缩，迅速给予阴道检查，在阴道内触及有波动感的条索状物，确认为脐带脱垂。医生立即决定为该患者行紧急剖宫产术。

人物	措施
助产士 B	洗手、戴无菌手套，一手进入患者阴道内，上推胎先露部，减少脐带受压，保持此姿势直至胎儿娩出 汇报医生
助产士 C	行胎儿电子监护
医生	辨别异常评估，确定诊断，组织急救 下达医嘱（做好剖宫产术的术前准备）
护士 C	核对医嘱、执行 联系手术室，紧急备剖宫产手术间 联系新生儿科医生至剖宫产手术间，新生儿有窒息可能，需急救
护士 D	术前准备 留置导尿管
医生、家属	加强沟通，解释，签署手术知情同意书

情景 3　剖宫产术后护理。

患者从手术室被送回到产科病房，新生儿一同安返病房。

人物	措施
医生	检查评估患者，下达医嘱（缩宫素、抗生素静脉滴注） 术后严密监测生命体征，必要时复查血常规 密切观察新生儿生命体征，必要时请新生儿科会诊
护士 E	继续密切观察生命体征、阴道流血量及子宫复旧情况
护士 F	遵医嘱，静滴抗生素、缩宫素 对患者进行健康教育、母乳喂养指导
医生、家属	做好沟通解释，告知家属注意观察患者阴道流血情况

【实训报告】

针对案例及各组同学表现,撰写实训报告一份。

【情景模拟实训考核】

胎膜早破、脐带脱垂产妇的急救护理情景模拟实训考核评分标准见表8-7。

表8-7 胎膜早破、脐带脱垂产妇的急救护理情景模拟综合实训操作评分标准

主考教师_____　　　　　　　　　　　　　　　　　　考试日期_____年___月___日

项目总分	项目内容	考核内容及技术要求	分值	得分
素质要求 (3分)	报告内容	报告考生考试号码及考核项目	1	
	仪表举止	仪表端庄大方,态度认真和蔼	1	
	服装服饰	服装鞋帽整洁,着装符合要求	1	
操作前准备 (17分)	环境 (3分)	室内清洁、光线充足、温暖、安静	1	
		必要时设置屏风或隔帘遮挡孕妇(口述)	1	
		相关人员在场(口述)	1	
	用物	孕妇模拟人、心电监护仪、胎儿电子监护仪、氧气吸入装置、给氧用物,静脉输液用物,备皮用物,静脉输液用物,新生儿复苏气囊,1ml、5ml、10ml、20ml注射器若干个、14Fr导尿管、集尿袋、一次性垫单、无菌手套、碘伏棉球、手腕带、床头卡;相关药物、医嘱单、护理记录单等	5	
	助产士(护士)	修剪指甲,洗手(七步洗手法)、戴口罩	2	
	孕妇 (7分)	熟悉情景案例内容,模拟中做好配合准备	3	
		了解病情发展知识,熟悉宣教内容	2	
		协助孕妇左侧卧位休息,保证胎儿血供	2	
操作步骤 (70分)	入院评估 及胎膜早破 护理 (25分)	进行全面的身体评估,评估数据和结果	3	
		辨别异常症状和体征,并解释	3	
		做出诊断:胎膜早破,并下医嘱	3	
		帮助患者抬高臀部,左侧卧位	2	
		行胎儿电子监护	2	
		核对医嘱,抽血,通知实验室检查	2	
		将呼叫器放在患者可及的地方	2	
		协助患者床上排泄,保持会阴清洁	2	
		患者家属(由护生扮演)与医护人员沟通病情及注意事项	3	
		护士、医生、家属均需注意胎心变化,及阴道流液情况	3	
	紧急剖宫产 术前护理 (25分)	洗手、戴无菌手套,一手进入患者阴道内,上推胎先露部,减少脐带受压,保持此姿势直至胎儿娩出	5	
		汇报医生	1	
		行胎儿电子监护	2	
		评估病情,确定诊断:脐带脱垂,组织抢救	3	
		下达医嘱(做好剖宫产术前准备)	2	
		核对医嘱、执行	2	
		联系手术室,紧急备剖宫产手术间	2	
		联系新生儿科医生至剖宫产手术间,新生儿有窒息可能,需急救	2	

项目总分	项目内容	考核内容及技术要求	分值	得分
操作步骤 （70分）	紧急剖宫产 术前护理 （25分）	术前准备	2	
		留置导尿管	2	
		加强沟通,解释,签署手术知情同意书	2	
	剖宫产 术后护理 （15分）	检查评估患者,做出诊断:剖宫产术后	3	
		下达医嘱（缩宫素、抗生素静滴）	2	
		术后严密监测生命体征,必要时复查血常规	3	
		密切观察新生儿生命体征,必要时请新生儿科会诊	3	
		继续密切观察患者生命体征、阴道流血量及子宫复旧情况	2	
		遵医嘱,静滴抗生素、缩宫素	2	
	整理、记录 及宣教 （5分）	做好沟通解释,告知家属注意观察患者阴道流血情况	2	
		对患者进行健康教育、母乳喂养指导	1	
		记录病情及治疗经过	1	
		报告操作结束	1	
综合评价 （10分）	程序正确,操作熟练,急救过程中团队配合有效		5	
	态度和蔼可亲、语言恰当、沟通有效,情景模拟过程体现人文关怀		5	
总分			100	

知识拓展

"生命的托举"

2019年2月的一天,助产士沈丹萍接诊一名因"破水"急诊送来的产妇,检查时发现宫口已开3指,臀位,同时在阴道内摸到了脐带,情况十分危急!为了防止脐带受压,沈丹萍将手伸进了产妇的产道内,托住胎先露,减轻脐带受压,维持胎儿血供。医护人员以最快的速度将产妇送往手术室。在整个手术过程中,沈丹萍半跪着托着胎先露,经过抢救,母女平安。

脐带脱垂是严重威胁围产儿生命的产科急症之一,助产士们践行着"敬佑生命、救死扶伤、甘于奉献、大爱无疆"的职业精神。她们在岗位上用耐心、爱心、细心、责任心为孕产妇保驾护航。

（马晓耕）

工作任务八　先兆子宫破裂患者的急救与护理

【典型案例仿真实训】

患者王某,女,38岁,因"停经9个月余,不规则腹痛3小时"于2023年9月18日15:00收治入院,入院诊断:孕40周,LOP,单活胎,先兆临产;孕产史（G_6P_2）。入院后完善相关检查,患者末次月经时间为2022年12月11日,预产期为2023年9月18日。产科检查:腹部外形膨隆,行骨盆外测量,各径线均正常。宫高32cm,腹围102cm,LOP,未入盆,胎心率145次/min,规律宫缩25~30s/5~6min。入院后行阴道检查:宫颈管消退70%,宫口未开,胎膜未破,先露S^{-3}。产科B超:

胎儿估重为（3 800±450）g。查体：T 36.9℃，P 95 次/min，BP 128/95mmHg（基础 BP 110/86mmHg），R 22 次/min，心肺听诊无异常。既往身体健康。平时月经周期 28~30 天，量中等，无痛经，孕 6 产 2 人流 3。患者无药物过敏史、输血史及外伤史。血常规：N 76.3%，Hb 113g/L，WBC 5.16×10⁹/L，PLT 135×10⁹/L。凝血功能正常，D-二聚体定量 2.12μg/ml，肝、肾功能正常。

19:00 入待产室，患者生命体征平稳，胎心率 155 次/min，规律宫缩，30s/5~6min。阴道检查：宫颈管消退 80%，宫口未开，胎膜未破，先露 S⁻³。疼痛评分 2 分，指导拉玛泽呼吸减痛法，家属陪产。21:00 胎心率 148 次/min，宫缩 30~35s/3~4min，阴道检查示：宫口开大 3cm，胎膜未破，先露 S⁻²。患者疼痛难忍，疼痛评分为 5 分，行分娩镇痛。22:00 胎心率 140 次/min，宫缩 35s/3min，患者自诉排尿困难，诱导排尿失败，行导尿术，导出淡黄色尿液 400ml。次日 00:00 胎心率 107~112 次/min，宫缩 40~45s/2~3min，强度中等。阴道检查示：宫口开大 6cm，胎方位 LOP，先露 S⁻²，自然破膜，羊水清亮。予以持续胎心监护，给予左侧卧位吸氧，进行胎儿宫内复苏。00:20 胎心监护示晚期减速，胎心基线为：102 次/min，宫缩 40~45s/2~3min，强度中等，阴道检查：宫口仍开大 6cm，先露 S⁻²，胎膜已破，羊水清亮。此时，患者出现烦躁不安，下腹持续性剧烈疼痛，轻按腹部有明显压痛，腹部可见一病理性缩复环，立即予以术前准备，通知手术室，新生儿科。因"先兆子宫破裂？胎儿窘迫？"行急诊剖宫产术。

【实训前思考问题】

1. 先兆临产的临床表现有哪些？如何对临产进行判断？

2. 先兆子宫破裂患者的临床表现有哪些？

3. 先兆子宫破裂患者的护理措施有哪些？

【实训目的】

本次课共设 3 个情景，分别训练学生对先兆临产、临产、先兆子宫破裂患者的护理评估与先兆子宫破裂患者的临床救治能力；学生与先兆子宫破裂患者沟通与管理能力；学生对先兆子宫破裂患者的健康教育能力。

1. 能与患者及家属进行先兆子宫破裂知识的宣教并制订护理计划。

2. 能在模拟的情景中识别先兆临产、临产、先兆子宫破裂，能识别病理性缩复环并遵医嘱正确给患者用药，评估并记录用药中的监护指标。

3. 能动态观察患者病情变化，对先兆子宫破裂患者实施及时有效的护理。

4. 能在模拟的场景中分析、解决问题。

5. 能和同组同学协作完成工作，体现比较好的沟通和协作能力。

【实训准备】

1. 学生准备　课前布置学生复习先兆临产、临产、先兆子宫破裂患者的护理，尤其是盐酸哌替啶注射液用药的护理及先兆子宫破裂出现后的护理。复习病情观察、静脉输液技术、氧气吸入法、多普勒听胎心率、电子胎心监护、四步触诊、宫高/腹围的测量等。

2. 分组准备　根据情景环节，课前推荐 3 个小组：

第一组 5 人，负责对新入院患者进行评估，分别扮演床位医生、护士 A、护士 B、护士 C，患者家属。

第二组 5 人，分别扮演值班医生，护士 D、护士 E、护士 F，患者家属。

第三组 5 人，分别扮演值班医生，护士 G、护士 H、护士 I，患者家属。

3. 用物准备

用物分类	用物明细
模型	适合模拟人的血压袖带,孕妇模拟人
仪器设备	胎心听筒、胎心监护仪、胎心听诊模型、卷尺、计时器、听诊器
操作用物	手腕带、床头卡、氧气吸入装置、给氧用物,5ml、10ml 注射器各 1 个,血标本采集用物、静脉输液用物,卷尺,计时器,14Fr 导尿包
药物	哌替啶 100mg 维生素 C 注射液 3g 5% 碳酸氢钠 250ml 复方氯化钠 500ml 若干瓶 0.9% 氯化钠溶液 250ml、500ml 若干瓶 5% 葡萄糖溶液 100ml、250ml、500ml 若干瓶
医疗文件	医嘱单、护理记录单等

【实训时间】

2 学时。

【实训方式】

1. 教师进行情景设计,提前一周下发给学生进行分组讨论与准备。

2. 学生课上进行分组演示情景。

3. 学生与教师分别点评情景实训过程,总结提高。

4. 安排学生去医院产科病房见习。

【实训操作步骤】

情景 1 入院评估及正确评估先兆临产、临产。

医院产科病房,产科医护人员接诊。患者存在哪些问题? 医护人员如何评估及治疗,实施护理?

人物	措施
医生	进行全面的身体评估,评估数据和结果 辨别异常评估,并解释 做出诊断,并下医嘱
护士 A	核对医嘱并执行,准备物品 测量宫高/腹围 四步触诊
护士 B	阴道检查(无菌操作) 行胎心监护(或多普勒听胎心率)
护士 C	核对医嘱,抽血,通知实验室检查 核对医嘱,吸氧
护士 B	观察宫缩,判断患者是否临产
患者及家属	与医护人员沟通产程及注意事项
医生、护士 ABC、家属	注意观察产程变化,预防分娩期并发症

情景 2 患者临产后,胎儿宫内窘迫的护理。

00:00 场景交替时,助产士产房交接班,重新评估:P 75 次/min,BP 130/95mmHg,R 21 次/min,SPO_2 98%,胎心率 107~112 次/min,宫缩 40~45s/2~3min,强度中等。阴道检查示:宫口 6cm,LOP,先露 S^{-2},自然破膜,羊水清亮。

人物	措施
医生	评估数据,得出诊断:胎儿宫内窘迫,组织进行胎儿宫内复苏 下医嘱
护士 D	核对医嘱并执行 左侧卧位、吸氧 静脉滴注 5% 碳酸氢钠 静脉滴注 5% 葡萄糖溶液 500ml+维生素 C 注射液 3g
护士 E	重新评估结果和数据,并记录 持续监护胎心率,监测血压
护士 F	做好剖宫产术前物品准备
家属	加强沟通,解释

情景 3　先兆子宫破裂的护理。

患者出现烦躁不安,持续性剧烈腹痛难忍,再次评估生命体征:P 76 次/min,BP 146/90mmHg,R 26 次/min,SPO_2 98%,胎心监护示晚期减速,胎心基线:102 次/min,宫缩 40~45s/2~3min,强度中等,阴道检查:宫口开大 6cm,先露 S^{-2},胎膜已破,羊水清亮。轻按患者腹部有明显压痛,腹部可见环形凹陷。

人物	措施
医生	评估病情,做出诊断:先兆子宫破裂 下医嘱,立即通知手术室、新生儿科
护士 G	核对并执行医嘱,制订先兆子宫破裂患者的护理计划 吸氧、开放另外一条静脉通路 观察宫缩、胎心、血压 观察子宫压痛部位和环形凹陷的位置
护士 H	完善术前准备 核对并执行医嘱,配制药物 肌内注射哌替啶 100mg
护士 I	送往手术室
家属	做好沟通解释,安抚家属情绪
医生、护士、家属	患者送往手术室后,做好分娩期并发症及新生儿复苏准备工作

【实训报告】
针对案例及各组同学表现,撰写实训报告一份。

【情景模拟实训考核】
先兆子宫破裂患者的急救护理情景模拟实训考核评分标准见表 8-8。

表 8-8　先兆子宫破裂患者的急救护理情景模拟综合实训操作评分标准

主考教师_____　　　　　　　　　　　　　　考试日期_____年___月___日

项目总分	项目内容	考核内容及技术要求	分值	得分
素质要求 (3分)	报告内容	报告考生考试号码及考核项目	1	
	仪表举止	仪表端庄大方,态度认真和蔼	1	
	服装服饰	服装鞋帽整洁,着装符合要求	1	

项目总分	项目内容	考核内容及技术要求	分值	得分
操作前准备 （17 分）	环境 （3 分）	室内清洁、光线充足、温暖、安静	1	
		必要时设置屏风或隔帘遮挡孕妇（口述）	1	
		相关人员在场（口述）	1	
	用物	孕妇模拟人，胎心听筒，胎心监护仪，胎心模型，听诊器，卷尺，计时器，手腕带、床头卡、氧气吸入装置，给氧用物，5ml、10ml 注射器各 1 个，血标本采集用物，静脉输液用物，卷尺，14Fr 导尿包，哌替啶 100mg，维生素 C 注射液 3g，5% 碳酸氢钠 250ml，复方氯化钠 500ml 若干瓶，0.9% 氯化钠 250ml、500ml 若干瓶，5% 葡萄糖液 100ml、250ml、500ml 若干瓶，医嘱单、护理记录单等	5	
	助产士（护士）	修剪指甲，洗手（七步洗手法）、戴口罩	2	
	产妇 （7 分）	熟悉情景案例内容，模拟中做好配合准备	3	
		了解病情发展知识，熟悉宣教内容	2	
		协助产妇左侧卧位休息，保证胎儿血供	2	
操作步骤 （70 分）	入院评估 及正确评估 先兆临产、临产 （25 分）	进行全面的身体评估，评估数据和结果	2	
		辨别异常症状和体征，并解释	2	
		做出诊断，并下医嘱	1	
		核对医嘱并执行，准备物品	1	
		测量宫高/腹围	2	
		行四步触诊	2	
		阴道检查（无菌操作）	2	
		使用胎心监护仪（或听胎心）监护胎儿情况	2	
		核对医嘱，抽血，通知实验室检查	3	
		核对医嘱，吸氧	3	
		观察宫缩，判断患者是否临产	2	
		患者家属（由护生扮演）与医护人员沟通病情及注意事项	1	
		护士、医生、家属均需注意观察病情变化，预防分娩期并发症的发生	2	
	胎儿宫内窘迫 的护理（15 分）	评估数据，得出诊断：胎儿宫内窘迫，组织进行胎儿宫内复苏	2	
		下达医嘱	1	
		核对医嘱并执行	3	
		左侧卧位、吸氧 静脉滴注 5% 碳酸氢钠，静脉滴注 5% 葡萄糖注射液 500ml+维生素 C 注射液 3g	2	
		重新评估结果和数据，并记录	2	
		持续监护胎心率，监测血压	2	
		做好剖宫产术前物品准备	2	
		加强与家属病情沟通，做好解释	1	
	先兆子宫破裂 的护理 （25 分）	评估病情，做出诊断：先兆子宫破裂	2	
		下达医嘱	1	
		核对并执行医嘱，制订先兆子宫破裂患者的护理计划	2	

项目总分	项目内容	考核内容及技术要求	分值	得分
操作步骤 （70分）	先兆子宫破裂 的护理 （25分）	吸氧、开放另外一条静脉通路	2	
		观察宫缩、胎心、血压情况	2	
		观察子宫压痛部位和环形凹陷的位置	3	
		完善术前准备	3	
		核对并执行医嘱，配制药物	2	
		肌内注射哌替啶100mg	2	
		送往手术室	2	
		加强与患者家属（由护生扮演）的沟通，做好解释，安抚家属情绪	2	
		检查膝腱反射患者送往手术室后，做好分娩期并发症及新生儿复苏准备工作	2	
	整理、记录 及宣教 （5分）	做好沟通解释，安抚家属情绪	1	
		通知新生儿科、手术室、麻醉科等	1	
		记录病情及治疗经过	2	
		报告操作结束	1	
综合评价 （10分）	程序正确，操作熟练，急救过程中团队配合有效		5	
	态度和蔼可亲、语言恰当、沟通有效，情景模拟过程体现人文关怀		5	
总分			100	

（刘瑾钰）

工作任务九　产后出血患者的急救与护理

【典型案例仿真实训】

患者陈女士，38岁，G₃P₃，孕40周，于2023年5月8日15:00在会阴侧切术下，阴道分娩一活女婴，新生儿出生后哭声响亮，体重3500g，阿普加评分1分钟评分为10分，5分钟评分为10分。15分钟后胎盘自然娩出，检查胎盘胎膜完整。总产程22小时。分娩过程中出血100ml，产后血压120/80mmHg，心率97次/min，呼吸22次/min，宫底脐上一指，子宫体硬，检查患者软产道无裂伤，给予会阴缝合术，外阴切口水肿、无渗血。

产后患者于产房观察室卧床休息，16时许助产士床旁检查，发现会阴垫上有血块，宫底脐上二指，子宫体软，按压后宫底有大量血液及血块流出，患者面色苍白、额头冷汗、神态疲倦，立即测脉搏120次/min，测血压75/50mmHg，使用称重法测量出血量为800ml。

【实训前思考问题】

1. 患者陈女士出现了什么情况？产后出血的临床表现有哪些？
2. 产后出血患者的急救措施有哪些？

【实训目的】

本次课共设2个情景，分别训练学生对产后出血的护理评估与产后出血的临床救治能力；学生与产后出血患者及家属沟通与管理能力；学生对产后出血患者的健康教育能力。

1. 能与患者及家属进行产后出血知识的宣教并制订护理计划。

2.能在模拟的情景中识别产后出血的指征,并遵医嘱正确给患者用药,评估并记录用药中的监护指标。

3.能动态观察患者病情变化,对产后出血患者实施及时有效的护理,培养学生细心、爱心、责任心。

4.能在模拟的场景中分析、解决问题。

5.能和同组同学协作完成工作,体现比较好的沟通和协作能力。

【实训准备】

1.**学生准备** 课前布置学生复习产后出血的护理,特别是子宫收缩乏力造成的产后出血的护理。复习病情观察、静脉输液技术、氧气吸入法、失血性休克的抢救等。

2.**分组准备** 根据情景环节,课前推荐 2 个小组:

第一组 5 人,负责对患者产后进行评估,分别扮演医生、助产士 A、助产士 B、患者、家属。

第二组 5 人,分别扮演值班医生,助产士 C、助产士 D、患者,家属。

3.**用物准备**

用物分类	用物明细
模型	产妇模拟人、模拟宫腔内出血装置
仪器设备	体温计、听诊器、血压计、心电监护仪
操作用物	氧气吸入装置、给氧用物、5ml 注射器和 10ml 注射器各 1 个、血标本采集用物、静脉输液、输血用物、卷尺、备皮包、14Fr 导尿包、宫腔纱布、手腕带、床头卡等
药物	缩宫素 10U 麦角新碱 0.2~0.4mg 米索前列醇 200μg 卡前列甲酯栓 1mg 地诺前列酮 0.5~1mg 0.9% 氯化钠溶液 250ml、500ml 若干瓶 5% 葡萄糖溶液 100ml、250ml、500ml 若干瓶
医疗文件	医嘱单、护理记录单等

【实训时间】

2 学时。

【实训方式】

1.教师进行情景设计,提前一周下发给学生进行分组讨论与准备。

2.学生课上进行分组演示情景。

3.学生与教师分别点评情景实训过程,总结提高。

4.安排学生去医院产科病房见习。

【实训操作步骤】

情景 1 入院评估及正确评估产后出血。

医院产房,产科医护人员接诊。患者存在哪些问题? 医护人员如何评估及治疗,实施护理?

人物	措施
医生	进行全面的身体评估,评估数据和结果 辨别异常评估,并解释 做出诊断,并下医嘱

人物	措施
助产士 A	核对医嘱并执行,准备物品
	检查软产道
	检查产道缝合情况
助产士 B	按摩宫底
	上心电监护
	核对医嘱,抽血,通知实验室检查
	核对医嘱,吸氧
患者及家属	与医护人员沟通分娩经过及产后注意事项
医生、助产士 AB、家属	注意观察产后出血量,预防失血性休克

情景 2　患者产后发生失血性休克。

场景交替时,产后患者卧床休息,1 小时后发现患者面色苍白、额头冷汗、神态疲倦,测脉搏 120 次/min,测血压 75/50mmHg。

人物	措施
医生	评估数据,得出诊断:患者失血性休克,组织进行抢救
	下医嘱
助产士 C	核对医嘱并执行
	中凹卧位、吸氧
	立刻使用宫缩药物、按摩子宫
	立刻开放静脉通道,静脉滴注血管活性药物
助产士 D	立即插尿管
	持续心电监护,监测血压、尿量
家属	加强沟通,解释

【实训报告】

针对案例及各组同学表现,撰写实训报告一份。

【情景模拟实训考核】

产后出血患者的急救护理情景模拟实训考核评分标准见表 8-9。

表 8-9　产后出血患者的急救护理情景模拟综合实训评分标准

主考教师_____　　　　　　　　　　　　　　　　　　　考试日期_____年___月___日

项目总分	项目内容	考核内容及技术要求	分值	得分
素质要求 (3 分)	报告内容	报告考生考试号码及考核项目	1	
	仪表举止	仪表端庄大方,态度认真和蔼	1	
	服装服饰	服装鞋帽整洁,着装符合要求	1	
操作前准备 (17 分)	环境 (3 分)	室内清洁、光线充足、温暖、安静	1	
		必要时设置屏风或隔帘遮挡孕妇(口述)	1	
		相关人员在场(口述)	1	

项目总分	项目内容	考核内容及技术要求	分值	得分
操作前准备（17分）	用物	患者模拟人、体温计、听诊器、血压计、心电监护仪、氧气吸入装置、给氧用物、5ml注射器和10ml注射器各1个、血标本采集用物、静脉输液、输血用物、卷尺、备皮包、14Fr导尿包、宫腔纱布、手腕带、床头卡等、缩宫素10u、麦角新碱0.2-0.4mg、米索前列醇200μg、卡前列甲酯栓1mg、地诺前列酮0.5-1mg、复方氯化钠500ml若干瓶、0.9%氯化钠250ml、500ml若干瓶、5%葡萄糖液100ml、250ml、500ml若干瓶、医嘱单、护理记录单等	5	
	助产士（护士）	修剪指甲，洗手（七步洗手法），戴口罩	2	
	孕妇（7分）	熟悉情景案例内容，模拟中做好配合准备	2	
		了解病情发展知识，熟悉宣教内容	2	
		协助孕妇中凹卧位休息，吸氧	3	
操作步骤（65分）	入院评估及正确评估产后出血（35分）	进行全面的身体评估，评估数据和结果	2	
		辨别异常评估，并解释	2	
		做出诊断，并下医嘱	2	
		核对医嘱并执行，准备物品	2	
		检查软产道	4	
		检查产道缝合情况	4	
		按摩宫底	4	
		上心电监护	4	
		核对医嘱，抽血，通知实验室检查	3	
		核对医嘱，吸氧	2	
		与医护人员沟通分娩经过及产后注意事项	3	
		注意观察产后出血量，预防失血性休克	3	
	失血性休克（30分）	评估数据，得出诊断：患者失血性休克，组织进行抢救	2	
		下医嘱	2	
		核对医嘱并执行	2	
		中凹卧位、吸氧	2	
		立刻使用宫缩药物、按摩子宫	5	
		立刻开放静脉通道，静脉滴注血管活性药物	5	
		立即插尿管	5	
		持续心电监护，监测血压、尿量	5	
		加强沟通，解释	2	
综合评价（15分）	沟通交流：护患、护护、医护沟通有效，方法恰当		5	
	团队协作：能够合理分工、全局意识强、协作互助		5	
	操作态度：关爱患者、体现爱伤观念		5	
总分			100	

（周 蓉）

工作任务十　产褥感染患者的护理

【典型案例仿真实训】

患者王女士，30岁，因"平产后5天，会阴伤口疼痛3天，发热1天"来院就诊，患者5天前因"胎膜早破"行会阴切开术分娩一男婴，术中出血300ml。3天前患者无明显诱因出现会阴伤口疼痛伴肛门坠胀，未给予特殊处理。患者今日出现发热，体温最高40℃，伴畏寒、寒战。妇科检查：外阴正常，侧切伤口红肿且压痛明显，阴道裂伤处缝线部分脱落伴少量黄色脓性分泌物。恶露少，暗红色，无明显异味，宫底脐下三指，子宫无明显压痛。实验室检查：红细胞计数 3.1×10^{12}/L，白细胞计数 13.65×10^{9}/L，中性粒细胞百分比0.761，血红蛋白79g/L，血小板计数 3.26×10^{12}/L，高敏C反应蛋白37.92mg/L；查体：BP 104/70mmHg，T 39℃，P 110次/min。

【实训前思考问题】

1. 产褥感染患者病因有哪些？有哪些感染途径？
2. 产褥感染有哪些类型？
3. 产褥感染患者如何护理？

【实训目的】

本次课共设3个情景，分别训练学生对产褥感染患者的护理评估与临床救治能力；学生与产褥感染患者沟通与管理能力；学生对产褥感染患者的健康教育能力。

1. 能与患者及家属进行产褥感染知识的宣教并制订护理计划。
2. 能在模拟的情景中正确执行产褥感染患者的护理操作，如遵医嘱正确给患者用药、会阴擦洗、温暖敷料应用等。
3. 能动态观察患者病情变化，在不同情况下调整护理计划。
4. 能在模拟的场景中分析、解决问题。
5. 能和同组同学协作完成工作，体现比较好的沟通和协作能力。

【实训准备】

1. 学生准备　课前布置学生复习产褥感染患者的护理，特别是抗生素用药护理及感染灶的处理。复习病情观察、双合诊检查、静脉输液技术、会阴擦洗技术、物理降温护理技术、生命体征监测技术等。

2. 分组准备　根据情景环节，课前推荐3个小组：

第一组5人，负责对新入院患者进行评估，分别扮演床位医生、护士A、护士B、护士C，患者家属。

第二组5人，分别扮演值班医生、护士D、护士E、护士F，患者家属。

第三组4人，分别扮演值班医生、护士G、护士H，患者家属。

3. 用物准备

用物分类	用物明细
模型	产妇模拟人
仪器设备	体温计，听诊器，盆腔检查模型，心电监护仪
操作用物	1ml、5ml、10ml注射器各2个，手套，窥阴器，血标本采集用物，生殖道分泌物标本采集用物，液状石蜡，消毒液，降温贴，静脉输液用物，输液泵，冲洗壶，消毒弯盘，消毒卵圆钳，消毒干棉球数个，拆线剪，无菌干纱布数块，敷料数个，一次性垫单，便盆，远红外线照射灯等

用物分类	用物明细
药物	1ml 空安瓿(标签：注射用头孢西丁钠 0.5g/瓶)
	1ml 空安瓿(标签：注射用头孢哌酮钠舒巴坦钠 3g/瓶)
	95% 的乙醇或加热的 50% 硫酸镁溶液(41~46℃)
	0.9% 氯化钠溶液 500ml 若干瓶
	5% 葡萄糖溶液 100ml 若干瓶
	林格液 500ml 若干瓶
医疗文件	医嘱单、护理记录单等

【实训时间】

2 学时。

【实训方式】

1. 教师进行情景设计，提前一周下发给学生进行分组讨论与准备。

2. 学生课上进行分组演示情景。

3. 学生与教师分别点评情景实训过程，总结提高。

4. 安排学生去医院产科病房见习。

【实训操作步骤】

情景 1 入院评估及完成妇科检查。

医院产后病房，产科医护人员接诊。患者存在哪些问题？医护人员如何评估及治疗？如何实施护理？

人物	措施
医生	进行全面的身体评估，评估数据和结果
	完成妇科检查，取生殖道分泌物培养、外阴脓液培养
	做出诊断，并下医嘱
护士 A	核对医嘱并执行，准备物品
	抽血，通知实验室检查
护士 B	患者生命体征监测
	行物理降温护理
护士 C	核对医嘱，配制头孢西丁钠
	建立静脉通路，应用头孢西丁钠
患者及家属	与医护人员沟通病情及注意事项
医生、护士(A、B、C)、家属	注意观察病情变化

情景 2 入住产后病房后。

场景交替时，护士交接班，T 39℃，P 105 次/min。妇科检查：外阴正常，侧切伤口红肿且压痛明显，阴道裂伤处缝线部分脱落伴少量黄色脓性分泌物。恶露少，暗红色，无明显异味，宫底脐下三指，子宫无明显压痛。

人物	措施
医生	评估数据，得出诊断：产褥感染、产后切口感染、中度贫血
	下医嘱
护士 D	核对医嘱，监测患者生命体征及病情变化

人物	措施
护士 D	观察记录子宫复旧及恶露情况
护士 E	予以补液对症治疗并记录 24h 出入量
	给予高蛋白、高热量、高维生素饮食
护士 F	观察患者会阴伤口情况
	完成会阴擦洗、拆除会阴伤口缝线
	完成会阴湿热敷
	完成远红外线灯照射护理
患者及家属	与医护人员沟通病情及注意事项

情景 3　抗生素治疗无效后。

患者入院抗生素治疗 72 小时后仍有不规则发热,体温最高 38.5℃,物理降温后可恢复正常,脓液培养提示:金黄色葡萄球菌(++),药敏试验:头孢西丁钠耐药,头孢哌酮钠舒巴坦钠(舒普深)敏感。考虑头孢西丁钠治疗效果不佳,建议改舒普深继续抗感染治疗。

人物	措施
医生	评估病情,修改医嘱
	下医嘱
护士 G	监测患者体温、血压、脉搏等生命体征及病情变化
	检查患者会阴伤口恢复情况及子宫复旧情况
护士 H	核对并执行医嘱,配制头孢哌酮钠舒巴坦钠
	静脉滴注头孢哌酮钠舒巴坦钠并告知患者换药原因
家属	与医护人员沟通病情及注意事项

【实训报告】

针对案例及各组同学表现,撰写实训报告一份。

【情景模拟实训考核】

产褥感染患者的护理情景模拟实训考核评分标准见表 8-10。

表 8-10　产褥感染患者的护理情景模拟综合实训操作评分标准

主考教师_____　　　　　　　　　　　　　　　考试日期_____年____月____日

项目总分	项目内容	考核内容及技术要求	分值	得分
素质要求 (3分)	报告内容	报告考生考试号码及考核项目	1	
	仪表举止	仪表端庄大方,态度认真和蔼	1	
	服装服饰	服装鞋帽整洁,着装符合要求	1	
操作前准备 (15分)	环境 (3分)	室内清洁、光线充足、温暖、安静	1	
		必要时设置屏风或隔帘遮挡产妇(口述)	1	
		相关人员在场(口述)	1	
	用物	产妇模拟人、体温计、听诊器,盆腔检查模型,心电监护仪,1ml、5ml、10ml 注射器各 2 个、手套、窥阴器、血标本采集用物、生殖道分泌物标本采集用物、液状石蜡、消毒液、降温贴、静脉输液用物、输液泵、冲洗壶、消毒弯盘、消毒卵圆钳、消毒干棉球数个、拆线剪、无菌干纱布数块、敷料数个、一次性垫单、便盆、远红外线照射灯等	5	

项目总分	项目内容	考核内容及技术要求	分值	得分
操作前准备 （15 分）	护士	修剪指甲，洗手（七步洗手法）、戴口罩	2	
	产妇 （5 分）	自我介绍，与患者沟通	2	
		解释病情、对疾病知识进行宣教	3	
操作步骤 （72 分）	入院评估及完 成妇科检查 （24 分）	进行全面的身体评估，评估数据和结果	2	
		完成妇科检查，取生殖道分泌物培养、外阴脓液培养	5	
		做出诊断，并下医嘱	1	
		核对医嘱并执行，准备物品	1	
		抽血，通知实验室检查	1	
		患者生命体征监测	2	
		行物理降温护理	3	
		核对医嘱，配制头孢西丁钠	3	
		建立静脉通路，应用头孢西丁钠	3	
		患者家属（由护生扮演）与医护人员沟通病情及注意事项	1	
		护士、医生、家属均需注意观察病情变化	2	
	外阴侧切 伤口红肿的 处理 （30 分）	评估数据，得出诊断：产褥感染、产后切口感染、中度贫血	2	
		下达医嘱	1	
		核对医嘱，监测患者生命体征及病情变化	3	
		观察记录子宫复旧及恶露情况	2	
		予以补液对症治疗并记录 24 小时出入量	2	
		给予高蛋白、高热量、高维生素饮食	2	
		观察患者会阴伤口情况	2	
		完成会阴擦洗、拆除会阴伤口缝线	5	
		完成会阴湿热敷	5	
		完成远红外线灯照射护理	5	
		加强与家属病情沟通，做好解释	1	
	产褥感染 抗生素治疗无 效后的护理 （15 分）	评估病情，修改医嘱	2	
		下达医嘱	1	
		监测患者体温、血压、脉搏等生命体征及病情变化	2	
		检查患者会阴伤口恢复情况及子宫复旧情况	2	
		核对并执行医嘱，配制头孢哌酮钠舒巴坦钠	3	
		静脉滴注头孢哌酮钠舒巴坦钠并告知患者换药原因	3	
		与医护人员沟通病情及注意事项	2	
	整理、记录 及宣教 （3 分）	做好沟通解释，安抚家属情绪	1	
		记录病情及治疗经过	1	
		报告操作结束	1	

项目总分	项目内容	考核内容及技术要求	分值	得分
综合评价 （10分）	程序正确,操作熟练,急救过程中团队配合有效		5	
	态度和蔼可亲、语言恰当、沟通有效,情景模拟过程体现人文关怀		5	
总分			100	

（朱璟希）

产科情景模拟案例综合实训情景设计

一、妊娠高血压疾病患者的护理

情景一：产科高危病房，时间控制在 30 分钟左右。

情景展示：患者高女士，35 岁，G_1P_0，孕 36 周。产科医护人员接诊：HR 86 次/min，BP 150/110mmHg，R 20 次/min，SPO_2 98%，神志清楚，定向力正常，呈嗜睡状，瞳孔等大，凹陷性水肿（+++），胎心率 138 次/min。

问题：

1. 如何对该患者的病情进行快速评估？

2. 医护人员如何评估及治疗，实施护理？

训练内容：（第一组学生完成）

1. 医生评估患者病情，下达医嘱。

2. 护士核对医嘱并执行，分工合作。

3. 使用胎心监护仪监护胎心；检查患者的膝腱反射。

4. 开放静脉通路，遵医嘱抽血，送实验室检查。

5. 无菌技术插导尿管。

6. 正确使用硫酸镁。

7. 观察膝腱反射、尿量、呼吸、血压。

8. 解释、安慰患者及家属。

情景二：产科高危病房，时间控制在 20 分钟左右。

情景展示：场景交替，护士交接班。HR 78 次/min，BP 150/106mmHg，R 16 次/min，SPO_2 98%，尿量 26ml/h，神志略模糊，定向力正常，凹陷性水肿（+++）。膝腱反射消失。

问题：

1. 该患者发生了什么？引起患者病情改变的原因是什么？

2. 如何处置？

训练内容：（第二组学生完成）

1. 报告医生，医生下达医嘱。

2. 核对医嘱并执行，分工合作。

3. 停用硫酸镁；静脉推注 10% 葡萄糖酸钙+10% 葡萄糖注射液 10ml。

4. 加强患者血压、尿量、呼吸、膝腱反射的监护。

5. 继续监护胎心。

6. 解释、安慰患者及家属。

情景三：产科高危病房，时间控制在 30 分钟左右。

情景展示：患者突然发作子痫（学生描述发作情况）；医护人员检查：HR 80 次/min，BP 160/120mmHg，R 16 次/min，SPO_2 90%，尿量 26ml/h，神志昏迷，牙关紧闭，四肢屈曲，凹陷性水肿（+++）。

问题：

1. 患者病情发生什么改变？原因是什么？

2. 如何实施急救护理？

训练内容：（第三组学生完成）

1. 报告医生，医生下达医嘱。

2. 核对医嘱并执行，分工合作。

3. 子痫患者的常规护理措施（安置体位，加床挡，压舌板、开口器的使用）。

4. 给患者吸氧。

5. 增加开放一条静脉通路，静脉输液（用药护理）。

6. 加强胎心监护，加强患者血压、尿量、呼吸、膝腱反射监护。

7. 避免诱发再次抽搐的因素。

8. 患者子痫控制后,做好剖宫产准备工作;通知新生儿科、手术室、心血管科等。

9. 解释病情,做好家属安抚沟通工作。

二、前置胎盘患者的急救与护理

情景一:医院产科高危病房,时间控制在 30 分钟左右。

情景展示: 患者神志模糊,面色苍白,T 37℃,P 104 次/min,R 24 次/min,BP 70/50mmHg。腹部软,子宫无压痛,有不规则宫缩;宫高 32cm,胎位 LOA,头浮,胎心率 102 次/min,阴道有少许活动性出血。

问题:

1. 如何对该患者的病情进行快速评估?

2. 该患者急诊入院,需立即采取哪些抢救措施?

训练内容:(第一组学生完成)

1. 评估患者病情,下达医嘱;核对并执行医嘱;分工合作。

2. 帮助患者取休克体位、吸氧;行心电监护。

3. 开放静脉通路、抽血急查血型,交叉配血,绿色通道输血、输液。

4. 观察病情、监测生命体征并记录。

5. 胎心监护仪监测胎心,观察宫缩。

6. 解释病情并安慰患者及家属。

情景二:医院产科高危病房,时间控制在 30 分钟之内。

情景展示: 场景交替时,医护人员交接班。产科医护人员抢救过程中,患者神志清醒,面色苍白,T 37℃,P 90 次/min,R 20 次/min,BP 110/70mmHg,胎心率 122 次/min。医生决定尽快为该患者行剖宫产术。

问题:

1. 对该患者应进行哪些术前准备?

2. 立即进行哪些护理措施?

训练内容:(第二组学生完成)

1. 评估患者病情,下达剖宫产术术前医嘱。

2. 护士核对并执行医嘱,分工合作。

3. 继续给患者吸氧,静脉推注 50% 葡萄糖溶液 80~100ml+维生素 C 0.5~1g。

4. 继续观察病情、监测生命体征。监测胎心及观察宫缩。

5. 联系手术室,紧急备剖宫产手术间;联系血库,备血;联系新生儿科医生至剖宫产手术间,新生儿窒息可能,需急救。

6. 术前准备(备皮、用药、为患者留置尿管)。

7. 解释并安慰患者及家属。

情景三:产后休养病房,时间控制在 20 分钟左右。

情景展示: 剖宫产手术后,患者回到产科病房。患者神志未恢复,面色苍白,T 37℃,P 80 次/min,R 18 次/min,BP 120/80mmHg,阴道出血少许。新生儿肤色红润,随患者回到休养室。

问题:

1. 对该患者产后如何护理?

2. 怎样对患者及家属进行健康教育?

训练内容:(第三组学生完成)

1. 继续监测生命体征,观察监测阴道出血量及子宫复旧情况。

2. 遵医嘱用药、输液,对症支持治疗。

3. 密切观察新生儿呼吸、心率、皮肤颜色。

4. 协助新生儿喂养;适时指导母婴皮肤接触,促进母乳喂养。

5. 对患者及家属进行健康宣教。

三、胎盘早期剥离患者的护理

情景一：产科高危病房，时长控制在 20 分钟左右。

情景展示： 王女士，38 岁，G_1P_0，孕 37^{+5} 周。在例行来院孕检途中摔倒后出现腹部间歇性疼痛、阴道少量出血，急诊来院。检查：T 37℃，P 86 次/min，BP 120/80mmHg，宫高 33cm，腹围 85cm，子宫质软，LOA，胎心率 120 次/min，双下肢水肿（＋）。

B 超提示： 胎盘早剥。

问题：

1. 胎盘早剥患者入院后主要监测的指标有哪些？

2. 胎盘早剥患者入院后，护士应配合医生完成哪些初步处理？

训练内容：（第一组学生完成）

1. 评估患者病情。

2. 连续监测患者生命体征及胎儿宫内情况。

3. 建立静脉通道。

4. 采集血标本，送检。

5. 解释、安慰患者及家属。

情景二：产科高危病房，时长控制在 30 分钟左右。

情景展示： 患者自诉腹痛加重。产科检查：宫缩 30~40s/5~6min，胎心率 110 次/min，颈管稍硬，颈口扩张 2cm，阴道间歇出血。估计短时间内不能完成分娩，医生决定为其行剖宫产术。

问题：

1. 为胎盘早剥患者实施剖宫产术的适应证有哪些？

2. 剖宫产术的术前准备包括什么？

训练内容：（第二组学生完成）

1. 配合医生向患者及家属说明情况并取得同意，签署手术知情同意书。

2. 与手术室相关人员及新生儿科医生联系，取得配合。

3. 为患者进行术前腹部备皮、留置尿管。

4. 做药物过敏试验、交叉配血实验、备血。

情景三：产科休养病房，控制在 30 分钟左右。

情景展示： 术后护理。患者连同新生儿一同返回病房。即刻评估：患者血压 110/70mmHg，脉搏 80 次/min；新生儿生命体征平稳。

问题：

1. 剖宫产术术后的常规护理有哪些？

2. 如何对剖宫产患者进行母乳喂养指导？

训练内容：（第三组学生完成）

1. 评估产后子宫收缩及恶露情况。

2. 为患者行拔除导尿管前、后会阴部护理。

3. 评估手术切口情况；遵医嘱为患者用药、伤口换药及拔除导尿管。

4. 为剖宫产术后的患者进行健康教育和母乳喂养指导。

四、妊娠合并心脏病患者的护理

情景一：产科高危病房，时间控制在 20 分钟左右。

情景展示： 患者李女士，26 岁，已婚，G_1P_0，孕 31^{+4} 周。以"孕 31^{+4} 周、LOA、妊娠合并风湿性心脏病、二尖瓣狭窄伴关闭不全、三尖瓣关闭不全、心功能 Ⅲ 级"急诊入院。

产科医护人员接诊：入院查体：T 36.8℃，P 112 次/min，R 25 次/min，BP 148/80mmHg，双肺听诊未闻及明显异常，心前区无隆起，心尖冲动增强，心界向左下扩大，心尖部可闻及泼水样杂音，腹膨隆，无玉痛、反跳痛及肌紧张。产科检查：宫高 26cm，腹围 87cm，LOA，胎心率 140 次/min，无宫缩，骨盆外侧量正常。辅助检查：产科超声提示：单胎，存活，胎盘功能Ⅱ级，羊水量正常，胎儿脐带绕颈一周。

问题：

1. 如何对该患者的病情进行快速评估？

2. 作为产科医护小组，目前应进行哪些护理工作？

训练内容：（第一组学生完成）

1. 早期心衰的评估，医生下达医嘱。

2. 核对医嘱并执行，分工合作。

3. 面罩吸氧，心电监护。

4. 开放静脉通道、遵医嘱采集血标本，静脉输液（微量泵使用）。

5. 静脉输液用药、正确规范操作。

6. 进行胎心监护。

7. 无菌技术——留置导尿管、监测 24 小时出入量。

8. 解释、安慰患者及家属。

情景二：产科高危病房，时长控制在 30 分钟左右。

场景交替时，由于患者今晨胎心监护出现急性胎儿宫内窘迫，经多学科急诊会诊后，医护小组评估

会诊结果：继续积极控制病情、促胎肺成熟等处理，但继续妊娠有发生心衰、死胎、多脏器功能衰竭的可能，建议终止妊娠。主治大夫向患者及家属告知病情及相关风险，患者及家属同意终止妊娠。由于病情较重不能耐受阴道试产，且患者不具备短时间内阴道分娩条件，拟急诊行子宫下段剖宫产术。该患者对于马上要进行手术，精神较紧张。

问题：

1. 作为责任护士，如何使患者顺利度过围手术期？

2. 护理小组应做好哪些病情监护和术前准备？

训练内容：（第二组学生完成）

1. 核对医嘱并执行，分工合作。

2. 安抚患者情绪，简要讲解手术相关知识。

3. 肠道准备，告知患者即刻起禁食禁饮。

4. 剖宫产术术前准备（备皮、保留导尿、头孢克肟皮试）。

5. 监护病情、监测胎心。

情景三：产科病房，控制在 30 分钟左右。

患者剖宫产手术过程顺利，术后转入 ICU 病房，新生儿转入 NICU 病房。患者于术后 3 天病情平稳后转回产科病房，予以Ⅰ级护理，目前患者病情平稳。

问题：

1. 该患者产后应注意做好哪些护理措施？

2. 如何进行健康教育？

训练内容：（第三组学生完成）

1. 遵医嘱用药，继续静脉使用抗生素。

2. 遵医嘱继续心电监护，监测心率、呼吸、血压变化。

3. 防止感染，做好伤口护理、会阴护理、乳房护理。

4. 心理护理，解释病情，做好家属安抚沟通工作。

5. 卫生指导及产后康复宣教。

五、妊娠糖尿病患者的护理

情景一：产科高危门诊，时间控制在 30 分钟左右。

情景展示：患者刘女士，42 岁，G₃P₂，孕 34 周，因自觉胎动减少、视物模糊 1 天，急诊入院。入院时

T 36.8℃,P 92 次/min,R 20 次/min,BP 130/80mmHg,胎心率（FHR）106 次/min,无宫缩。该患者即往有 2 型糖尿病史 5 年,妊娠前血糖控制在正常范围。妊娠后开始出现血糖波动,孕期一直在医生的指导下注射胰岛素控制血糖。近 3 天出现口渴,饥饿感明显,偶有头晕、恶心,进食后缓解。门诊立即测患者随机血糖 18mmol/L,尿酮体阳性,胎心率 106 次/min,医嘱予吸氧,胰岛素静脉注射,送高危产科病房入住。

问题:

1. 如何对该患者的病情进行快速评估并做出初步诊断?

2. 医护人员应该如何配合,让患者在最短时间内得到有效治疗和护理?

训练内容:(第一组学生完成)

1. 分工合作,快速评估患者病情,汇报医生。

2. 下医嘱,核对医嘱,执行医嘱。

3. 生命体征监测,产科评估。

4. 左侧卧位,吸氧。

5. 测血糖,注射胰岛素。

6. 解释、安慰患者及家属。

7. 观察生命体征、胎儿情况。

8. 送患者入住产科高危病房。

情景二:产科高危病房,时间控制在 30 分钟左右。

情景展示:场景交替,门诊护士护送患者到病房,与病房护士交接班。重新评估:患者神清,HR 92 次/min,BP134/84mmHg,R18 次/min,胎心率 110 次/min,血糖 13mmol/L,无宫缩。

问题:

1. 如何持续有效控制血糖?

2. 如何评估胎儿在宫内情况?

3. 观察病情变化要点有哪些?

训练内容:(第二组学生完成)

1. 床边 B 超,根据评估结果,医生下达医嘱。

2. 核对医嘱,输液泵胰岛素静滴,吸氧。

3. 胎儿电子监护,分析图纸。

4. 观察患者生命体征、监测血糖动态变化。

5. 解释、安慰患者及家属。

情景三:产科高危病房,时间控制在 30 分钟左右。

情景展示:患者神清,突然出现面色苍白,恶心,头晕,眼花,出冷汗,测 P 108 次/min,BP 96/65mmHg,R 20 次/min,胎心率 104 次/min,NST 6 分,无宫缩。

问题:

1. 患者此时的主要护理诊断有哪些? 诊断依据?

2. 需要做哪些检查?

3. 如何实施急救护理?

训练内容:(第三组学生完成)

1. 医护配合,实施诊疗措施(安置体位、加床挡)。

2. 测血糖,吸氧。

3. 静脉推注 50% 葡萄糖注射液。

4. 心电监护,密切关注病情变化。

5. 做剖宫产术前准备。

6. 通知手术室、新生儿科。

7. 解释病情,行术前谈话,做好患者及家属安抚沟通工作。

六、协调性宫缩乏力患者的护理

情景一:待产室,控制在 30 分钟左右。

情景展示:患者赵女士,37 岁,初患者。产科医护人员接诊:P 85 次/min,BP 92/60mmHg,R 20 次/min;专科检查:宫高 32cm,腹围 95cm,头先露,入盆,胎儿估重为 3 240g,胎心率 145 次/min,宫缩 25s/7~8min,骨盆外测量 26cm-28cm-19cm-9cm。消毒下阴道指检:宫口开大 2cm,头先露 S^{-2},胎膜未皮。患者神情疲惫、精神紧张,担心年龄大不能顺产。

问题:

1. 如何对该患者进行护理评估?

2. 医护人员如何评估、治疗及实施护理?

训练内容:(第一组学生完成)

1. 入院评估,下医嘱;核对医嘱并执行,分工合作。

2. 监护胎心、宫缩、胎位、患者生命体征。

3. 解释、安慰患者及家属。

4. 遵医嘱正确应用哌替啶。

5. 完善入院相关护理记录。

情景二:待产室,控制在 20 分钟左右。

情景展示:助产士 9 点查宫口开大 3cm,宫缩 25s/7~8min,胎膜未破,头先露 S^{-2},胎位 LOA,胎心率 148 次/min。

问题:

1. 该患者宫缩是否正常?

2. 医护人员如何评估、治疗及护理?

训练内容:(第二组学生完成)

1. 报告医生,医生下达医嘱。

2. 核对医嘱并执行,分工合作。

3. 监护胎心、宫缩、产程进展、患者血压。

4. 静脉滴注 0.9% 氯化钠溶液 500ml+缩宫素 2.5U 缩宫素激惹试验。

5. 解释、安慰患者及家属。

情景三:待产室,控制在 30 分钟左右。

情景展示:产科护士 17:00 查宫口开大 10cm,宫缩持续 50~60s/1~2min,胎膜已破,羊水呈浅绿色;头先露 S^{+1},胎位 LOA,胎心率 170 次/min,胎心监护图形提示晚期减速。查体:P 90 次/min,BP 120/90mmHg,R 20 次/min。

问题:

1. 患者病情发生了什么改变?

2. 如何实施护理?

训练内容:(第三组学生完成)

1. 给患者吸氧、指导体位、报告医生。

2. 医生下达医嘱、核对医嘱并执行。

3. 持续胎心监护、观察宫缩、患者血压及产程进展。

4. 解释病情,安抚患者及家属情绪,做好沟通工作。

七、胎膜早破、脐带脱垂患者的急救护理

情景一:产科高危病房,时间控制在 30 分钟左右。

情景展示:张女士,28 岁,G₁P₀,孕 38 周,臀位。于 1 小时前出现阴道排液,量中等,色清,无腹痛及阴道流血等,遂急诊入院。查体:T 36.7℃,P 80 次/min,BP 110/70mmHg,R 20 次/min,营养中等,无贫血貌,水肿(－)。胎心率 140 次/min。

问题:

1. 如何对该患者的病情进行快速评估?

2. 该患者急诊入院,医护人员如何评估及治疗,实施护理?

训练内容:(第一组学生完成)

1. 评估患者病情,下达医嘱;核对医嘱并执行,分工合作。

2. 监测胎心,观察宫缩。

3. 指导患者休息体位,吸氧。

4. 解释病情并安慰患者及家属。

情景二：产科高危病房，时间控制在 10 分钟左右。

情景展示： 场景交替，护士交接班。助产士交班继续观察胎儿监护仪显示胎心 90 次/min，患者自诉阴道排液量增多，有不规律宫缩，助产士迅速给予阴道检查，在阴道内摸到有波动感的条索状物，确认为脐带脱垂。医生立即决定为该患者行剖宫产术。

问题：

1. 该患者发生了什么异常情况？引起患者病情改变的原因是什么？

2. 如何处置？

训练内容：（第二组学生完成）

1. 报告医生，医生下达医嘱。

2. 核对医嘱并执行，分工合作。

3. 继续观察病情、监测生命体征。监测胎心及宫缩。

4. 洗手，戴无菌手套，行阴道检查，给予上推胎先露部分，减少脐带受压，保持该姿势直至胎儿娩出。

5. 建立静脉通道。

6. 联系手术室，联系新生儿科医生。

7. 术前准备（备皮、为患者导尿并留置尿管）。

8. 解释并安慰患者及家属。

情景三：产后病房，时间控制在 20 分钟左右。

情景展示： 剖宫产手术后，患者回到产科病房。患者神志未恢复，T 37℃，P 80 次/min，R 18 次/min，BP 110/80mmHg，子宫收缩良好，阴道流血少。新生儿肤色红润，随患者回到病房。

问题：

1. 对该患者产后如何护理？

2. 怎样对患者及家属进行健康教育？

训练内容：（第三组学生完成）

1. 继续监测生命体征，必要时复查血常规。

2. 密切监测阴道流血量及子宫复旧情况。

3. 密切观察新生儿面色、呼吸，指导母乳喂养。

4. 对患者进行健康教育（包括产后饮食及用药）。

八、先兆子宫破裂患者的急救护理

情景一：产科病房，时间控制在 30 分钟左右。

情景展示： 患者王女士，38 岁，经患者（第三胎）。产科医护人员接诊：查体：T 36.9℃，P 95 次/min，BP 128/95mmHg（基础 BP 110/86mmHg），R 22 次/min；心肺听诊无异常。产科检查：腹部外形膨隆，行骨盆外测量，各径线均正常。宫高 32cm，腹围 102cm，LOP，未入盆，胎心率 145 次/min，规律宫缩 25~30s/5~6min。入院后行阴道检查：宫颈管消退 70%，宫口未开，胎膜未破，先露 S^{-3}。产科 B 超：胎儿估重为（3 800±450）g。实验室检查结果回报：血常规 N 76.3%，Hb 113g/L，WBC $5.16×10^9$/L，PLT $135×10^9$/L。凝血功能正常，D-二聚体定量 2.12μg/ml，肝肾功能正常。

问题：

1. 如何对该患者的产程情况进行快速评估？

2. 医护人员如何评估及治疗，实施护理？

训练内容：（第一组学生完成）

1. 评估患者是否临产，下达医嘱；核对医嘱并执行，分工合作。

2. 测量宫高/腹围。

3. 四步触诊。

4. 阴道检查。

5. 行胎心监护，分析图形。

6. 解释、安慰患者及家属。

情景二:产科待产室,时间控制在 20 分钟左右。

10:00 场景交替,助产士产房交接班,重新评估:P 75 次/min,BP 130/95mmHg,R 21 次/min,SPO$_2$ 98%,胎心率 107~112 次/min,宫缩 40~45s/2~3min,强度中等。阴道检查示:宫口 6cm,胎方位枕左后,先露 S^{-2},自然破膜,羊水清亮。

问题:

1. 该患者发生了什么?引起患者病情改变的原因是什么?

2. 如何处置?

训练内容:(第二组学生完成)

1. 报告医生,医生下达医嘱。

2. 核对医嘱并执行,分工合作。

3. 左侧卧位,吸氧,开始宫内复苏。

4. 持续监护胎心,监测血压。

5. 静脉滴注 5% 碳酸氢钠、5% 葡萄糖溶液 500ml+维生素 C 3g。

6. 解释、安慰患者及家属。

情景三:产科待产室,时间控制在 8 分钟左右。

患者出现烦躁不安,持续性剧烈腹痛难忍,再次评估生命体征:P 76 次/min,BP 146/90mmHg,R 26 次/min,SPO$_2$ 98%,胎心监护示晚期减速,胎心基线为:102 次/min,宫缩 40~45s/2~3min,强度中等,阴道检查:宫口仍开大 6cm,先露 S^{-2},胎膜已破,羊水清亮。轻按患者腹部有明显压痛,腹部可见环形凹陷。

问题:

1. 患者病情发生什么改变?原因是什么?

2. 如何实施急救护理?

训练内容:(第三组学生完成)

1. 先兆子宫破裂患者的常规护理措施(完善术前准备,如备血、导尿等术前准备)。

2. 肌内注射哌替啶 100mg。

3. 开放两条静脉通路,静脉输液(用药护理)。

4. 加强胎心监护,加强患者血压、尿量、呼吸监护。

5. 避免诱发子宫破裂的因素。

6. 做好转运至手术室或产房即刻剖宫产手术和新生儿复苏工作。

7. 解释病情,做好家属安抚沟通工作。

九、产后出血患者的急救护理

情景一:产房,时间控制在 30 分钟左右。

情景展示:患者陈女士,38 岁,G$_3$P$_2$,孕 40 周,于 5 月 8 日 15:00 做会阴侧切术,平产分娩一女婴,新生儿出生后哭声响,体重 4 500g,阿普加评分 10 分。15 分钟后胎盘自然娩出。总产程 16 小时。分娩过程中出血 100ml,宫底脐上一指,子宫体硬,检查胎盘胎膜完整。

检查:阴道少量流血,会阴垫上有血块,宫底脐上二指,子宫体软,按压后宫底有大量血液及血块流出。外阴切口水肿、无渗血。

问题:

1. 医护人员如何评估患者产后情况?

2. 医护人员如何正确评估产后出血?

训练内容:(第一组学生完成)

1. 评估患者生命体征,检查宫底位置、软硬度。

2. 检查软产道及产道缝合情况。

3. 使用心电监护。

4. 观察产后出血量。

5. 指导母乳喂养。

6. 解释、安慰患者及家属。

情景二:产房观察室,时间控制在 30 分钟左右。

产后患者在观察室卧床休息,1 小时后患者出现面色苍白、额头冷汗、神态疲倦,测脉搏 120 次/min 测血压 75/50mmHg。

问题:

1. 患者病情发生什么改变? 原因是什么?

2. 如何实施急救护理?

训练内容:(第二组学生完成)

1. 评估患者生命体征,下达医嘱;核对医嘱并执行,分工合作。

2. 中凹卧位,给予氧气吸入。

3. 按摩子宫、使用宫缩药物

4. 立即开放两条静脉通路,静脉滴注血管活性药物。

5. 无菌技术插导尿管,监测尿量。

6. 持续心电监护,监测血压。

7. 解释病情,做好家属安抚沟通工作。

十、产褥感染患者的护理

情景一:产后病房,时间控制在 30 分钟左右。

情景展示:患者王女士,30 岁,因"顺产后 5 天,会阴伤口疼痛 3 天,发热 1 天"来院就诊,患者 5 天前因"胎膜早破"行会阴切开术分娩一男婴,术中出血 300ml。3 天前患者无明显诱因出现会阴伤口疼痛伴肛门坠胀,未予特殊处理。患者今天出现发热,体温最高 40℃,伴畏寒、寒战。妇科检查:外阴正常,侧切伤口红肿且压痛明显,阴道裂伤处缝线部分脱落伴少量黄色脓性分泌物。恶露少,暗红色,无明显异味,宫底脐下三指,子宫无明显压痛。实验室检查:红细胞计数 3.1×10^{12}/L,白细胞计数 13.65×10^{9}/L,中性粒细胞百分比 0.761,血红蛋白 79g/L,血小板计数 3.26×10^{12}/L,高敏 C 反应蛋白 37.92mg/L;查体:BP 104/70mmHg,T 39℃,P 110 次/min。

问题:

1. 为了明确诊断,还需要完善哪些检查?

2. 医护人员如何评估及治疗,实施护理?

训练内容:(第一组学生完成)

1. 评估病情,下医嘱;核对医嘱并执行,分工合作。

2. 完成妇科检查操作(窥阴器检查、双合诊检查、阴道分泌物采样)。

3. 监护患者的生命体征。

4. 给予患者降温治疗。

5. 遵医嘱正确应用抗生素。

6. 解释、安慰患者及家属。

情景二:产科产后病房,时间控制在 20 分钟左右。

情景展示:护士交接班,T 39℃,P 105 次/min。妇科检查:外阴正常,侧切伤口红肿且压痛明显,阴道裂伤处缝线部分脱落伴少量黄色脓性分泌物。恶露少,暗红色,无明显异味,宫底脐下三指,子宫无明显压痛。

问题:

1. 患者此次感染的原因可能是?

2. 如何处置?

训练内容:(第二组学生完成)

1. 报告医生,医生下达医嘱,核对医嘱并执行,分工合作。

2. 加强患者生命体征监护,完成子宫复旧护理。

3. 完成补液支持治疗、饮食护理。

4. 完成会阴擦洗、会阴伤口拆线、会阴湿热敷、远红外线灯照射操作。

5. 解释、安慰患者及家属。

情景三:产科产后病房,时间控制在 20 分钟左右。

情景展示:患者入院抗生素治疗 72 小时后仍有不规则发热,体温最高 38.5℃,物理降温后可恢复正

……，脓液培养提示：金黄色葡萄球菌（++），药敏试验：头孢西丁钠耐药，头孢哌酮钠舒巴坦钠（舒普深）敏感。考虑头孢西丁钠治疗效果不佳，建议改头孢哌酮钠舒巴坦钠继续抗感染治疗。

习题：

1. 患者病情发生了什么改变？　　　　2. 如何处置？

训练内容：（第三组学生完成）

1. 医生重新评估病情并修改医嘱。　　4. 遵医嘱换用抗生素。

2. 核对医嘱并执行。　　　　　　　5. 解释、安慰患者及家属。

3. 加强患者生命体征监护。

主要参考文献

［1］谢幸,孔北华,段涛.妇产科学［M］.9 版.北京:人民卫生出版社,2018.

［2］安力彬,陆虹.妇产科护理学［M］.7 版.北京:人民卫生出版社,2022.

［3］姜梅,庞汝彦.助产士规范化培训教材［M］.北京:人民卫生出版社,2017.

［4］魏碧蓉.助产学［M］.2 版.北京:人民卫生出版社,2019.

［5］朱桐梅.助产学［M］.上海:上海交通大学出版社,2017.

［6］朱桐梅.母婴护理［M］.3 版.南京:江苏凤凰教育出版社,2022.